日本の看護のあゆみ

歴史をつくるあなたへ

日本看護歴史学会 編

日本看護協会出版会

まえがき

　わが国の看護が職業として緒についてから120年を超えた。その間の看護と看護師をとりまく環境は、草創期を経過して後、日清戦争から太平洋戦争の終焉までの極限状況下で、文字通り生命を賭して活動を行った先人たちの労苦から、近代の高度医療のもとでの高度な看護判断と臨床実践能力が期待される今日まで、看護教育の変遷、看護師の働く場の拡大等、一口では語りきれない多様な変化を遂げてきた。

　なかでも、1945(昭和20)年の敗戦は、それまでの人々の価値観を覆し、連合国軍最高司令官総司令部(GHQ)主導のもとに行われた一連の大改革は、看護師が医師の支配から脱皮して自立した職業としての契機になり、以来幾度かの変遷を辿りながら、いまや、人々の生命・健康を守る成熟した看護専門職集団として成長し、その地歩を固めている。

　さて、本書は、日本看護歴史学会創設20周年の記念事業の一環として2008年に刊行された『日本の看護120年』の改訂版である。旧版刊行にあたっては、記念事業特別委員会の高橋みや子委員長のもと、当時の役員たちにより、下記のような編集上の合意を図っている。

1) 正確な史実に沿って述べることは言うまでもないが、時系列にできごとを並べるのではなく、看護の歩みに影響を与えた要因別に写真を収集する。
2) 歴史のポジティブな面だけではなく、陰の部分にも目配りをしよう。
3) 事実の焦点化とともに歴史の流れが理解できる編集にしたい。

　以来、5年を経て、看護史に関する新しい知見を踏まえ、歴史学会として必要な修正を加える必要から、改訂版に取り組むことになった。改訂に当たっては、旧版の編集方針を大きく変更はしないが、日本看護歴史学会としての著作であるため、学会としての責任から、「『日本の看護120年』改訂委員会」(芳賀佐和子委員長)を設けた。先ず委員会で各章毎の検討を行った後、分担執筆により加筆修正した原稿を再度集団討議して、各章毎の執筆者により完成させた。なお、旧版の書名『日本の看護120年』を『日本の看護のあゆみ－歴史をつくるあなたへ』と改めて出版することにした。

　章立てについては、日本の看護のあゆみにインパクトを与えた要因を、歴史的な視点でとりあげて焦点化する、という旧版の意図に沿ったが、新たに「男性看護職の近現代史」と「地域・在宅看護」を立ち上げた。各章とも独立しているので、読者はどこから読んで頂いてもよいと思う。史実についての誤謬はできるだけ訂正したが、重ねてご指摘いただきたい。史実の解釈の相違に関しては、今後の日本看護歴史学会の検討課題とし、学術的

な研究にもつないでいきたいと考えている。

　編集上の留意点は、旧版と同じく、次のようである。
1) 年号表記は、西暦(元号)とし、年代を「昭和30年代」といった固有名詞的に扱うときは元号標記のみにした。
2) 看護「婦」と看護「師」の呼称区分については、本学会の2002(平成14)年の意見表明の通り、その時代の呼称を用いることにし、客観的に述べる場合は、それ以前であっても、現在の呼称である看護師を用いる。

　なお、改訂にあたり旧版執筆者の労作を基礎にした加筆修正については、学会著作物という点から、それぞれご快諾を得たことを、この場を借りて厚く深謝申し上げる。

　本学会の改訂の主旨をご理解頂き、本書刊行の実現を図って下さった日本看護協会出版会の日野原重明社長、上村直子出版部門長に心から御礼申し上げるとともに、編集担当者交代で急遽、本書改訂作業の中心になり、骨身を惜しまず編集の労をとって下さった古山恵里さん、本当に有り難うございました。

2014(平成26)年 初春

川島みどり 日本看護歴史学会理事長
芳賀佐和子 同「日本の看護120年」改訂委員長

追記

旧版の企画から刊行まで委員会を支え、献身的に働いて下さった本学会の
当時の理事であった澤田(大石)杉乃姉の御霊安かれと祈り本書を捧げる。

執筆者一覧

編　集　日本看護歴史学会

「日本の看護120年」改訂委員会

　　　　　　川島みどり（日本看護歴史学会理事長　日本赤十字看護大学名誉教授）
　　　　　　芳賀佐和子（同学会副理事長　「日本の看護120年」改訂委員会委員長
　　　　　　　　　　　　東京慈恵会医科大学医学部看護学科客員教授）
　　　　　　草刈　淳子（前同学会副理事長　愛知県立看護大学名誉教授・元学長
　　　　　　　　　　　　獨協医科大学大学院看護学研究科特任教授）
　　　　　　川原由佳里（同学会理事　日本赤十字看護大学看護学部准教授）
　　　　　　日下　修一（同学会理事　聖徳大学看護学部教授）
　　　　　　滝内　隆子（同学会理事　岐阜大学医学部看護学科教授）
　　　　　　髙橋みや子（同学会監事　宮城大学大学院看護歴史学非常勤講師）

執　筆（執筆順）

- 序章　川島みどり
- 1章　川島みどり
- 2章　田中　幸子（同学会理事　東京慈恵会医科大学医学部看護学科教授）
- 3章　草刈　淳子（1・4・5・11）
　　　　田村やよひ（国立看護大学校長　元厚生労働省医政局看護課長　2・3・12・13・14・15）
　　　　矢野　正子（聖マリア学院大学学長　元厚生省健康政策局看護課長　6・7・8・9・10）
- 4章　氏家　幸子（前同学会理事　大阪大学名誉教授　共同執筆）
　　　　福本　　恵（京都府立医科大学名誉教授　共同執筆）
- 5章　山崎　裕二（同学会理事　日本赤十字看護大学看護学部准教授）
- 6章　川原由佳里
　　　　鈴木　紀子（東京医療学院大学看護学科新設準備室　執筆協力）
- 7章　日下　修一
- 8章　滝内　隆子
- 9章　平尾真智子（前同学会理事　共同執筆）
　　　　草刈　淳子（共同執筆）
　　　　芳賀佐和子（共同執筆）
- 10章　山本　捷子（前同学会理事　前福岡女学院看護大学看護学部教授　1・5・9・10・11）
　　　　川原由佳里（2・3・4・6・7・8）
- 11章　吉川　龍子（元日本赤十字看護大学図書館司書　1・2・3・6）
　　　　鈴木　紀子（4・5・7・8）
- 12章　川島みどり（1・4・8）
　　　　芳賀佐和子（2・4）
　　　　川原由佳里（3・5・7）
　　　　髙橋みや子（6）
- 資料　吉川　龍子（共同執筆）
　　　　日下　修一（共同執筆）

旧版『日本の看護120年―歴史をつくるあなたへ』の発行時には、以下の方々にもご執筆いただきました。ここに記してその労を称え、深謝申し上げます（執筆順、所属は当時のもの）。

森山　弘子（東京都看護協会会長　元厚生省保険局医療課課長補佐）
内田　卿子（元聖路加国際病院副院長/総婦長）
依田　和美（同学会理事　前大阪府立看護大学医療技術短期大学部看護学科）
阿部トモ子（阪奈中央看護専門学校）
大石　杉乃（同学会理事　東京慈恵会医科大学医学部看護学科　故人）
羽入千悦子（東京慈恵会医科大学医学部看護学科）
細越　幸子（日本赤十字秋田看護大学設置準備室）
上坂　良子（前岐阜医療科学大学保健科学部看護学科）

Contents

もくじ

まえがき……………ii

序章：日本の看護の「いま」……………………………1
1章：戦後看護の夜明け
　　　—保健師助産師看護師法制定65年の歴史…7
2章：看護師の生活と労働………………27
3章：保健・医療制度と看護……………43
4章：看護教育の変遷……………………73
5章：男性看護職の近現代史……………103
6章：疾病とテクノロジーの変化と看護…111
7章：地域・在宅看護……………………129
8章：外国看護の移入……………………139
9章：看護の学術団体……………………157
10章：災害と看護………………………167
11章：戦争と看護………………………191
12章：看護の草創期……………………209
資料：看護史年表………………………225

引用文献一覧………241
索引…………246

序 日本の看護の「いま」

執筆担当:川島みどり

いま、看護は何処に来ているのだろう

　20世紀後半の生命科学の進歩、医療技術の目覚ましい革新、そしてこれまで世界中の誰も経験してこなかった超高齢社会という新しい時代に生きる看護師として、「いま」何処に足を置き、どのような方向を目指すのかを問われている。とりわけ、昨今急浮上してきた医師不足は、看護の職業始まって以来、最も身近なパートナーの不足というだけではなく、ともにチーム医療を支えるメンバーの一人として、国民の生命と健康を守る立場からの検討と決断を迫られている。このことは、専門職としての看護の進むべき道を、看護師自身が選択しなければならない時を迎えていると言ってもよいだろう。

　そこで、現時点における看護の立ち位置を明らかにした上で、解決しなければならない諸問題について深く思索し、改善の方向に向かって歩く道を探索することは、いまの看護だけではなく、これからの看護の方向にも強く影響すると同時に、何よりも看護の受け手の人々の幸福を左右すると思われる。その1つの方法として、過去の歴史の事実に学ぶ方法があると考える。歴史を創るのは、歴史研究者でもなく、歴史作家でもない。そこに生きている人々が創ることを思えば、過去の事実から学ぶとともに、看護のいまの居場所と周辺の諸事情を概観しておくことの意味は大きいと思われる。

＊

　「いま」という時代の最も大きな特徴は、すべてが、目まぐるしく超スピーディに変化をしているということだろう。それも実に多様な変化である。高度化した医療技術のみではなく、産業の発展に伴う生活条件や住宅環境の好転が、寿命の延長にもつながったと思われるが、その高齢者の介護事情1つ見ても、近年の家族構造の変化と、少人数化による家族機能の低下が強く影響していることは歴然としている。そうした中で、介護保険制度が始まり、人々の関心が、さまざまな形で介護に向けられている。看護と介護の共通性、差異を始め、介護職者との協働という新たな課題も生まれている。

　一方、後述する戦争直後の窮乏時代とは全く異質の物資の氾濫、飽食時代を経て、地球規模でのエネルギー問題や食糧問題を抱えながら、生活習慣病やメタボリック症候群予防が政策上の課題としても浮上してきている。さらに、2人に1人が「がん」になり、3人に1人が「がん」で死ぬという時代になって、施設のみではなく在宅での緩和ケアへの期待も大きい。自殺者は先進国で最多の年間3万人近くを数える一方、成果主義や終身雇用の崩壊、リストラなど、職場環境や人間関係に適応できず、心身面の不調や精神系の愁訴につながる場合も少なくない。

　医療現場の変化もすさまじい。IT化によるシステムの普及は効率性を高めた一方、あらゆる面での業務を加速化した。処方を始め諸々の指示がコンピュータを通じて流れ、データもまた、即時コンピュータ上で読むことができる。一見、サービスの改善がされたようにも解釈できるが、外来の医師の目はパソコン上に向いて、患者の身体診察はほとんどされていないと嘆く声もある。

　看護師の動きもこれまでになく過密となり、かつては医師を批判したデータ重視の姿勢が、看護の日常にも及んでいる。苦痛を訴える患者と向き合う前に、端末器に向かう目、そして、患者に触れぬまま、デジタルな数値のみで状態をアセスメントするような場面も珍しくない。看護の独自の機能である基本的なケアを無資格者に委譲する風潮に、診療報酬制度がさらに拍車をかけている。新人看護師らの離職率が約10％に及んだ要因もその辺りにあるとは言えないだろうか。

＊

　2006(平成18)年度から7対1という看護職員配置が診療報酬上に新設された。2002(平成14)年以降、4回にわたるマイナス改定のため、この看護職員配置による加算により病院経営の危機を避けようとの動きは、かえって病院間の格差を生んだため、評価は二分されている。7対1実施病院では、増員によりどのような手厚い看護ができるようになったのかを実証するとともに、すべての病院に行きわたる

方策が必要なことは言うまでもない。さらに、看護師等の人材確保の促進に関する法律が制定されて22年のいま、その内容を現実に合わせて見直していく必要も生じている。

　欧米の先進国に比較して未だ少ない看護要員数を根本的に見直し、個人の生活状況に見合った長続きのする働く条件（ワーク・ライフ・バランス）についての積極的かつ具体的な検討が必要である。

　また、個人情報保護の一方で情報開示の方向も提示され、倫理面での配慮も求められている。組織的にインフォームド・コンセントへの取り組みがなされ、リスクマネジメントも普及しているのに、相変わらず医療・看護事故は後を絶たない。医療技術が高度化すればするほど、患者の安全・安心を保障する看護専門職の役割の見直しが求められている「いま」と言えよう。

＊

　教育に目を転じよう。少子社会で大学が選ばれる時代になったと言うが、看護教育の高等化は急テンポで進み、看護系大学は200をはるかに超えた。大学院の増設に伴って、看護実践の場で活躍する大学院修了生も増えてきた。患者のQOLを目指していっそうの看護の質向上が望まれる現代、高学歴の看護師が医療現場で働くことの成果を期待したい。また、各領域の専門性に応じた専門看護師、認定看護師の種類も増え、診療報酬上からの要請に加えて、患者のニーズに特化した活動が次第に広まってきている。

＊

　保健師助産師看護師法（保助看法）制定65年を過ぎたいま、看護職者の社会的な地位も業務内容も看護師自身の意識も大きく変化した。そうした状況の下での医師不足による新たな看護業務の拡大は、これからの看護や看護師にとってどのような意味をもたらすのであろうか。保助看法制定当初から二大看護業務とされた、「療養上の世話」と「診療の補助」のありようが、歴史の流れとともに変容するのはやむを得ない。だが、その文言は、制定以来変更されていないところに価値が在るとは思われないか。1948（昭和23）年当時、金子光は、保助看法制定を「看護の夜明け」と評した。この言葉の意味を、現代の看護師として今一度、吟味して見る必要があるのではないだろうか。そのためにも、これまでの看護と看護師の歩んだ道を振り返る意味は決して小さくないと思う。

＊

看護のいまを左右する大きな出来事

　看護を取り巻く環境の変化のスピードを追っていた矢先、千年に一度と言われる大震災と津波が東北沿岸地域を襲った。2011（平成23）年3月11日の東日本大震災である。そして、引き続き福島第一原子力発電所の事故が起きた。1万5,000名を超える人々の生命が奪われ、3,000名近くの行方不明者、震災関連死者2,000名以上と報告されている（2013年3月現在）。医療施設も医療機器も損壊し流失した中で、被災状況の推移に伴って求められる必要なケアを、現地の看護師を始め各地からのボランティア看護師らによって行った。この大震災を契機に、これまでの医療の概念を問い直す機運も生まれ、看護師の意識変革が求められている。これは、あまりにもキュアに走り過ぎた医療のありようを、ケアに引き戻す推進力としての看護への期待でもある。

看護の「いま」に至るまでの歩みを概観

　日本の看護の「いま」にフォーカスを当てると、わが国で看護という職業が誕生して以来の、看護と看護師の歩んで来た道をたどらざるを得ない。大まかな時代区分に沿って述べるとすれば、いわゆる看護の草創期とも言うべき、職業としては極めて未分化な時代がまずあった。医制公布前後の、医

師の家に住み込んで働いた女性らの職業前史を経て、キリスト教の布教の一環として始まった外国人教師らの教育により、「看護は看護であって看護以外のなにものでもない」とのリベラルな考え方が、少数ではあるが、優秀な先達としての派出看護婦の活動に影響した。

　その後、明治政府による国策の影響を受けて始まった日清戦争以来、第二次世界大戦終焉まで50年間も続いた戦時下における看護の特徴も見ておく必要があるだろう。とりわけ、極限状況と言える戦場で、銃弾による外傷や熱傷などの看護を始め、さまざまな感染症の看護、患者を移送する技術等は、戦争により一段と進歩した側面もある。戦争末期には、栄養失調や感染症等で救護する看護師自らの生命をも危うくするような状態もあった。こうして戦時の看護は、女性が男性と同様に国のために尽くす道として選択され、一定の社会的な評価も得た。だが、それは、医師の手助けをする職業としての評価を超えず、社会的な地位は決して高いとは言えなかった。

　社会的な地位に影響するような変化は、1945(昭和20)年の第二次世界大戦敗戦が契機となった。占領によって連合国軍最高司令官総司令部(GHQ)が進駐し、敗戦国のわが国の過去の制度を根本的に見直す諸改革が始まった。これにより、長年医師に隷属していた看護の立場が一変したと言ってもよい。とはいえ、それは敗戦による占領下での外的な力によってなされた面が強く、わが国看護師らの主体的、意識的な改革ではなかった弱さのあったことも認めなければならないだろう。制度改革は保助看法の創設を端緒として、教育、業務、看護管理体制等あらゆる面にわたった。

＊

　長年続いた戦争から引き続く戦後の窮乏は、全国民の生命と健康を脅かした。敗戦当時、食糧不足に加えて大凶作であり、飢え、栄養失調、急性伝染病、結核など、生命を脅かす要因が巷に溢れていた。住宅事情も最悪で、焼け残りの住宅や急造したバラックで、六畳一間に数名の家族が住むことも珍しくなかった。その影響を強く受けたのが、乳児と病人であったことは想像に難くない。1945(昭和20)年の乳児死亡率は13.1%であった。

　医薬品も不足し、ガーゼや包帯はもちろん、脱脂綿も再生して使用し、消毒用のクレゾール綿の再利用も行われていたことなど、現代の看護師らは想像できるだろうか。国民病と言われた結核は、1950(昭和25)年まで死亡率のトップであった。1953(昭和28)年の調査でも全人口の3.4%、292万人が結核に罹患していたが、当時の治療方針は、大気、安静、栄養が主流であり、保健師らの家庭訪問等による感染予防策の指導が最も重視されていた。

＊

　戦後の復興から続いて、急テンポで経済成長に突入したわが国産業界の動きとともに、医療技術の進歩や変化も目覚ましいものがあった。医療機関における看護もまた、その流れに強く影響を受けながら変化を迫られた。全寮制の下で、独身であることを余儀なくされていた看護師の労働条件や閉鎖的な職場環境の改善が論じられるようになり、看護師の権利意識も高まって、結婚・育児との両立を目指す看護師も現れ始めた。こうして、人間宣言とも言うべき医療統一闘争(病院スト)が全国に広がる。チームナーシングもその頃導入されたが、当時のわが国の看護要員数から、そのまま普及はできなかった。1965(昭和40)年、人事院は看護師の夜勤制限の必要性を認め、「夜勤は月平均8日以内」「1人夜勤の禁止」などの「判定」を出した。その実現をめぐって、夜勤制限を要求する実力闘争が全国的に広まり、ニッパチ闘争と呼ばれた。

　1970年代には、電解質の解明による輸液の進歩、抗生物質の開発と普及等により、輸液や注射が著しく増え、俗に「薬漬け医療」という言葉が語られるほどであった。薬害による健康被害の疫学調査の結果、スモン病のキノフォルム説が明らかとなって社会問題となったのもこの時代である。1980年

代になると、オートマティクな大型の医療検査機器の導入により、診断技術が飛躍的な進歩を遂げた。治療よりも診断技術のほうが大型化し、医療費増加の一因ともなった。

また、近代設備の整った医療施設の新設や改築などによるベッド数の増加はあるものの、必ずしもそれに見合った看護ヒューマンパワーの得られぬまま、看護業務も診療面に偏り、看護師の間に「本当は（療養上の世話を）したいけどできない」という言葉がしばしば聞かれ、あるべき姿と現実の姿との乖離に悩む看護師の姿があった。1985（昭和60）年の医療法改正によって制度化された地域医療計画が、各都道府県によって施行される直前の時期に起きた、「駆け込み増床」とも言うべき現象から、看護師不足が顕著となり、全国の医療機関で看護師の争奪戦が見られた。

＊

高度化する医療技術の進歩は、延命や救命に著しく貢献した。その医療技術を支え、さまざまな局面での看護師の果たした貢献も忘れてはならないだろう。NICUや微量点滴装置が極小未熟児の救命に役立ったことは言うまでもないが、そこでの看護師の愛と細やかな配慮に満ちたケアがあったからこそに他ならない。透析医療や臓器移植等においても同様である。同時に看護は、救命された後の生命に対する新たな責任を負う立場にも立った。遷延性意識障害（植物状態）の患者の看護が、まさにそうである。現代医療では社会復帰はもとより、意識回復もおぼつかないと診断された人が、声を出しコミュニケートでき、さらには社会復帰した例も報告されている。看護実践の成果であると言えよう。

＊

そして、戦後70年の歴史の流れの中で、看護界が決して忘れてはならないことが、資格の二重構造である准看護師問題である。看護師不足に端を発したとはいえ、わが国の低医療費政策を支えるもととなった。当初は、家父長制の影響を強く受けた医師集団の、看護職者を支配しようとの根強い力からスタートしたこの制度は、やがて開業医師らの診療を成り立たせる上で必須の職種として位置づくようになった。その過程で苦しみながらも、看護師とともに看護業務を支えてきたことは間違いのないことであり、看護要員不足問題を緩和する要員としての存在を認める必要がある。幾多の困難の中で、看護師国家資格取得の道を拓くために、勤務の傍ら通信教育等により学ぶ准看護師らの姿に敬意を表したい。また、保助看法を守ろうとすれば、准看護師制度も温存せざるを得なかった矛盾に満ちた苦悩をされた先達の思いも理解すべきだろう。看護は1つであり、2つの資格は不要であることを共有しながら、未だに准看護師養成が続いていることも確かな事実である。

＊

突如襲った大自然災害と原発事故は、これまで予想できなかった種々の事態への教訓と、従来の災害救護看護の範疇を超える課題を多く残した。発災時、施設にいた看護師たちは、職務優先の自覚と家族の安否確認への思いに揺れながら、入院患者の救出、避難支援を始め、外部から搬入される救急患者の受け入れなどに没頭した。情報不足と混乱の下で、看護師誰もが、それぞれの立ち位置でアセスメントし、できることを行動に移した。とりわけ、電源のない状況下では、医療機器に依存せず看護師自身の身体ツールをよりどころにした看護本来のありようを求められた。まさに、大災害のもたらした看護の転機である。

＊

ともあれ、いまや、医療チームの中における看護の役割は、医療職種のみではなく、多くの人々から期待されている。刻々に変化する「いま」を固定して述べる困難と向き合いながら、今後の「いま」を生きる看護師たちの歩みに期待したい。看護の歴史を創るのはあなたなのだから。そして、これまでの過程を歩まれた先人たちの足どりを、ぜひ、史実に沿って知り、学んでほしいと願う。

1 戦後看護の夜明け
──保健師助産師看護師法制定65年の歴史

執筆担当：川島みどり

1 保健婦助産婦看護婦法の歩み

　1945(昭和20)年8月、それまで長く続いた戦争は終わり、敗戦国わが国は、連合国軍最高司令官総司令部(General Headquarters Supreme Commander for the Allied Powers：GHQ/SCAP；以下、GHQ)の占領下に置かれることになり、国政のすべては占領行政の下で行われるようになった。GHQは各分野にわたって改革の要請をしたが、医療・保健の分野では、1945年9月に「公衆衛生に対する覚え書」を発表し、わが国の保健・医療機構の抜本的な改革を命じた。看護改革もその一連の施策として進められた。

　こうして、1948(昭和23)年には、現在まで続く保健婦助産婦看護婦法(現在は「保健師助産師看護師法」：以下、保助看法)が誕生した。

1) 保助看法誕生まで

　敗戦当時、GHQ公衆衛生福祉部看護課オルト(Grace E. Alt)課長の目に映ったわが国の看護婦の姿は、まるで医師の小間使い以外の何者でもなかったという。長引く戦争で国民の誰もが疲れ切っていた中で、当時の看護婦の状況がどのようであったかについて、以下のような記述がある。

　「陸海軍に約3万4,000名の看護婦が徴用されたので、民間の病院では訓練された看護婦が圧倒的に不足していた。教育年限の短縮をはじめ、看護全般の水準が低下していた。資格取得のための検定試験は筆記試験と実技試験で行われていたが、非常に貧弱で満足するものではなかった。日本側の報告によれば、学生は保助看含めて3万9,727名、就業看護婦は18万6,341名、学校養成所数は605カ所であった」[1]。

　つまり、戦時下に多くの看護婦を必要として国のとった施策は、養成期間の短縮や年齢の繰り下げであった。これにより、看護の質が全体的に低下していたことも否めない。その上、わが国における看護婦の職業発生の由来が、医師に雇われる身分からスタートしたことに加えて、伝統的な家父長制や男尊女卑の考え方が、当時そのほとんどが女性であった看護婦を医師の下に置いていたとも言える。看護教育も草創期を除いて、敗戦まで医師により行われている。看護婦が教壇に立ったのは戦後のことであった。

Column

報国看護婦─外務省が在外子女に与えた看護婦資格

　1944(昭和19)年、文部省令により高等女学校の卒業は、これまでの5年を4年で繰上げ卒業となった。卒業に先立って日本人病院の医師や陸軍病院の軍医が講師となり、救急手当や看護術の講義が行われ、陸軍病院での実習も行われた。初めて見る死体の処理、目を背けたくなるような傷の手当てなども彼女らに任された。(中国)天津大日本帝国総領事館が発行した資格証明書には、「舘令第五號看護婦取締規則第二條第一項第二號ニ依リ看護婦タリ得ルコトヲ證明ス」とあったという。

(出典：田中良平，続天津今昔招待席，第20章2)

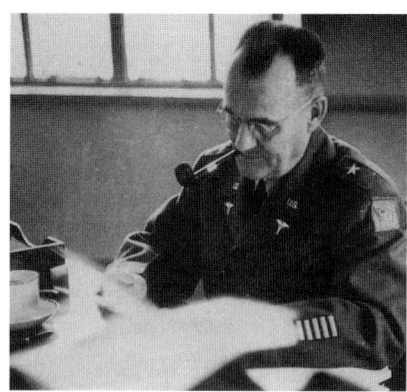

1 GHQ公衆衛生福祉部長として活躍したクロフォード・F.サムス(Crawford F. Sams)。オルト看護課長の上司

2 GHQ公衆衛生福祉部看護課長として活躍したグレース・E.オルト。
オルトは、「看護学雑誌」創刊号(1946)の巻頭で次のように紹介されている。「Major Grace Elizabeth Alt, Chief, Nursing Affair Division, P.H. & W. Section, G.H.Q.S.C.A.P. オルト少佐は、太平洋連合軍総司令部の看護課長で、その端麗な容姿、高き教養、優れたる見識、卓越した行政的手腕は、女史に接する人々の賞賛してやまぬところであります。看護婦に依て、新しい日本の健康問題の解決に資せんとする女史の熱情は、また実に熾烈であります。新しい時代の看護、保健指導、助産の職務に、およそ関心をもつ女性の方々の憧憬、敬慕の的である女史の近影を玄にご紹介いたします」

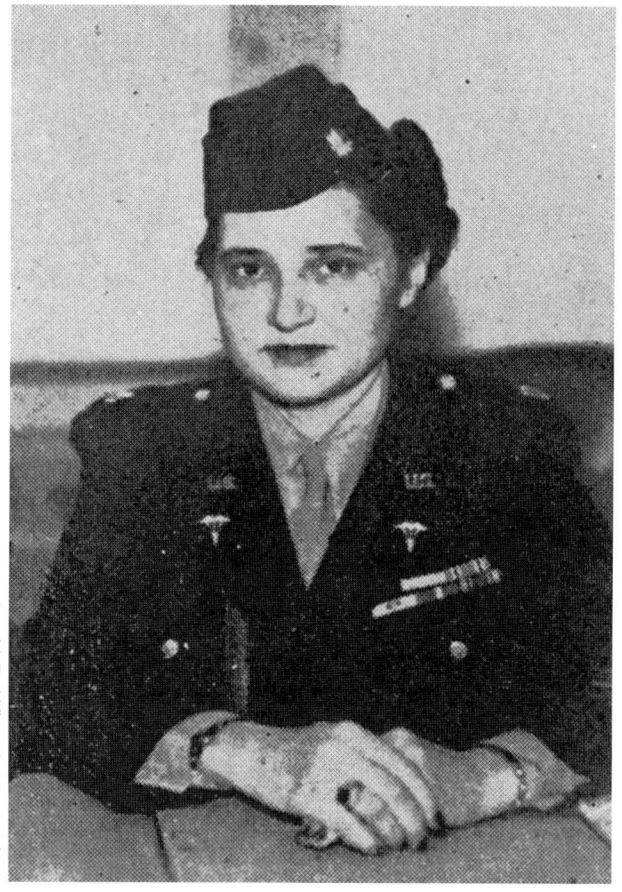

　これによっても明らかなように、戦前・戦中は医師に都合のよい看護婦の養成が行われていた、と考えてよいだろう。
　法律に目を向けると、産婆規則は1899(明治32)年、看護婦規則は1915(大正4)年、保健婦規則は1941(昭和16)年に制定されているが、いずれも法的根拠のない「規則」であった。1942(昭和17)年になって国民医療法が制定され、保健婦・看護婦・産婆は、医師や歯科医師と並んで医療関係者と規定されている。
　1945(昭和20)年、敗戦によるさまざまな改革が看護の上にも及び、1946(昭和21)年「新憲法」公布に伴い、1947(昭和22)年7月に保健婦助産婦看護婦(甲種・乙種)令が公布される。この政令は看護婦、助産婦等を独立の神聖な業務に携わる人として確立し、同時に「保助看の一般的教養と専門的知識技能を一段と高めんとすることを目的とする」とある。
　この保健婦助産婦看護婦令公布に先立って1946(昭和21)年3月には、看護制度審議会が設置され、教育と業務の分科会によって看護婦の教育、業務、資格等について協議されている。審議会のメンバーは、GHQ看護課、厚生省の担当官、保助看各代表、看護婦養成機関の代表らによって構成された。審議会の目的は、看護教育の基準を改善すること→モデル校の創設、職種ごとに再教育の実施等であったが、上記保健婦助産婦看護婦令も、ここでの審議の結果と言えるであろう。

2 看護の夜明け―保助看法制定　1948年

　「この制度は日本の看護史上の一大レボリューションといって良い。底を流れる根本思想は、①"看護"の解釈、すなわち保健婦、助産婦、看護婦の業務を総合したものが、真の看護であること。②医業と看護の相対関係で、その両者が縦の関係であったのを横の関係にあること、…発生以来医業に隷属してきた看護が、この法によって目覚めて医業の一端を担う、すなわち完全な協力体としてその独自性を認められたことは、新制度における数項目にわたる革新の中の基盤となる原則的思想」[2]。

1）保助看法の目的達成（看護の質の向上と看護婦の身分の確立）のために

（1）組織的看護教育と国家資格

　看護の教育機関は文部厚生両大臣の指定を必要とし、組織的教育の後に国家試験を課し、合格者に資格免許を与え、国家登録により身分保障を行う（過去の免許は業務免許または開業免許であったのを終身免許にした〈医師、弁護士等と同じ〉）。

（2）看護の行政組織を独立させる－看護婦の手による看護行政

- 厚生省に看護課を設置（初代課長・保良せき：p.11写真3のキャプション参照）
- 都道府県にも看護課または看護係を置く

（3）その他の改革の成果

- 看護職能団体の設立－全国的な看護の職能団体を設立すべし
  →日本産婆看護婦保健婦協会（現日本看護協会）設立　1946（昭和21）年11月23日設立総会
  場所：東京帝国大学（現東京大学）法文経1号館（当時）　会員：1,323名　会費年額：20円
- 医療法（1948〈昭和23〉年）および労働基準法（1947〈昭和22〉年）の制定

2）完全看護

　1950（昭和25）年、「社会保険診療報酬制度の下に病院または診療所においてその施設の看護婦自身またはその施設の看護補助者の協力を得て看護を行い、患者自ら看護にあたるものを雇い入れたり、もしくは家族等をして付き添わせる必要がないと認められる程度の看護を行うことをいう」として、完全看護が導入された。完全看護の条件は下記のとおりである。

①看護婦（補助者を含む）の勤務形態はなるべく3交代制
②完全看護施設の看護婦が自分で、またはその施設の看護補助者の協力を得て患者の看護を行うのであるが、そのうち患者の直接的な看護は看護婦によってなされていること
③患者付き添いがいないこと
④看護記録がつけられていること
⑤看護に必要な器具、器材を準備すること

　それまでの病院看護の実態は付き添い任せ、家族依存であり、当時は病院給食などなく、病院に七輪を持ち込んで炊事を行い、家族や付き添いは患者ベッド脇の下にござを敷いて休むなどが通常の光景であった。そこで、完全看護導入により「看護は看護婦の手で！」が実現するはずだったのだが。

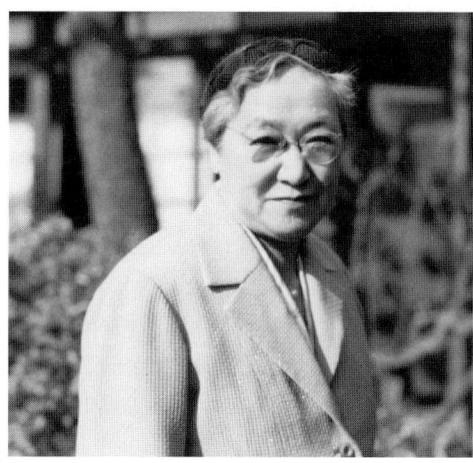
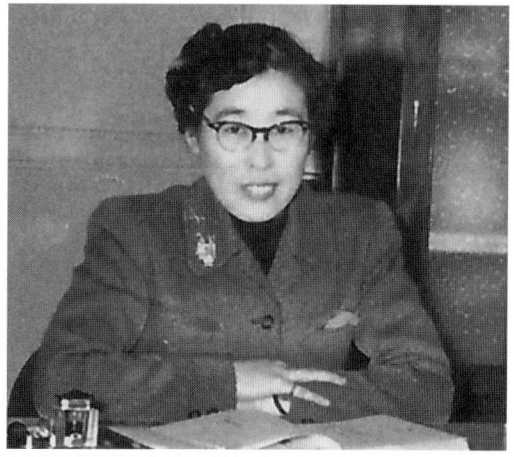

3 看護職としての初代厚生省看護課長・保良せき(2代目*：1948年7月31日〜1950年6月21日)。戦前にアメリカの看護婦免許(RN)を保持。1967(昭和42)年、日本看護協会の名誉会員に
　＊初代看護課長・髙田浩運は医務課長との併任であり、任期も1948年7月15日〜7月30日の半月ほどであった

4 1950(昭和25)年6月、保良せきの後を受けて看護職としての2代目厚生省看護課長に就任した金子光(3代目：1950年6月22日〜1956年3月31日)。戦前から厚生省看護技官。GHQの占領下、オルトGHQ看護課長、オルソン第2代GHQ看護課長とともに、日本の看護の礎を築いた

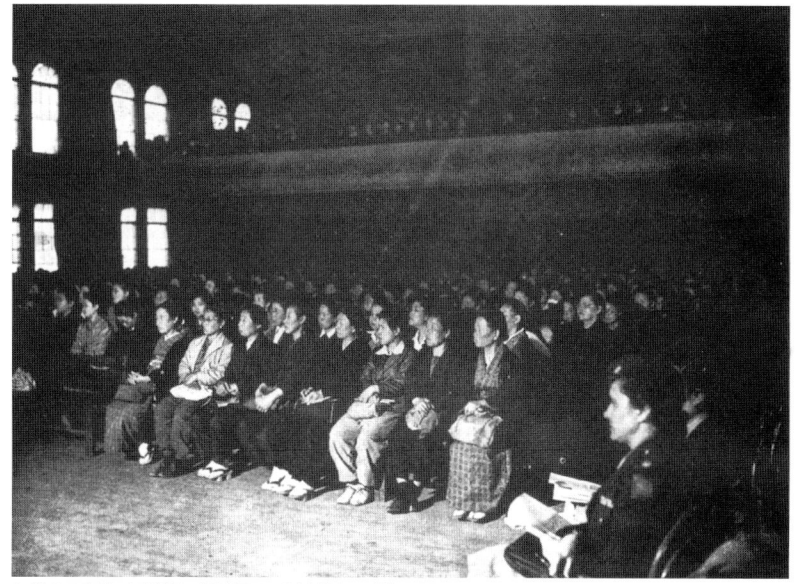

5 戦前の産婆・看護婦・保健婦は、制度制定の時期を異にしていることもあり、別々の組織として歩んできた。戦後、GHQ公衆衛生福祉部看護課の指導で産婆・看護婦・保健婦職能の組織の一本化が進められ、1946年11月23日に「日本産婆看護婦保健婦協会」を設立した
1947年に看護制度が抜本的に改正され、翌1948年、日本の看護の革命とまで言われた画期的な「保健婦助産婦看護婦法」が制定された。GHQ看護課の大きな力が働いたとされる
写真は、1947(昭和22)年4月27日、東京女子高等師範学校(現お茶の水女子大学)講堂での第1回日本産婆看護婦保健婦協会の総会風景。右下にGHQ看護課長のオルト女史が見える

3) 完全看護から基準看護へ

　この条件を満たすためには、まず人員確保が必要であったが、当時の医療法で定められていた看護要員数(4対1)では、付き添い廃止は絵に描いた餅に過ぎなかった。
　また、完全看護という言葉からの誤解も生まれ、1958(昭和33)年に基準入院サービスの導入により「基準看護」に改められた。

3 看護ヒューマンパワー問題の浮上とともに生まれた新たな資格
——乙種看護婦に代わって生まれた准看護婦制度とその後

　1948(昭和23)年、保助看法制定とともに生まれた乙種看護婦であったが、やはり看護は一本化の方向ということで1951(昭和26)年に法改正がなされ、"看護婦"に名称が統一された。しかし、病院増設のための看護婦の需要が高く、高卒を資格要件とした看護婦の確保は困難を極めた。

　そこで、中卒後2年の准看護婦制度の発足をせざるを得なかったというが、背景には日本医師会の強力な意図が見え隠れしていた。こうして、サンフランシスコ平和条約発効(1952〈昭和27〉年)とともに撤退したGHQに代わって日本医師会の力が台頭し、看護婦集団を揺さぶり、苦しめ続ける歴史が始まることとなった。

　「医師は頭脳　看護婦は心臓・循環器　脳は夜間眠るが血液は夜中も駆け回らなくてはならない。生命を守る重大な任務がある」[3]と。

1) 看護制度をめぐる攻防 — 准看護師廃止をめぐって

- 1956(昭和31)10月：日本医師会保健婦助産婦看護婦対策委員会；①人件費を安くするため准看護婦よりもさらに教育期間が短い看護要員(旧制度の検定看護婦)を復活、②准看護婦の名称を看護婦と改称したいと提案
- 同年11月：日本看護協会；この案の国会提出阻止のため看護制度改悪反対決起全国大会を開催(朝日新聞社講堂)、1,600名参加
- 1957(昭和32)年：准看護婦から看護婦への道を拓くための2年課程の進学コースが開設されたが、1960年代以降、もっと安易な方法での昇格措置への案が再三出された
- 1969(昭和44)年：「看護業務は医師が決める」(「日医ニュース」187号)
  根強い「看護婦は医師の手足」論：「看護業務は法律上業務独占ということになっているが、その業務内容が法律で明確にされていないところに盲点がある。このことは、医療の主体性が医師にあるというところから、看護法に規定されていないと推測される。したがって、看護業務は医師が決定することがこの法律の基本精神である…」
- 1970(昭和45)年：高卒1年准看護婦養成コースを含めた制度→廃案
- 1976(昭和51)年：日本看護協会；准看護婦制度廃止200万人署名運動
- 1985(昭和60)年：厚生省看護制度検討会発足→しかし准看護婦制度廃止は意見の一致を見なかった。

　なぜ、准看護婦制度は廃止されないのか。それは、時々の深刻な看護婦不足事態を乗り越える上で、看護ヒューマンパワーの一翼を担う准看護婦を認めないわけにはいかない、わが国の医療事情もあった。しかし、最も底辺で医療を支えてきた彼らの働く条件や環境は、一般社会も容認しがたいものがあった。

　医療の高度化に伴う人々のニーズも高まり、看護の質が問われるようになって、准看護婦養成停止の声が高まった。

2) 看護婦養成制度の一本化を21世紀初頭に

- 1994(平成6)年：「少子・高齢社会看護問題検討会報告書」→「准看護婦養成停止」「改善を図って継続」両論併記

《廃止を訴え続けて60年、だが、いまだなお続く准看護師養成!!》

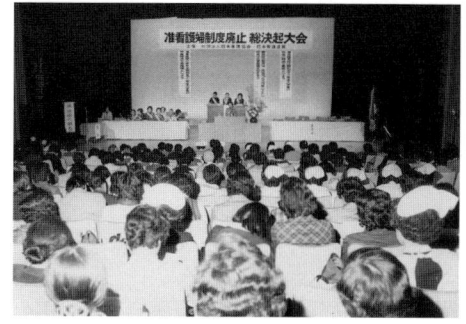
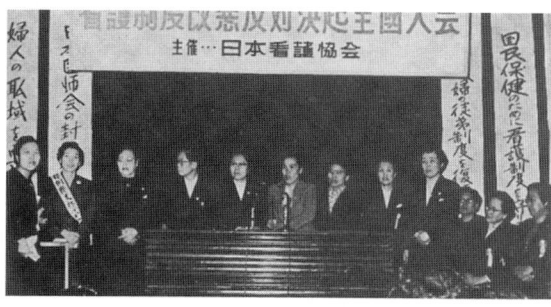
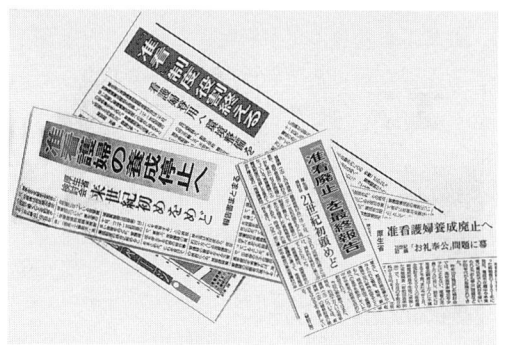
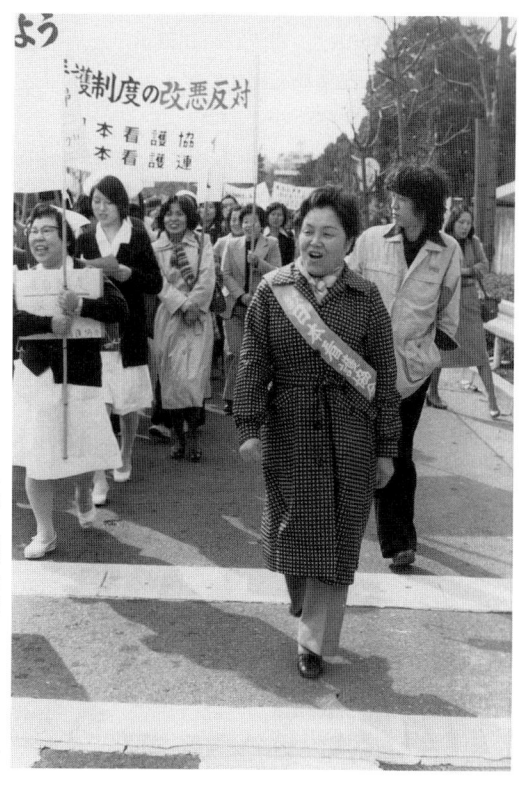

6	7
8	9

6 1976(昭和51)年3月、「准看護婦制度廃止総決起大会」を東京・日本青年館で開催し、また全国で会員検討会を開催した他、「准看護婦制度廃止200万人署名運動」を開始した

7 1956(昭和31)年12月、朝日新聞社講堂で開かれた「看護制度改悪反対決起全国大会」は、北海道から九州までの代表者が次々と集まり、1,600人という予想以上の多数が参加した。スローガンとして、1)看護制度改悪に絶対反対、2)国民保健のために看護制度を守りましょう、3)看護婦の徒弟制度を復活させるな、4)日本医師会の封建制に屈するな、5)婦人の職域を守りましょう、の5項目を挙げた

8 1996(平成8)年12月20日、「准看護婦問題調査検討会報告書」がまとめられ、翌日の新聞にも大きく報道された

9 終始デモの先頭に立って行動した大森文子日本看護協会会長は、日比谷公園での解散時に、参加者一人ひとりにねぎらいと励ましの言葉をかけていた

　21世紀初頭を目途に看護婦養成制度を一本化するというニュースは、永年の悲願であった准看護婦養成制度廃止への曙光が見えた感があった。思えば、保助看法制定直後からの懸案であっただけに、制定以来50年にしてようやくの思いが強かった。これは、「厚生省准看護婦問題調査検討会」が、かねてから進めていた調査結果を基に、40万人に上る就業准看護婦(士)の存在を評価しつつ現行の養成課程を見直す必要ありとして、資格の移行措置の方策を検討する必要性を述べ、「21世紀初頭の早い段階を目途に看護婦養成制度の統合に努める」との提言を行ったことによる。背景には、日本看護協会や医療労働組合の、准看護婦制度反対の粘り強い運動を始め、全国准看護婦の集いに結集する多くの准看護婦たちとその支持者らの、制度廃止への強い願いがあった。

・1996(平成8)年：21世紀初頭の看護教育一本化を目指しスムーズな移行措置の検討

4 二大看護業務の変遷

　法によって規定される看護業務も、各時代における経済事情、疾病構造の変化、医療技術の進歩、看護ヒューマンパワー事情等の影響を受けつつ変遷してきた。

1）敗戦当時の医療・看護事情

　「日本の病院の手術室では消毒の方法が時代遅れで、手術室の無菌状態を図るのに石炭酸を撒布する状態、白衣や手袋の消毒も不適、手術室と廊下の仕切りはカーテンでといった状態」[4]であった。
　このような状況は、看護婦の知識不足というよりも、戦時下の物資不足が病院にも及び、たとえ手術の場合でも、医薬品も衛生材料もない状況下で行わざるを得なかったという面が少なくないことから来ている。
　「敗戦近い日々、学生が主力であった病院看護体制のもとで、空襲警報の度に地下室に戦病兵たちをつれて降りた。創は感染しウジ虫が湧いていても、消毒薬もなければガーゼもなく、見て見ぬふりしかできなかった。あんなに辛いことはなかった」[5]（1951〈昭和26〉年、日赤看護婦養成所第71回生談）

2）二大看護業務の位置づけをめぐって

　保助看法によってもたらされた最も大きな変化は、看護職者が清掃や給食などの仕事から解放され、看護を専門とする職業として踏み出したことであると言える。
　看護婦指導者再教育講習会は、占領軍の看護行政政策の看護改革の第一歩であった。例えば「看護婦は患者の看護を行うことが第一義、医師の召使いのように診療介助にのみに追われているが、患者の側に立って患者の納得の上で治療をするという態度が重要」[6]という、占領軍講師の言葉を紹介している。

Column

『看護実習教本[注]』について

　戦後の出版事情、紙不足等から教科書はなかったが、東京看護教育模範学院の教員らによる『看護実習教本』が1947（昭和22）年に発行された。GHQ公衆衛生福祉部オルト看護課長のまえがきには「看護は芸術であり、科学でありかつ職業です」とある。そして、「この教本を書くにあたって労働と研究のために多くの時間が費やされたのです。…これは、日本の看護婦さんのためにアメリカならびに日本の看護婦さんたちが協力して書かれたもので…アメリカの看護技術が日本の看護法として適用できるということを証明するために、あらゆる看護の手順がこの学校で実験されたのです。そしてアメリカの幾多の看護学校が、それぞれの看護教科書から資料をとることをゆるしてくれました」と述べている。
　その後、版を重ね、全国の看護学校はもとより、各地で開催された看護婦の再教育の講習会等でも用いられたので、本書が戦後の基礎看護技術のスタンダードになったことは間違いないと思われる。

注）東京看護教育模範学院編：執筆者は表記されていないが、1950年の改訂書のまえがきには、外の池一乃、吉田時子、海川春代、檜垣マサ、高橋シュン、佐久間好江、松本幸子、国分アイの氏名が記載されている。

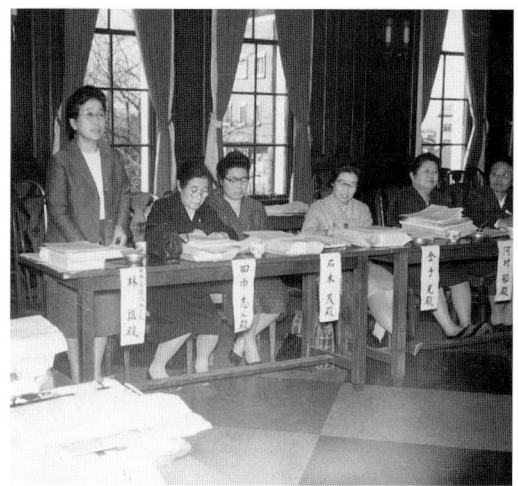

10 病院ストはほぼ収まりを見せたが、看護婦不足問題は深刻化した。1962（昭和37）年1月、看護婦不足対策のため日本医師会が呼びかけ、医師会・厚生省・日本看護協会の三者で看護制度調査会を開き検討した。写真は、「現下の問題に対しともに協議したいという医師会の要請を嬉しく思う」とあいさつする林塩日本看護協会会長

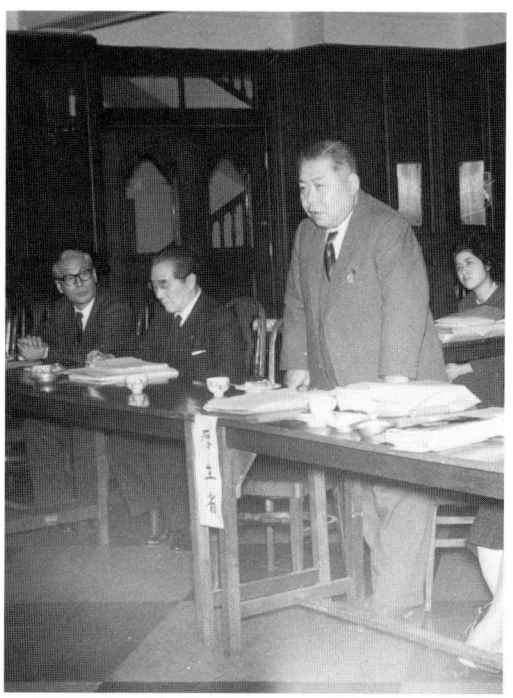

11 「看護のレベルダウンは考えない」と言明する武見太郎日本医師会会長。武見は、1961（昭和36）年2月、医師会、歯科医師会の全国一斉休診実施。"喧嘩太郎"の異名をとる

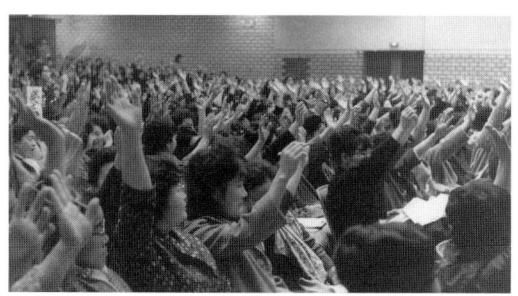

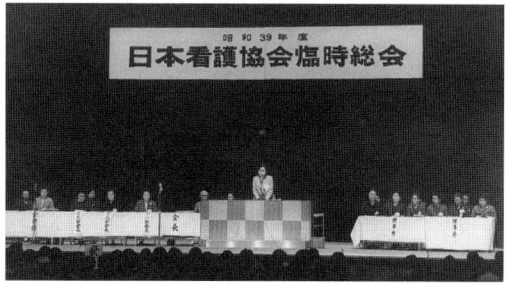

12, 13 1964（昭和39）年12月、日本看護協会は、東京・神田共立講堂でこの1年間、討議を重ねた「保助看法改正問題」を中心に異例の臨時総会を開催した。医療制度のひずみの中であえぐ看護の実情を憤り、いかにして国民の健康と患者の生命を守るか、白熱した討議を展開し、本部案を採択した。同時に、看護界の一層の進展を図るべく、石本茂看護婦会長を、次期参議院選挙に看護協会を挙げて推薦することを決定した。写真は、採決にあたる挙手風景（左）と壇上の執行部（右）

　当時、入院患者の療養上の世話は家族か付き添いが行っていた。病院の廊下に七輪が持ち込まれ、付添い者が寝泊まりし、煮炊きをしていた場面も珍しくなかった。

　看護婦数の配置による診療報酬上の加算条件として、完全看護（後に基準看護）病院では付き添いは認められず、病院の看護は看護婦の手で行うというものであった。一方、診療報酬加算と引き換えに約8,000人の付き添いが病院から離れたことにより、看護婦の人手不足による労働過重は激しくなってきた。完全看護下の病院では実習学生3名を看護婦1名に換算して、その場をしのいで運営していた。

　その頃の療養上の世話の模様を再現するための資料として、『看護実習教本』がある。本書は、当時、唯一の看護の教科書であったばかりでなく、その後のカリキュラム改正によっても、基礎技術に関して本書記載の方法が基準になっていることは明らかである。

5 療養上の世話の変遷

　二大看護業務のうちの療養上の世話が看護業務の中でも、極めて独自性の高いものとされたのは、1960年代前半に翻訳紹介されたヘンダーソン（Virginia A.Henderson）の『看護の基本となるもの』（日本看護協会刊）以後であると思われる。それまでは、単なるルチーン業務として位置づけられているに過ぎず、その意味を考えたり検証したりすることはあまりなかった、と考えられる。

　療養上の世話が看護独自の機能であると言っても、医学の進歩や医療技術によってさまざまな影響を受けている。例えば、1950年代初めまで肺炎の看護は、看護の基本と言われていた。療養環境を整え、患者の心身のケアを図ることが重症、急性期の肺炎患者の回復過程を促すことに通じていた。それがペニシリンの登場に始まる抗生物質の開発・普及に伴い変化し、看護自体が後退する現象が見られた。

　また、60年代に入って、それまでの看護婦の労働条件が大きく変化した。そして経済成長とともに医療技術も進歩し、診療面の仕事量の増加が療養上の世話の仕事に大きく影響して来た。「本当はしなければならないけどできない」という声が看護婦の間に広がる。療養上の世話業務の内容を変えた要因は、患者のニーズでもなく、理論的根拠でもなく、看護ヒューマンパワー不足と看護業務の過密化の影響と言えるかも知れない。

1）崩れたモーニングケアの原型

　モーニングケアとは起床後、朝食を摂る前の一連のケアを言う。歩行できない患者の場合でも、排泄を済ませ、シンクでの洗面同様に歯磨き、含嗽を行い、洗面器に入った湯で洗顔し、必要に応じて清拭を行い、結髪、ひげ剃りの後、衣類・リネン類を整える。とはいえ、湯沸かし器もない時代なので、深夜勤の看護婦の朝の最初の仕事は、洗面用の湯を沸かすためのガスコンロへの点火から始まった。

　この、朝の洗面の機会は、患者が目覚めて1日の療養生活を前向きにスタートする上で意義深いものであると同時に、前夜からの心身の状態をアセスメントし、それまでのケアプランの評価をも行うことができる大切なケアである。ところが、このケアは次第に簡略化され、現在では、原型通りのケアは、ほとんど見られなくなってしまった。

　一方、ケアニーズに添ったモーニングケアの効果を検証する研究も行われ、1日の始まりのケアの根拠を示唆している。

2）清潔ケアの変遷

　古くから日本人の間に普及していた入浴は、身体の清潔を図る上でも、疲れを癒し明日への活力を生み出す上でも意義深い文化であった。だが、1947（昭和22）年の『看護実習教本』には、乳児の沐浴に関する記述はあるが、成人の入浴についての記述はない。身体の清潔を図る方法は、臥床患者に行う全身清拭の方法のみ記載されている。昭和40年代頃になって病棟設備も整い、シャワーや入浴の設備が病院内に設けられるようになったことは一面で評価できるが、臥床患者の清拭の様相はかなり変貌している。本来、全身清拭は、入浴できない患者に対しても、足浴などと組み合わせて入浴と同様の安楽な状態が得られるはずである。ところが、看護ヒューマンパワー不足による効率化の流れに併せて、清拭車が普及し入浴剤などが導入され、石けんを用いない清拭が一般化してきた。患者の自然治癒力に働きかける上からも、今一度、清拭のあり方を問う必要がある。

《1950〜60年代のモーニングケアー臥床患者の全身清拭》

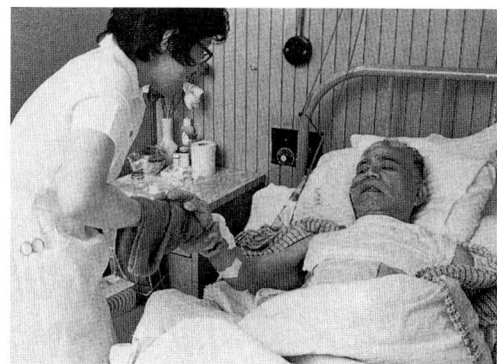

①胸にむしタオルをあてている間に、ずばやく手を拭く

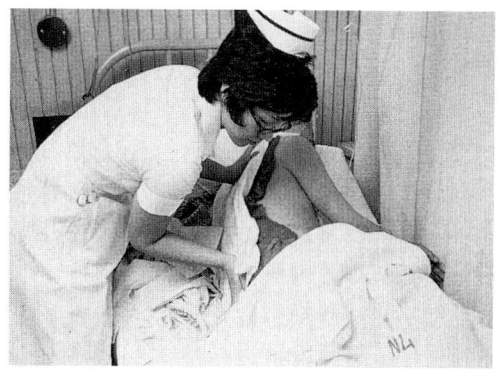

②室温とプライバシーが保てられれば、上半身裸にしてもよい。背中にむしタオルをあてる

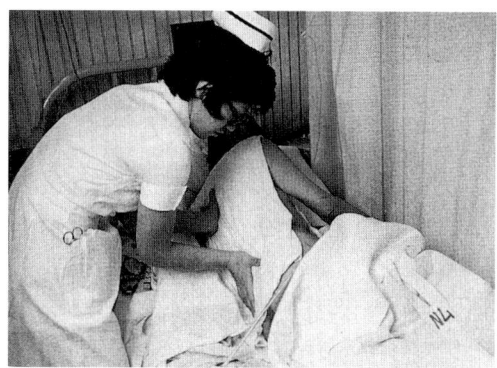

③むしタオルを重ねた上をバスタオルでおおう。温覚は深部にあるので効果は大きい

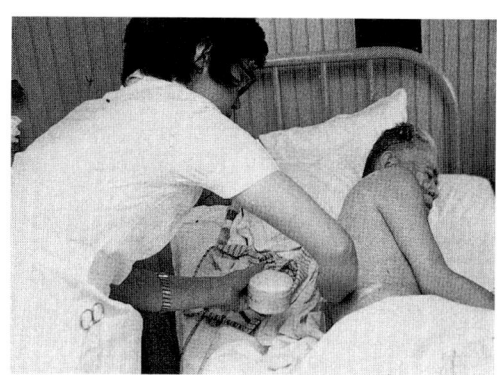

④水気を拭きとり、パウダーでマッサージする。腰部から背中へ円を描くように行う

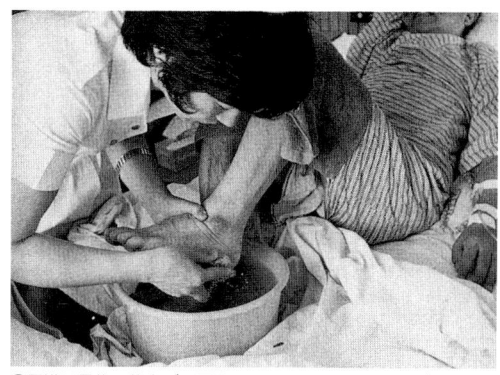

⑤足浴は最後の仕上げ。足浴をすると入浴に近い感じが得られる

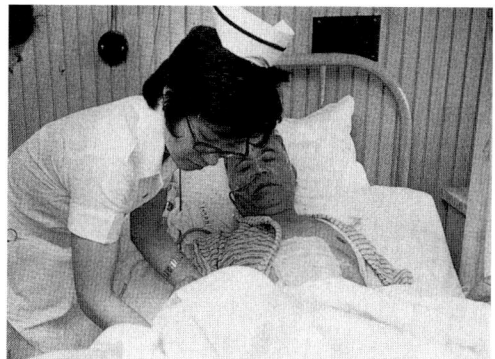

⑥寝衣のしわをのばして、枕の位置をなおし掛け物をかける

出典：川島みどり，目で見る患者援助の基本，第2版，医学書院，p.71，1985

戦後看護の夜明け

3) 排泄ケアの変遷

- 1950年代：ベッド上の排泄の場合、使用後はすぐに片付け、夜間も便・尿器は病室内に置くべきではないとされていた。ナースコールのない時代であるから、患者の要求の前に状況を察知して訪室していた
- 1960年代：排泄を人間の基本的な営みと位置づけながら、次第に増える医療処置や看護婦不足などから、頼まれてもすぐに対応できないとの悩みが看護婦から出されるようになった
- 1970年代：尿器交換車・尿器架の工夫→尿意に関係なく時間を定めた便・尿器配りが始まり、これに心を痛める看護婦も数多く存在した。ベッドの側に尿・便器を置き放しにする状況も目につくようになった

  小児病棟で「おしっこの時はみんな一緒に言ってね」と声をかける状況も見られ、心を痛めた。

(1) 手術時の麻酔技術による排泄ケアへの影響

腰椎麻酔が主流の時代、術後観察の第1が自然排尿の有無であった。麻酔回復と循環系の回復ならびに意識レベルを評価するために、自然排尿の有無が第一義的な意味を持って問われた。消化器の回復は、自然排ガスの有無の観察により行われていた。

- 1970年代後半：手術の大小に限らず、手術患者には手術室での留置カテーテルの挿入が定着したことにより、自然排尿の観察が不要となり、同時に自然排尿を促すケアが後退した

(2) 失禁の場合

- 1950年代：重症患者で失禁がある場合、ぼろ布を当て、防水のため古い毛織の下着などを当てていた。シーツや布団を濡らさないために亜麻仁油紙を敷いた
- 1960年代：バルーンカテーテルも貯尿袋も未だなく、尿道から出されたカテーテルの先は、尿器・蓄尿瓶の中に入れたままになっていた
- 1980年代：おむつ使用により、差し込み便器の使用頻度が徐々に減少した
- 1990(平成2)年：コンチネンス研究会(1993年日本コンチネンス協会に改組)設立、排泄をタブー視する考え方が次第に変化してくる

4) 食事の看護の変遷

電解質の解明、輸液技術の進歩、中心静脈栄養の普及、経管栄養剤の進歩、胃瘻造設技術の普及に伴い、看護の基本でもあった患者の食欲を引き出すケア、経口摂取への価値づけが後退した感がある。人間にとって食べる意味を考え、単に生命維持のみではなく「人間らしく生きていく」上で、たとえ少量でも消化管経由で食事摂取ができることは重要である。また、経口摂取は免疫力を高める結果に通じることを再確認すべきであろう。

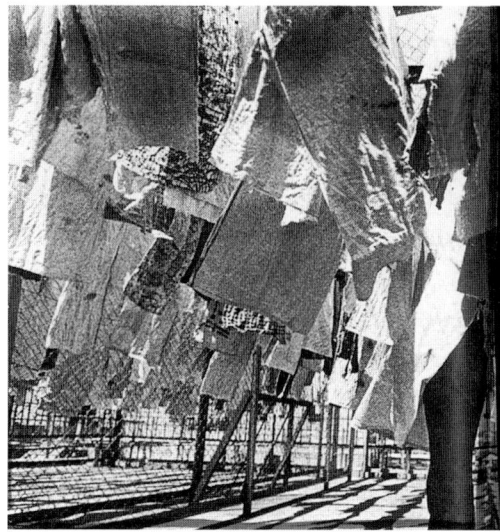

14 高齢化の始まる頃の布オムツ時代

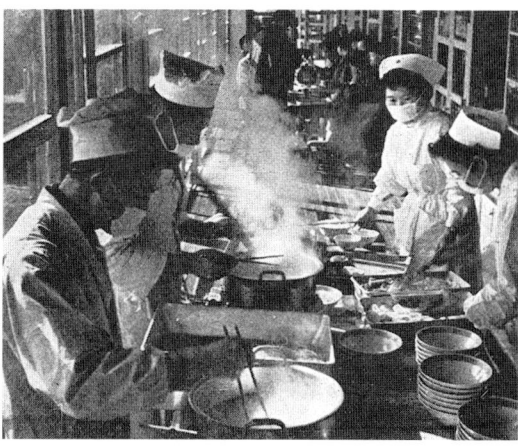

15 結核病棟での食事の盛り付けに忙しい看護婦、当時は看護業務の一環であった（1956年頃）

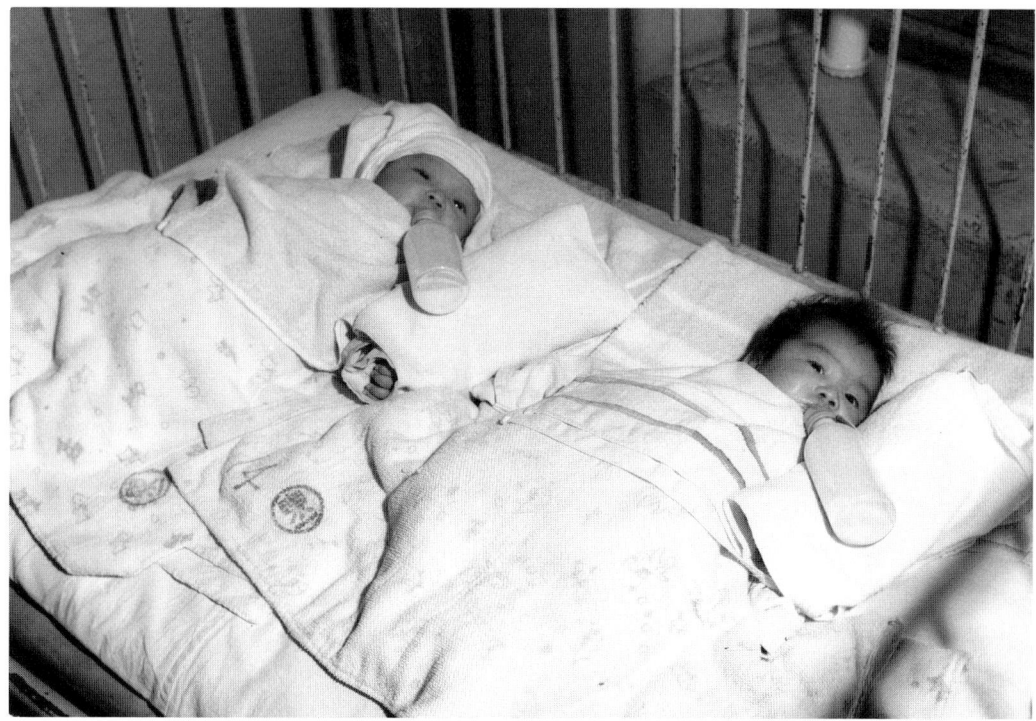

16 1962（昭和37）年頃、社会問題となった看護力の不足——そのしわ寄せはどこに！
人手不足により、動かないように固定した哺乳瓶から無心にミルクを飲んでいる赤ちゃん。心を締め付けられながらも、看護婦は他の仕事へ飛び回る（出典：看護，14（3），口絵，1962）

1—6 診療の補助―治療面の看護

　組織的養成以前の看護婦は、医師の家に住み込み、医師の診療を手伝うことから始まったこともあって、草創期から敗戦まで看護婦の仕事と言えば診療の補助が中心であったと言ってよい。看護の教科書の執筆者も医師、教壇に立って看護法を教えるのも医師であったから、看護業務が狭義の医療の介助に重点が置かれていたことは当然であった。

　戦後、保助看法が制定され、療養上の世話と診療の補助が看護の二大看護業務となった。治療面における看護業務は、その時々の医療技術の変化、進歩、そして医師のヒューマンパワー等により影響を受けてきた。とりわけ、診療報酬上の影響が、看護婦の行うこの仕事の量に、最も大きく占めていると言ってもよいであろう。

1）看護業務の変化の背景
- 1951(昭和26)年：閉鎖式循環麻酔器の登場で大手術が可能となり、術前後の看護が重要となってくる
- 1956(昭和31)年：人工心肺での心臓手術成功
- 1960年代：経済の高度成長とともに医療現場にもさまざまな変化→ディスポーザブル製品の登場は、それまでの看護業務の多くを占めていた器械・器具類、特に注射器の消毒の必要を減少させた。各セクションにあったシンメルブッシュ煮沸消毒器が撤去された

  また、病院設備の吸引、酸素吸入の中央配管化がなされた。同じく、砕氷器、製氷機の導入等により、患者発熱時の看護婦の仕事は様変わりした

  インターフォンによる看護婦の動線短縮もこの頃からである
- 1964(昭和39)年：初めての集中治療室ICU開設(順天堂病院)
- 1971(昭和46)年：レセプト電算化新システム開発(東芝)

  超小型血液化学分析装置製品化

  カルテ自動検索システム開発(シャープ)
- 1972(昭和47)年：人工透析装置3,000台を超す
- 1974(昭和49)年：全自動血液型判定装置開発
- 1975(昭和50)年：CT装置導入(東京女子医科大学病院)
- 1977(昭和52)年：新生児集中治療室(NICU)開設(聖隷浜松病院)
- 1992(平成4)年　：生命倫理懇談会　延命の見直し
- 1993(平成5)年　：公的骨髄バンク事業による初の骨髄移植

2）診療の補助業務に影響を与えた要因
(1) 第一次医療技術革新
- 新薬－抗生物質の発見と普及→時間毎注射の指示増加(ペニシリン、ストレプトマイシン他)
- 電解質の知識に基づく輸液の発達→点滴静脈注射の増加
- 診断技術の大型化→検査に付き添いの要請
- 保存血輸血の普及→血液の抗凝固保存液→売血による血液供給は1969(昭和44)年から消失

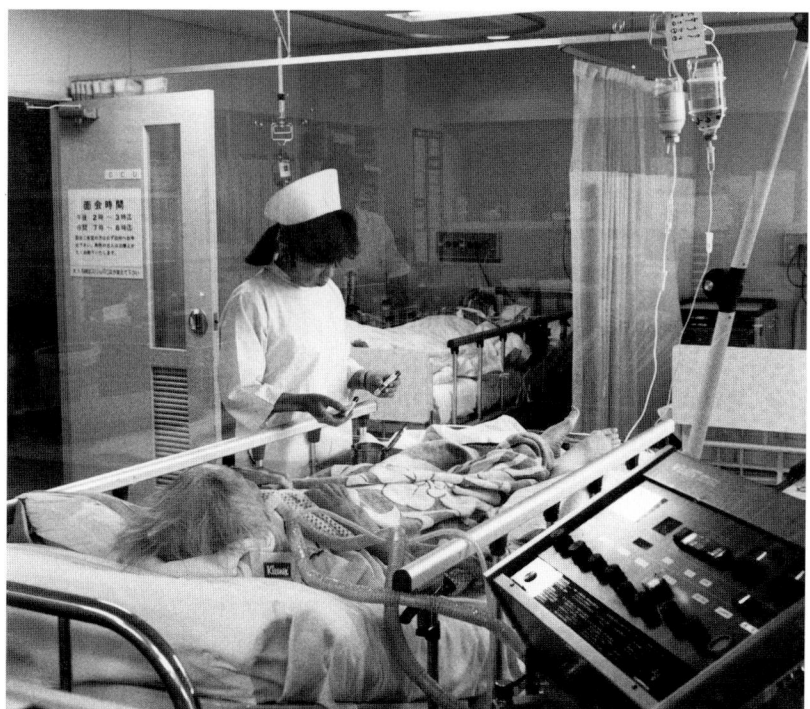

17 ME機器の導入による医療のシステム化が進む。IT化進行の始まりである

・挿管技術の進歩による気管内麻酔→疼痛、出血、感染にどのように対処するかは、手術療法の基本である。麻酔技術、輸血技術の進歩、抗生剤の登場による手術技術の進歩は、手術室看護のみならず、外科看護に大きな影響をもたらしたと思われる

(2) 第二次医療技術革新→1960年代後半
・ME機器の導入による医療のシステム化
・IT化の進行

　看護におけるモニター監視業務は、それまでの患者-看護婦関係を大きく変えたと言える。看護婦自身の身体ツールにより観察していた事象を、あらゆる場面で器械を介在させ、デジタル化した数値によりアセスメントする風潮を招いた。

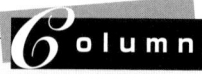olumn

大腿四頭筋短縮症
第75回参議院社会労働委員会(1975〈昭和50〉年)
　大腿四頭筋短縮症は、乳児への大腿部への注射がその原因のほとんどを占めているとされ、その7割は看護師が実施しているとして、筋肉注射部位をめぐる論議がされた(当時の看護の教科書が国会に持ち込まれた)。
　訴えられたのが、国と製薬会社と医師であったことは、当時の看護婦の社会的地位を物語っているのではないか。

戦後看護の夜明け

1-7 施設から在宅へ──訪問看護

1) 戦争直後の家庭訪問──乳児と結核患者

　長く続いた戦争は、国民のすべての人々に直接・間接な被害をもたらした。敗戦の1945(昭和20)年、深刻な食糧不足や住宅事情に加えて大凶作であり、飢え、栄養失調、急性伝染病、結核など、生命を脅かす要因に満ちていたが、その影響を最も強く受けていたのが、病人や乳幼児であった。当時の乳児死亡率は13.1％、1949(昭和24)年には出生数史上最高の269万6,638人となる。

　また、1950(昭和25)年まで死因第1位は肺結核であった。全人口の3.4％、292万人が結核に罹患していたが、病床数は1954(昭和29)年の目標が19万床ということから、在宅での保健指導や相談の重要であることは申すまでもない。その後の、乳児死亡率の低下、ならびに抗結核剤のない時代の保健婦活動の成果は特記されるべきだろう。

2) 在宅看護・訪問看護サービスの草創期

- 1977(昭和52)年：「全国ホームケア研究会」が、小林冨美栄(当時東京女子医科大学短期大学)の呼びかけにより、「人々の家族、及び家族的な集団の健康生活を、その人たちにとって身近なやり方で支援する」を共有した有志らにより発会する。ホームケア実践者のための研修会等により、その後のわが国の在宅看護のリーダーの育成や全国での訪問看護活動に影響を与えた
- 1982(昭和57)年：老人保健法が成立、退院患者への継続看護・指導料が新設される
- 1991(平成3)年　：老人保健法改正とともに老人訪問看護制度創設
- 1992(平成4)年　：訪問看護ステーション制度が始まり、初めて看護職が所長となる(全国に5,000カ所の設置が目標)
- 1994(平成6)年　：健康保険法に在宅医療が明文化され、訪問看護は在宅療養者すべてに適用
- 2000(平成12)年：介護保険法に基づく訪問看護が始まる

　外来を訪れる患者、入院患者を中心の看護活動から、患者の居住する場を訪れる訪問看護の新たな展開は、保助看法の新たな解釈とともに看護を社会に開かれた機能として確立した。

　発足以来、事業所数も利用者数も順調に伸びていたのが、2000年の介護保険制度化頃より微増にとどまっている。サービスの偏在化、深刻な人手不足等、改善しなければならない課題も山積している[7]。

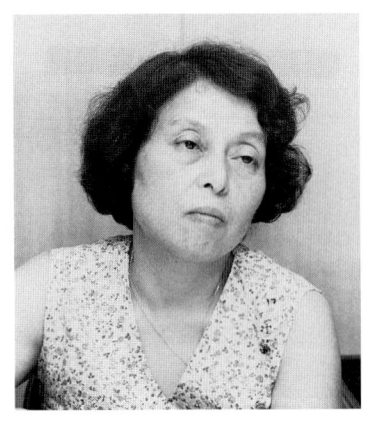

18　写真は小林冨美栄。小林は1941(昭和16)年聖路加女子専門学校を卒業後、郷里の福井県で保健婦として活躍。戦後、厚生省から赴任の要請を受け、GHQ占領下の厚生行政で保健婦再教育に尽力し『保健婦業務要覧』第1号を作成した。また、在宅看護・訪問看護など「地域看護」の日本への定着の必要性を主唱し、その理論的枠組みを固めることに腐心した。日本看護協会会長、ICN東京大会国内組織委員長、千葉大学看護学部教授などを歴任

19 足立区柳原銀座商店街を自転車で颯爽と訪問先に伺う柳原診療所の訪問看護婦。いつも天気がよければよいが――

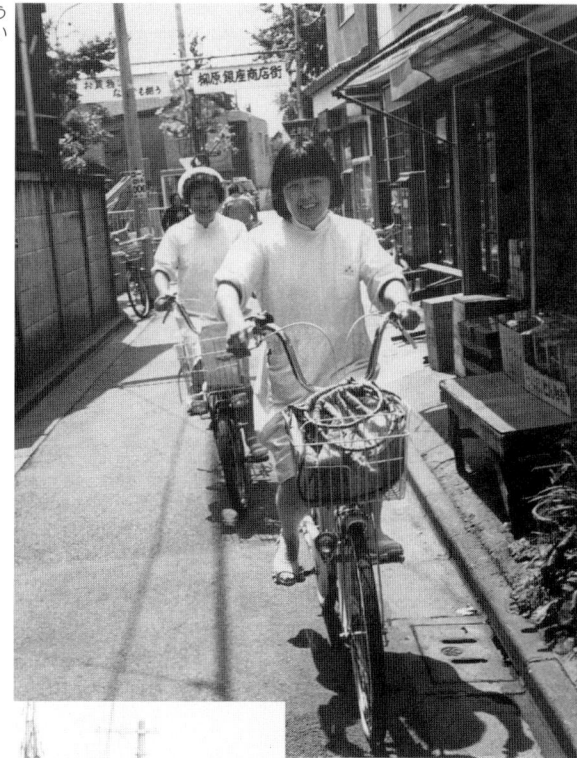

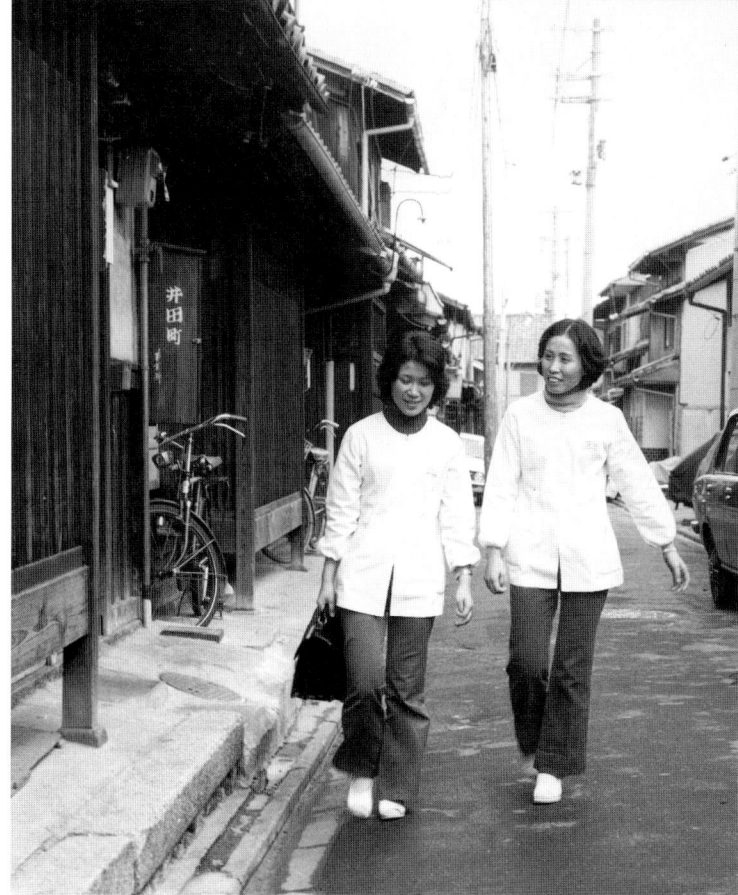

20 京都・西陣地区の人々とともに築く堀川病院の訪問看護。テクテク歩くのが一番早道とか!?

8 医療事故・看護事故の社会問題化

　医療や看護の過程で生命の安全を守ることは当然であり、本来、事故はあってはならないのだが、医療行為には危険が伴うことも事実である。医療技術の進歩は、事故の規模を大型化させ、組織的なリスクマネジメントにより、アクシデント・インシデントレポートが義務づけられてはいるが、個人のうっかりミスやエラーも後を断たない。医療における安全文化の確立が急務となった。

1) 看護に関係した主な事故
- 1951(昭和26)年：鯖江事件；静脈注射は看護業務かをめぐる問題
- 1961(昭和36)年：山形県新庄市静脈注射事件
- 1965(昭和40)年：乳児集団結核感染事件
- 1969(昭和44)年：千葉大学病院採血ミス事件
- 1970(昭和45)年：新生児集団黄色ブドウ球菌感染
- 1971(昭和46)年：幼児抑制帯死亡事件
- 1974(昭和49)年：高濃度食塩水の点滴による乳児死亡事件
- 1979(昭和54)年：乳児の体重計からの転落死事件

2) 職種間の連携、とりわけ医師-看護師関係と事故
　事故の背景や要因の多くがシステムの問題であるとされるが、どのような完璧なシステムであっても、それが十分に機能しなければ事故は防げない。
　近年、医師との関係はかなり改善されてはきたが、未だ水平(平等)とは言い難い。過去の事故においても、看護師の観察した事実が医師の一言で覆ったり、指示に対して疑義があっても率直に述べられず、患者が危険な状態になった例もある。

3) 1990年代後半よりリスクマネジメント・システムが医療現場にも
　インシデント・アクシデントレポートが義務づけられる施設も増えてきた。しかし、事故は後を絶たず、連日のようにメディアによる報道がなされている。リスクマネジメントは、もともと産業界で用いられていた経営管理手法であって、「事故発生を未然に防ぎ、発生した事故を速やかに処理することによって組織の損害を最小限にする」と位置づけられている。この考え方が、事故多発のわが国の医療界にも導入され、日本医師会も日本看護協会も、それぞれガイドラインを出した。これに伴って、各医療施設でも事故防止マニュアルを作成し、スタッフに遵守させるための種々の教育・研修を行っている。

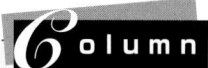

　70年代に医療事故が頻発しているのは、第二次医療技術革新で、機械化や自動化が急速に進み、医療現場の様相が一変し、看護業務にも多大な影響を及ぼしたゆえとも見られる。

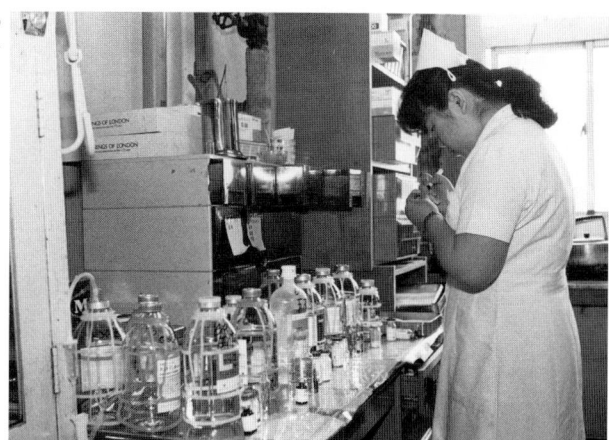

21 看護師一人で多くの薬剤調合をしていた時期もあった。職種間の連携が必須となった現在、薬剤処理は、薬剤師に移行しつつある

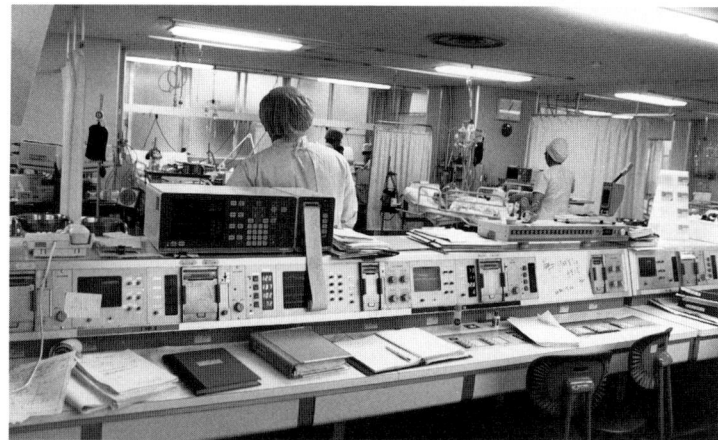

22 医療技術が高度化すればするほど、事故の規模も大型化する。医療の安全文化の確立は急務

・1999(平成11)年：横浜市立大学病院手術患者取り違え事件
・同年：抗凝固剤(ヘパリン)と消毒剤(ヒビテン)の誤りによる手術後点滴死亡事件
・2000(平成12)年：京都大学病院エタノール誤挿入事件

そして、いま…
医師不足状態で病棟閉鎖や診療所閉鎖(医療事故、医療訴訟の多発も一因とされている)
看護師の業務拡大は何処に向かおうとしているのか

Column

新しい種類の「手を出さない」看護?

　五感(脈拍を指先で触れリズムと強度を診る)と身体ツールの延長としての道具(聴診器)を排除して、モニター装置による「画面上の世界」で患者観察を行い、器械がもたらす情報の判読・解釈で患者を把握する看護師ら。結果として、新しい種類の「手を出さない」看護をもたらした。
(出典：M.サンデロウスキー，策略と願望——テクノロジーと看護のアイデンティティ，和泉成子監訳，日本看護協会出版会，p.224，2004)

1-9 看護──その専門分化の方向

　医学における専門分化に添って医療施設はそれぞれの診療科を設置している。看護もまた、外来、病棟を問わず、それぞれが診療領域を標榜する場で、その科特有の看護を提供してきた。近年、急速に医療技術が進歩し、ますます高度化・細分化の方向に進んでいる。チーム医療の一端を担う看護師もまた、それらの進歩に歩調を合わせること、また、看護独自の知識の拡大に伴う専門分化の道を目指すことは時代の要請かもしれない。

　日本看護協会が資格認定制度を立ち上げたのも、「高度化、専門分化が進む医療現場における看護ケアの広がりと看護の質向上」を目指したものである。認定資格は、次の3種類である（2013年4月現在、日本看護協会ホームページより）。

1）専門看護師：11専門看護分野、88大学院、228課程で教育
2）認定看護師：21認定看護分野、教育機関54・教育課程96、開講課程83で教育
3）認定看護管理者：ファーストレベルからサードレベルまで、64教育機関

　こうして資格取得者の数も漸次増え、診療報酬の影響を受けて現場で活躍している看護師のある一方で、資格取得が実際には活かされていない事例も少なくない。

　アメリカでは、すでに1960年代から専門看護師制度があり、Clinical Nurse Specialist（CNS）やNurse Practitioner（NP）らの、活動による成果面と問題点なども論じられている。特にアメリカの場合、専門看護師の誕生の背景として、当時の一般医が医師の7人に1人に過ぎず、患者の受診機会の困難さという現象を生み出し、高学歴の保健専門職の活用拡大が必要となったことが挙げられる。つまり、狭義の「医」領域への拡大であったと言える。

　また、根本的には医療費削減策の1つであったことは、医療経済学者らも述べていることである。その後、年数を経てそれぞれの役割が定着したと思われるが、今やNPは独立した職業であり、看護師の範疇には入らない（スザン・ヌゴードン談：2008年来日時）とも言う。

　では、わが国の今後の方向はどうなるのであろうか。

　日本看護系学会協議会では、日本学術会議看護学分科会とともに、看護の役割拡大に関する論議を深めている途上であるが、現行保助看法の範囲の中で、看護師の自由裁量を拡大し得る面と、根本的な保助看法見直しが必要な面がある。そうした動きとともに、昨今の医療崩壊に通じるような医師不足現象を専門職としてのチャンスととらえてか、2008（平成20）年4月、わが国でも大学院修士課程にNPコースを開設した大学もある。

　1つの専門分野に優れた専門看護師や認定看護師などによる看護的なアプローチは、確かに必要であるとしても、病気や障害や高齢を持った人々へのよりジェネラルな視点からのケアの必要性は、医学・医療がどのように進歩しようと、いささかも減じるものではない。看護専門職としてのアイデンティティを何処に置くかが問われている。医師らの、あまりにも細分化された専門分化がもたらしている数々の教訓を踏まえた上で、改めて看護の専門性の方向をしっかりと見定める、いまがその時とも言えよう。

2 看護師の生活と労働

執筆担当:田中幸子

2-1 終戦直後の看護労働の特色

　1951(昭和26)年4月刊行の労働省婦人少年局編集「病院診療所の看護婦――労働実態調査報告」[1]から当時の看護労働を見てみよう。
　戦後の看護婦の労働保護政策について、労働省婦人少年局は以下のように記載している。
　「昭和26年度には年間75,000人あまりの看護婦が需要されており、一部篤志家の奉仕のみでは、この大きな社会的要求を充たすことは到底不可能である。ここに看護婦のために労働条件を適正にして、優秀な労働婦人としての看護婦を確保することが必要となってくる。病院や診療所が労働行政の対象となったのは戦後であり、ここに働く看護婦にも初めて労働基準法が適用されて、労働者としての法的な位置が確立された」[2]。
　したがって、戦前であっても紡績工場や製糸工場の婦人労働には就業時間の制限(1929〈昭和4〉年)があったにもかかわらず、看護婦を保護するような仕組みは労働基準法が制定されるまで全くなかったのであり、下記の調査概要に見るように、戦後の看護婦の労働環境はまだまだ厳しかった。
　看護婦の労働者としての特性を見ると、平均年齢は23.0歳で全産業の女子平均23.8歳より1歳ほど若く、紡績工業の21.8歳を除いては、いずれの産業よりも若い。また平均勤続年数は、全産業が3年2カ月であるのに対し、看護婦は2年9カ月となっている。勤続年数は5年未満が87%で経験年数もほぼ同様であり、未婚者が9割前後であったことからも、戦直後までの看護婦は独身者で、短期に離職していたことがわかる[3]。
　当時の労働基準法(昭和22年公布、同年9月1日施行)によれば、使用者は休憩時間を除き、1日について8時間、週48時間を超えて労働させてはならない(同法32条1項)とあり、特に女子労働については、18歳以上の女子について、1日について2時間、週6時間、年150時間を超えて時間外労働をさせ、また休日に労働させてはならない(同法61条)としている。
　しかし、労働時間、休憩時間に関する特例(同法40条1項)によれば、看護婦は1日9時間、週54時間まで労働させてもよいこととなっている(同法施行規則27条)。その他、使用者と労働組合との協定によって許される残業(1日2時間、週6時間)を加えると、1日11時間、週60時間まで労働させてよいことになっていた[4]。
　したがって、看護婦の労働時間に関する規定は、多くの例外規定があって、保護が最も薄い職種の1つであったと言うことができる。
　このように法の不備も手伝って、調査上の週労働時間は、病棟看護婦で56.2時間、年次有給休暇は、大きい病院では労働基準法に近い規定が整っているが、私立の診療所では盆暮に適宜与えるといった所が多く、全く与えていない所も多かった。
　給与体系について特筆すべきことは、大きな病院では比較的分化した給与体系を持ち、食事を支給して看護婦から食費を徴収する場合が多いが、小さい病院や診療所では、住み込み食事つきで月給何円と一本で決めているのが普通であった。
　宿舎の生活を見ると、大きい病院では職場の長たる婦長が宿舎の管理にあたっており、外出・外泊はだいたい届け出ることとなっている。使用者の許可を必要とするのは、外出では80宿舎中34宿舎が、外泊は50宿舎となっている。面会通信は大方自由である(傍点は筆者による)[5]。診療所では通勤者が30.9%となっているが、病床数が多いほど寄宿・住み込みが8割を超えていた。

1）労働力としての看護学生

　占領下の看護改革の1つとして東京看護教育模範学院が設置された。しかし、同学院においてさえ、実習は「勤務」と呼ばれ、日曜祭日の勤務は当然、普段の日でも夕方の勤務のために授業後に病棟に向かった。夜勤実習も看護婦と同様、1週間ぶっ通しで、学生といえども1人夜勤を行った[6]。

　1950（昭和25）年の完全看護の導入では、「施設内の看護は、その施設の看護婦が看護補助者の協力を得て実施すること、とくに直接看護は看護婦が行わなければならない」とされ、学生3名は、看護婦1名分にカウントされていた。

　日本赤十字社中央病院で行われた学生看護力に関する協議会では、学生の労働力について、日本赤十字病院の看護婦初任給の「1年生は4分の1、2年生は3分の1、3年生は2分の1」とされている[7]。1958（昭和33）年、完全看護から基準看護に変わり、労働力として看護学生が評価されることはなくなった。

　1962（昭和37）年から看護婦等貸費生貸与補助金が出され、看護婦学校養成所学生670名、准看護婦学生660名に対して、前者は3,000円、後者は1,500円で貸与されることとなった。

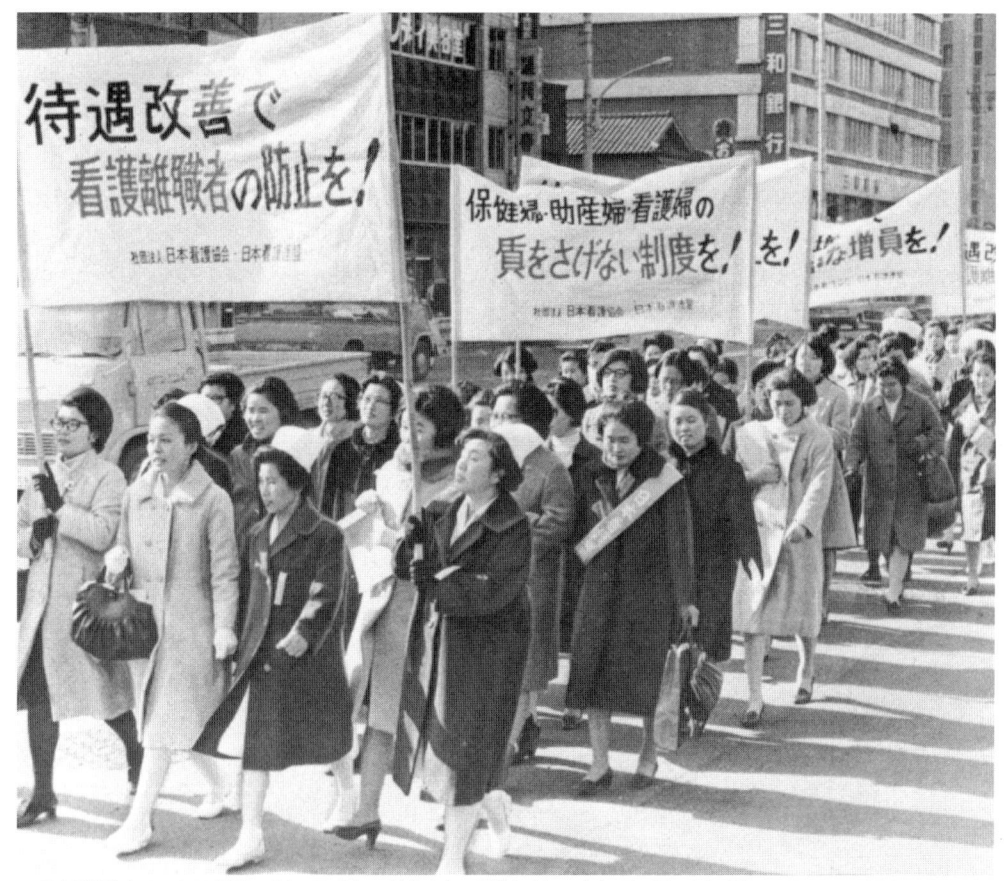

1　日本看護協会は、1969（昭和44）年1月「第1回健康を守る看護大会」を東京・霞ヶ関の久保講堂で開催した。看護職の人員増加、教育水準の向上、学校の増設、離職防止などの看護の問題を、全国からの署名活動で集めた89万名の署名簿を前に、首相官邸、厚生省、国会および各政党に陳情した。
　「看護問題」は国民の問題であり、国民の理解と協力によってこそ解決が期待されるものだという観点をはっきり打ち出した点で、この大会は意義深いものであった。以後、この大会を第1回として毎年「国民の健康を守る看護大会」を開催し、運動の幅と広がりを強めていった

2 GHQの医療労働に対する対応

　看護婦による労働運動は1899(明治32)年の日本赤十字社(以下、日赤)青森支部看護婦養成所生徒のストライキに始まり、1901(明治34)年、横浜の十全病院の看護婦のスト、1903(明治36)年の東京の巣鴨病院の看護婦のスト、1917(大正6)年の東京帝国大学附属看護法講習生サボタージュ、1919(大正8)年の京都市派遣看護婦賃上げ要求ストなどがあると言われる[8]。

　しかし、戦後、労働組合結成を奨励する中にあっても看護婦はそれほど積極的ではなかった。それは戦前からの忍従や奉仕の精神によって支えられた過酷な労働が、戦後は知識と技術を支えるものは精神であるとの教育が浸透し、看護婦が専門職である、天職であるなどと言われて、組織率の高いところでも看護婦の労働者意識は低かったと言われる。初期の医療労働運動が、労働者の労働条件の確保と向上という日常的な要求に乏しく、看護婦にとって、「民主化」や「軍国主義除去」といった政治的スローガンは、理解が困難であったことなども考えられる。

　「昭和20年日赤中央病院従業員組合の成立過程、10年史」[9]には「争議に背を向ける看護婦」のテーマで当時の様子が記述されており、「(前略)組合側のビラがはられていたが、『なぜあんなビラを剥さないんでしょう』『みっともないワ、争議なんて』『女がお金のことで騒ぐなんて悪いことです』と横目でにらんでいく若い看護婦が大多数であつた」という。

　戦後設立された日本赤十字社(以下、日赤)、国立病院・療養所の労働組合は、医療労働組合の中核的な存在であった。日赤は連合国軍最高司令官総司令部(General Headquarters Commander for the Allied Powers：GHQ/SCAP；以下、GHQ)の労働組合の結成奨励が出されてすぐに、炊事人の解雇反対を揚げて「日赤中央従業組合」を結成した。1946(昭和21)年3月には「全日本赤十字社従業員組合」(以下、全日赤)として支部病院も含む巨大組織に成長した。1946年5月9日、全日赤は日赤本社との間に労働協約を締結した上、経営協議会をもって経営にも関与しようとするなど[10]労働運動は急進的な高まりを見せた。

　医療労働組合の急進化に対し、公衆衛生福祉部部長C.F.サムスはどのように対処したのか。ここでは占領初期のサムスの医療労働政策について見てみよう。

　全日本国立医療労働組合(以下、全医労)および日赤その他組合の資料を見ると、同年5月29日、日赤に対し、サムス署名による文書(サムス文書、あるいはサムス声明とも呼ばれる)が公表された**(資料1)**[11]。

　しかし後日、この労働運動禁止令は、占領初期の民主化推進期にあって、労働組合が結成奨励され

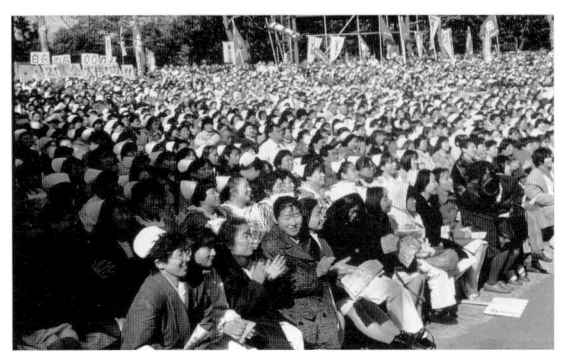

2　1990(平成2)年5月、東京・日比谷公園・野外音楽堂での医労連中央集会。3,000人以上の看護婦が集まった(医労連所蔵)

ていたことと、労働問題は労働課の管轄であったことから、サムスと労働課課長コーエンとの共同声明で撤回される(資料2)[12]。その後、アメリカの占領政策は民主化政策から反共政策の強化、いわゆる政治的逆コースをたどり、全面的に日本の労働運動、特にストライキは厳しく弾圧された。

資料1

進駐連合軍司令部公衆衛生福祉部
　　　　　赤十字中央病院ニ関スル会議(1946年5月19日)

右(上記)会議ニ出席セルモノ左(下記)ノ如シ
公衆衛生及び福祉部部長　：大佐クロフォード エフ・サムス
同副部長　　　　　　　　：大佐ジェー ユー・ウイーバア
同部看護婦課課長　　　　：グレース・アルト
同部米国赤十字代表　　　：ミセス キャサリン・セックススミス
日本赤十字社第一副部長　：公爵 島津　忠承

コレニ政治部長(ホイツトニー中将)トノ協議ニオイテ次ノ如ク政策ニ関シ意見一致シ今回ノ会議ニオイテ右ハ進駐連合軍最高司令部ノ政策トシテ、サムス大佐ヨリ伝達セラレタリ

1、労働組合或ハ其ノ他ノ組合タルヲ問ワズ如何ナル個人ノ集団タリトイエドモ政府或ハ私的団体ノ制御ヲ要求スルハ適当ナラズ、望マシカラズ、又、コレヲ許可セズ、
2、医師看護婦等ノ如キ職業集団ガ労働組合ヲ組織スルコトニ依リ自ラソノ品位ヲ落トスハ適当ト思料セラレズ、但シコレラノモノハ職業団体ヲ通ジテ其ノ希望スルコトヲ得ベシ、
3、予ハ各方面ヨリ赤十字社ニ於イテ或種ノ団体ガ同社ノ政策ヲ制御セント試ミタリト聞キ、特ニ同社中央病院及他ノ赤十字病院デ看護婦教育事業ニ付キ、論争干渉(不明)…アリト承知セリ。公衆衛生及福祉部ニ依リ保護セラレタル事業ニ干渉スルガ如キ行動ノ執ラザルハ最高司令部ノ希望ナリ
4、若シ(不明)…行動ノ継続セラルル限リ右ノ行動ノ責任者ハ連合軍当局ノ政策ニ反シ且ツ干渉スル行動ヲナスモノトシテ除去セラルベシ

　　　　　　　　　　　　　　　　　　大佐クロフォード エフ・サムス公衆衛生及福祉部長

資料2　翻訳

サムス大佐と労働課課長コーエンとの共同声明

1、1946年5月29日にサムスによって発表された混乱を招いた覚書は、司令部に認められたものではない。
2、医師、看護師と他の医療従事者は、自由に組合を組織することができる。また、労働組合に加入することができる。この権利は1945年12月21日に公布された労働組合法(Trade Union Law)によって保障される。
3、労働組合法に保障された保護は、労働者の労働条件や経済的な地位を高めるための目的で、労働者を主たる構成員として、労働者によって自主的に作られる。
4、主たる目的を、政治的、あるいは賃金や労働条件などの労働者の地位に直接関わる目的以外のものにしている組織は労働組合ではない。また、労働組合法の保護を受け得ない。このような組織は、他の適した法によって規制される。
5、同様に、合法的な労働組合の活動が定義された目的から逸脱した場合、労働組合法による保護を受け得ない。
6、組合として認められていない団体が力による強制(coercion)、脅迫(threat)、および恐喝(intimidation)を通じて赤十字、または公衆衛生福祉救済に貢献する組織を規制することは許されない。

セオドア・コーエン　　　　　　　　　　　　　　　　　　　　　クロフォード・サムス大佐
経済科学局労働課課長　　　　　　　　　　　　　　　　　　　　公衆衛生福祉局局長

3 占領後の看護労働
―法では守りきれなかった生活と労働

　1951(昭和26)年9月、サンフランシスコ平和条約が締結し、翌年4月28日条約が発効されて日本の占領は終結した。GHQは撤退し、日本は改めて独立国となり、看護についても占領軍の力なしに独自に体制を整備していくこととなった。

　1955(昭和30)年以前の病院で働く看護婦は宿舎を利用し、結婚する場合は仕事を辞めるのが当然のような状況であった。多くの病院で全寮制が敷かれ、そのような医療施設の看護職員である以上、地位の如何にかかわらず寮に居住することが義務とされた。一人夜勤の病棟での夜間救急事態の要員や、早朝から夜にかけての変則勤務、1週間続く夜勤の実施などが可能であったのも、全看護スタッフが独身で寮生活をしていたからに他ならない[13]。

　それに加えて総婦長の座談会[14]では、寄宿者が通勤者に配慮して早く帰してあげるなどの状況があり、通勤看護婦は3分の1が限界で、通勤者の距離を制限していること、結婚したら臨床看護は無理であると見ていることが話されている。

　そうした常識を破って数人のパイオニアが寮(宿舎)を出て結婚し、母親看護婦が次々に誕生した。1955(昭和30)年には病院初の保育所が設置され、1960(昭和35)年頃の医療闘争を契機として看護婦も人間である、結婚もしたい、子どもも産みたいという要求が噴出し、ようやく寮(宿舎)を出て、通勤するのが一般的になった[15]。

　しかし、病院設置の保育所はすべての職場に即座に設置されたわけではなく、保育所という1つのファシリティだけでは看護労働を守ることはできなかったし、医療統一闘争(病院スト)の後も看護婦の仕事と家庭の両立には厳しいものがあった。

　1960(昭和35)年の医療統一闘争が起こるに至った背景には、低賃金、完全看護の矛盾、寮(宿舎)問題、人材不足による過重労働、出産制限などがあった。病院ストは全国に波及したが、患者の医療には支障のないようにして行われたものであり、患者にも好意的に受け入れられた。

1) 看護婦と家族
(1) 妊娠制限事件
　1959年(昭和34年)8月、全医労に、国立高田病院における「看護婦の妊娠制限―輪番出産制」の不当を訴える投書が届いた[16]。同院では、「看護婦の妊娠は年に4人以内」という規則をつくり、3年に1度しか出産してはならないとしていた。

　全医労によると、この妊娠制限事件は、看護労働の実態が一般の人にも知られることとなり世論の非難を受ける一方、医療者の自覚を促し、1960年(昭和35年)の全国的な「病院スト」のひとつのきっかけとなったとしている。

　ここで、その後1984(昭和59)年に行われた実態調査から、さまざまな困難の中で看護婦がどのように仕事と家庭を維持してきたのか、いくつかの事例を紹介したい(事例の文章は筆者が簡潔に要約したものである)。

(2)「お母さん、今日だけは休んで」 Sさん(50歳　新潟県　看護婦長)[17]
　小学校低学年の娘が一晩中不眠で看病したのに熱が下がらず、食事も取れないない状態でぐったり

3 病院内の保育所開所式
（医労連所蔵）

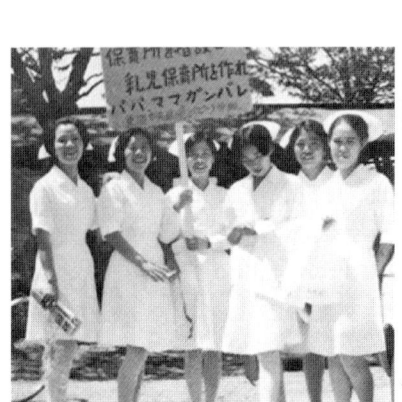

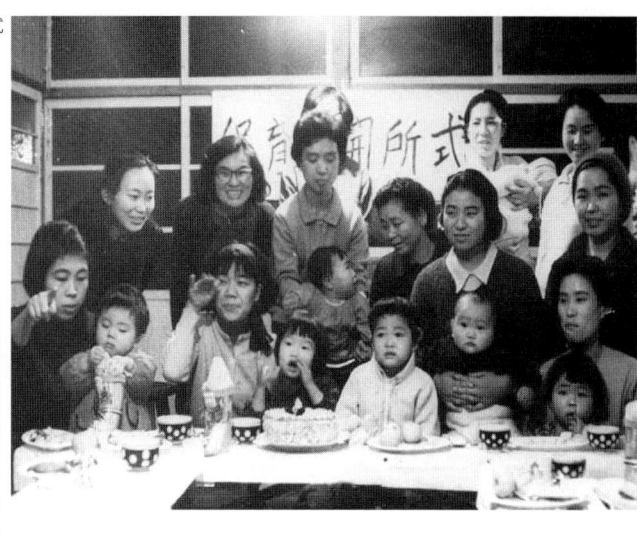

4 「乳児保育所を作れ　パパママ　ガンバレ」など
プラカードに掲げて、イザ行進！（医労連所蔵）

していた。「今日はお母さん、大事な会議があって休めないのよ」と突っぱねるようにして部屋を出て行くとき、娘は「お母さん、今日だけは休んで」と涙を流しながら懇願した。納得させるのに時間がかかったが、病気の娘を一人おいて自分も涙でグシャグシャになりながら玄関の鍵を閉めるときの、あの身を切られるような辛さは、今も脳裏に焼きついて離れません。

　日頃患者さんの看護に専念していても、自分の子どもの病気のときくらいは、傍にいてやりたいと願わずにはいられない。

(3) 子育てによって職場が気まずく　Nさん（34歳　北海道　看護婦）[18]

　一番大変だったのは、1年2カ月違いで2人目、3人目と生まれた後の2～3年でした。産休明けの公立保育所がないため、職場保育園と私立保育園の2箇所を朝、夕かけめぐり、夜勤ともなれば、日中はこまねずみのように家事をこなし、夕食、朝食を用意し、仕事前にすっかり疲れてしまう状態だった。毎日残業が7時くらいまであるスタッフと同様の仕事もできず、仲間の配慮で6時には保育所へ迎えに行っていましたが、「みんなに悪い」という気持ちと仲間と十分に交流する時間ももてず、次第に職場での人間関係が悪化し、苦痛の日々を送るようになった。とても大変で精一杯だった…という気持ちである。

(4) 「ボク何年も看護婦の息子している」　Sさん（49歳　福井県　看護部次長）[19]

　結婚歴27年の間には、家族の入院や熱のある子どもに後ろ髪を引かれながらの出勤もあり、もう辞めたい、もう辞めようと思ったことも何回かあった。長男が幼稚園の頃、ズックを汚したらしく、自分で洗って水が切れるように傾斜をつけて干してあった。母のするのを見よう見まねでしたのだろう。こんな積み重ねで自立心が育つのだと自分に言い聞かせた。あるときは次男がすり傷をつくって帰ってきて、救急箱をガタガタやっている。私がどれどれと近づくと「いいよ、ボク何年も看護婦の息子

しているんだぞ」という言葉が返ってきた。主人の姉妹にまで応援を求めることもあり、家族に不自由をかけることも多いが、仕事をもっていることで経済的にも精神的にも、潤いのある生活が得られているると思う。

2）准看護婦にとっての准看護婦制度問題－進学コース卒業生のたどった道

　1951（昭和26）年4月14日、厚生委員会草案を基に、法律第147号が可決、准看護婦制度は誕生した[20]。以降、日本看護協会は、看護の質を向上させる意図から准看護婦制度廃止に向けて政策活動を展開してきた。

　しかし、制度・政策論からは准看護婦自身が仕事を通して感じている、実体験としての制度問題は見えてこない。なぜ准看護婦自身も自分を規定している制度を廃止しようと考えたのか。さまざまな理由が考えられるが、特筆すべき点として、1つには、後輩に自分と同じ思いをさせたくないと考えたこと、2つには、准看護婦の教育だけでは十分な看護ができないと考えたからであり、そこには看護に対する崇高な思いがあったものと思われる。

　林は、准看護婦と准看護婦学生の制度廃止に対する度量の深さ、視点の広さ、卓見を歴史の中にきちんと残しておく必要があると述べている[21]。そこで、2つの事例を基に准看護婦の労働のあり方と准看護婦制度問題を掘り下げてみたい。

（1）Cさんの場合

　中学卒業後、ある開業医に住み込み、午前中は働き、午後准看護婦学校へ通うようになった。手術があると言っては学校を休ませられ、レセプトの時期にも休まなければならなかった。この医院のお礼奉公も20歳になるまでとの約束であったので、20歳になるまでと自分に言い聞かせて何とか我慢して勤めた。しかし、20歳になって申し出た退職も許されず、夜逃げ同様にして故郷に向かった。

（2）Kさんの場合

　准看護婦学校を卒業したKさんは、町の最も大きい個人病院に勤めた。そこでは、無資格者の婦長を筆頭に手の空いた看護婦は院長の家の畑を手伝うことが何の疑問もなく行われていた。国立M病院に転職し、ようやく充実した仕事に手応えを感じ、総婦長の勧めで、国立S病院で研修を行うことになった。ところが、彼女が准看護婦であると知るや、「准看の人が研修するんですか」「あなたがこの見学をして、どうなさるんですか」と思いもよらない言葉が返ってきたのである。

　准看護婦学校卒業当時、すでに卒業生が学校の附属病院に就職できない時期を迎えていたし、Kさん自身、准看護婦という認識がなかったわけではないが、自分自身がダメな人間だとのレッテルを貼られた気がした。

　以上のことから、占領期の民主改革の後も、就労意欲と能力があったとしても看護職の中には、労働基準法による労働者の権利も、保助看法の下での質の向上を目指した教育も受けられなかった人たちがいたことになる。准看護婦制度を廃止しなければならなかったもう1つの問題は、強制労働と言われても仕方のないような、人権を無視した労働の実態があったことを忘れてはならない。

2-4 高度成長期と看護婦不足

　昭和40年代、日本は高度経済成長とともに医療施設の拡充を進めたが、看護労働力の増強につながる効果的な対策は、ほとんど出されなかった。
　1968(昭和43)年、新潟県立病院で始まったニッパチ闘争(夜勤を月8日以内、2人以上の複数夜勤を要求する運動)は全国へ広まった。それでも、ほとんどの病院では夜勤回数は減らず、複数夜勤もままならず、看護婦不足は解消されなかった。こうした状況の中、厚生省が1969年(昭和44年)5月、高卒プラス1年の准看護婦養成案を検討していることが明らかになった。日本看護協会は具体案をもって対抗すべく、看護婦も准看護婦も名称をすべて「看護婦」として免許を1級、2級に分け、高卒をベースにする代替案を作成した[22]。しかし、高卒プラス1年の准看護婦養成案は翌年3月19日、佐藤栄作総理大臣から保健婦助産婦看護婦法改正案として提出され、衆議院社会労働委員会に付託されて審議が進められた[23]。改正の目的は、①これまで中学校卒業以上であった准看護婦の基礎学力の水準を高等学校卒業以上として資質を高め、教育期間を短縮して量的確保を図ること、②国、地方公共団体が法人に対して設置する養成施設に要する経費を補助するというものであった。
　衆議院での審議過程で箕輪委員は、「高卒一年の制度は、レベルダウンにつながるのではないかという心配が国民の一部の中にあります」[24]と指摘している。森まさ子参考人は、「准看教育をできるだけ近日中に廃止しまして、(中略)不足対策につきましては、看護婦の有資格者がやめていかないための対策を根本的に講じていただくということが必要ではないかと思われます」[25]と発言したが、法案は可決された。ところが、参議院では審議未了・廃案になった。廃案になった経緯について、金子光は、廃案にするために衆議院社会労働委員会の委員長にその旨の依頼をしておいたこと、審議を進める中で時間がなくなり審議未了廃案にされたと述べている[26]。当時の状況について清水嘉与子は以下のように述べている。

　参議院で議論して、もし通ればもう成立するところまでいっていた。そして衆議院で議論しているときにも、日本看護協会や、労働組合もみんな反対で、いつも詰めかけて行っていた。私もちょうど参議院に法律が回ってきたときに、東大から厚生省に移り、実際に参議院でどういう方向で審議されるかっていうことを、ずっと国会に見に行っていたが、その委員会が開かれても、その法案は全然かからない。つまり委員長がかけない。そのときには看護の代表はそこには誰もいなかった。そのうちに国会の終盤が来てしまって、流れちゃった。もし本当にいい法律だったらば、これは当然、継続審議になって、そのまま次の国会に出すっていうことがあるんだけれども、やっぱりみんなの反対もあったし、それから社会党の委員長[注1]がいたっていうことも大きかったと思う[27]。結局廃案になってしまった[28]。

　1978年(昭和53年)6月、第63回ILO(国際労働機関)総会では、「看護職員の雇用及び労働・生活条件に関する条約(149号)・勧告(157号)」が採択された。条約の第6条では労働条件が定められており、労働時間は8時間、超過勤務の場合は12時間を超えてはならないとされている。また、交代制勤務の

注1)当時の社会党の参議院社会労働委員会の委員長は、社会党の佐野芳雄(1903−1972)で、大正・昭和時代の労働運動家、政治家。

場合、次の勤務まで少なくとも継続12時間の休息期間を必要としている。労働環境を飛躍的に改善する同条約は、日本看護協会を先頭に批准に向けて活発な運動が行われた。日本看護協会は、ILO問題プロジェクトチームを設置し、同年11月には、「500万人署名」、衆参両院の外務委員会、社労委員会に陳情を行った。しかし、わが国では、未だ批准されていない。

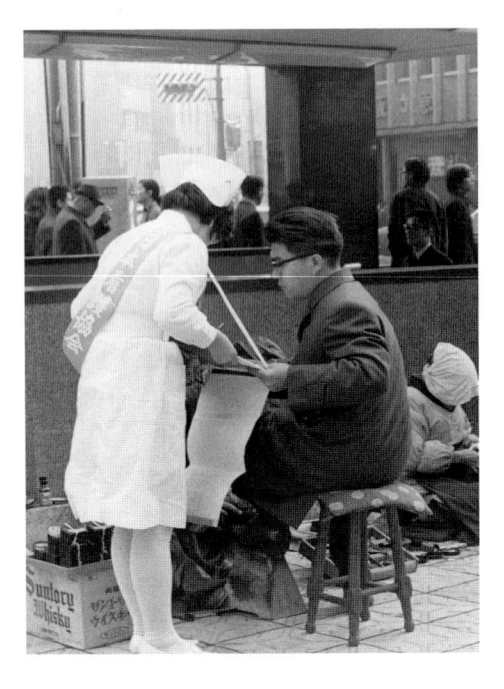

5 健康を守る看護大会の一環として、1968（昭和43）年12月から全国の主要都市で「看護職員の増員」「待遇改善」「看護制度の改悪反対」を叫んで一斉に街頭に進出。巷を行く社会の人々の理解を求め、署名を呼びかけ、全国で88万名の協力を得ることができた。翌年1月、厚生大臣宛にこの署名の山を運び込み、国民の声を伝えた

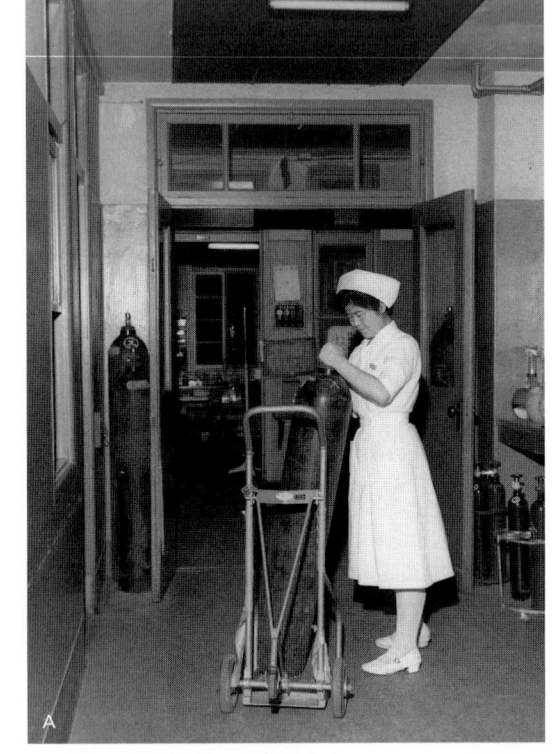

6 1960年代の深夜病棟勤務風景
　A 酸素ボンベの重さがひとしお身にしみる。夜間助手の欲しい看護労働
　B 夜勤婦長の巡視風景。一条の光が闇を切り裂いてわたる
　C 深夜、電気掃除機がうなる無菌の未熟児室。多岐にわたる深夜業務。この業務も看護の仕事の内か？　ふと疑問に思う風景

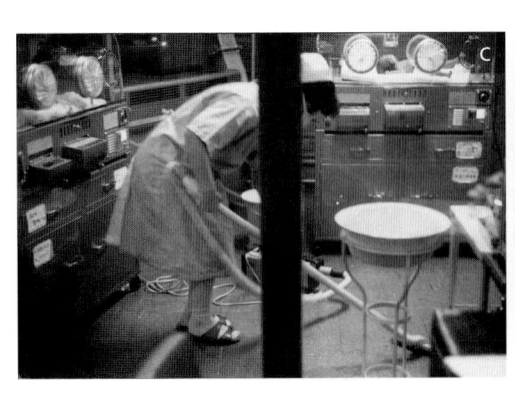

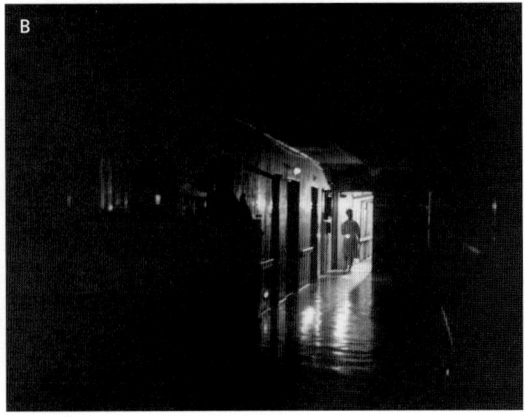

5 駆け込み増床と労働闘争

　1985年(昭和60年)に公布された改正医療法(第1次医療法改正)が2年後に施行された。各都道府県は、医療資源を有効に活用し、その適正な配置を図り良質な地域医療の体系的な整備を推進することを目的に、医療計画を策定することが決められた。

　医療計画により必要病床数(現行法では基準病床数)が規定されると、それ以降は経営者の自由裁量で病床数を勝手に増やすことができなくなり、法が施行される前の増床、いわゆる病院の「駆け込み増床」が1987(昭和62)年頃より社会問題となった。

　病床数は1984(昭和59)年、1985(昭和60)年の2万床台の増加から、1986(昭和61)年から1988(昭和63)年にかけては毎年約4万～5万床と一時的に大幅な増加を示した。病院看護職員は毎年2万5,000人前後の着実な伸びを示したにもかかわらず、医療の高度化等による看護職員の需要増に加えて、病床数が急激に伸びたため、これに対応しきれず看護職員の需給の逼迫を一層深刻なものとした。図1に見られるように、看護職数の順調な伸びに比して病床数は著しく増加した。

　これに伴って現場の看護職の労働条件が悪化し、日本医療労働組合連合会(以下、医労連)は労働条件の調査をする一方、看護婦闘争を開始した。1988年(昭和63年)5月、看護問題の社会的な世論化を図る目的で署名運動を開始し、7万6,635名の署名を集めた。同年11月7日～8日、看護婦の大幅増員・看護改善闘争を強化するために「患者・国民の看護を守り、看護婦の要求実現をめざす看護婦集会」を開催した。1989(平成元)年10月6日、賃金の大幅引き上げ、労働条件の改善を目的に白衣の輪行動

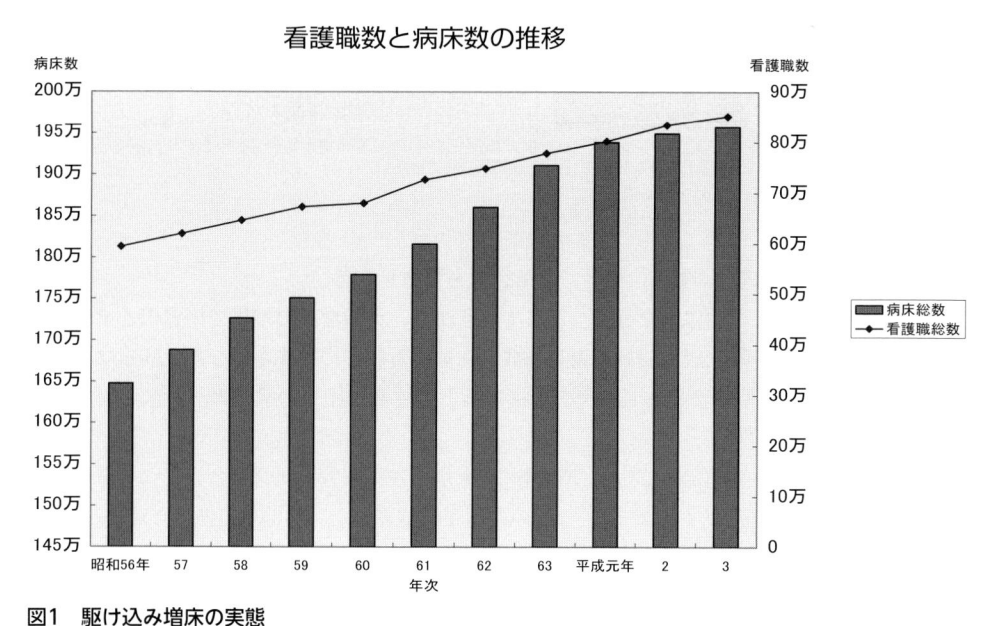

図1　駆け込み増床の実態

出典：厚生統計協会，国民衛生の動向 2002年，厚生統計協会，2002および厚生省健康政策局監修，平成2年 看護関係統計資料集，日本看護協会出版会，1990より作成

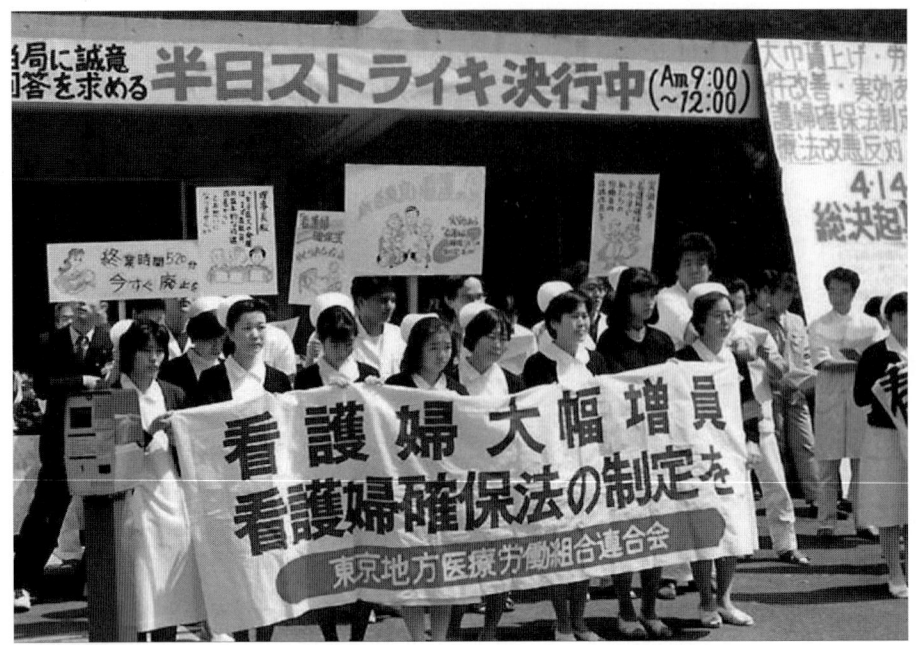

7 "看護婦確保のための法律の制定を求めて" 半日ストライキ風景。1991 (平成3) 年、東京女子医科大学病院にて (医労連所蔵)

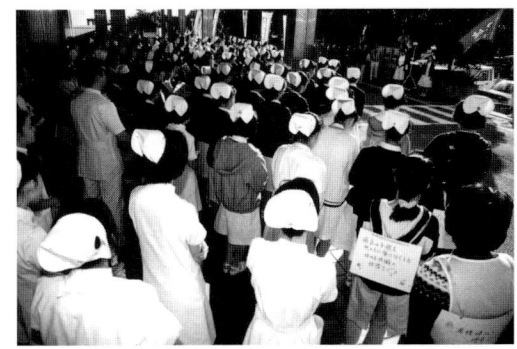

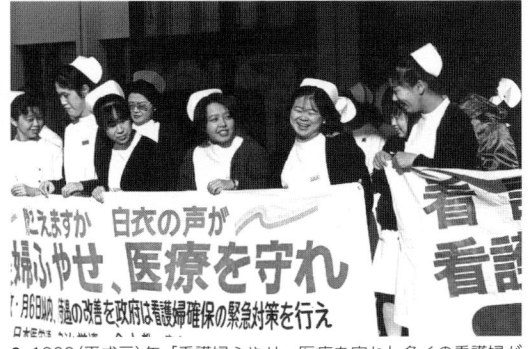

8 背中のプラカードには「病気の子供を他の人に預けなくとも休める休暇の保障を」。年次有給休暇の取得は、大きな課題だ (医労連所蔵)

9 1989 (平成元) 年「看護婦ふやせ、医療を守れ」多くの看護婦が参加！(医労連所蔵)

として愛知県、岡山県などで宣伝、署名、集会、デモ行進を実施した[29]。

　1990年度の医労連は「ナースウエーブ行動」として、北海道、大阪などの地域での宣伝とデモ行進を実施した。また、夜勤実態調査、『看護婦白書』作成、未加盟看護婦に対する呼びかけリーフの作成および看護婦ポスターによる宣伝が行われ、マスコミ対策として調査結果の公表とナースウエーブ行動のたびに記者会見を行った[30]。

　当時の新聞には、「看護婦さん1000人スト　増員要求/東京地方医療労働組合連合会」[31]、「看護婦さん21年ぶり決起、7万人、全国でストやデモ」[32]などの記事が掲載された。自治体に向けた運動として、福島では県議会会議を白衣姿で傍聴したり、大阪・高知では府議会へはがき運動として都道府県の看護婦需給計画の見直し、自治体の看護婦確保対策の充実を訴えた。また、同年5月30日の「看護婦中央総決起大会」では3,000名の看護婦を動員して集会を開き、各政党・関係官庁へのデモ行進と要請行動を行った[33]。

6 看護師等人材確保法の制定以降の看護労働

　1990(平成2)年8月、厚生省は「保健医療・福祉マンパワー対策本部」を設置し、1991(平成3)年3月、「保健医療・福祉マンパワー対策本部中間報告」を発表、1992(平成4)年6月、看護婦等の人材確保の促進に関する法律案は衆議院本会議で採択された。

　法の制定以降も医労連は「ナースウエーブ行動」を継続し、「看護婦110番」を11月5〜6日の2日間、44県・71カ所で行い、全国では1,102件の相談が寄せられた[34]。「看護婦110番」では准看護学生の「お礼奉公」、つまり准看護婦学校に通うことの前提として病院・診療所等が准看護婦に労働を義務づける実態が明らかになり、「お礼奉公」が社会問題となった。

　医労連による「98年夜勤実態調査」(1998年)[35]によれば、「月8回以内(夜勤)」が全国的基準になりつつあるものの、「看護婦等の人材確保の促進に関する法律(看護婦等人材確保法)・基本方針」から7年、人事院判定から33年経過しているのに、4人に1人が「月9回以上」の夜勤を行っている実態が明らかになった。

　中学校社会科の教科書『中学生の公民　日本の社会のしくみと世界』には、労働条件の改善を訴える看護婦の写真が掲載されている。同教科書は、「働く意思と能力があっても、働く機会が与えられなかったり、働く条件が悪かったりしたならば、人間らしいゆたかな生活を手に入れることはできません」[36]と述べている。

　医療の高度化、平均在院日数の短縮等の医療提供体制の変化に伴って看護業務の密度が高まる中、新卒看護職員の早期離職が明らかになってきた。2003(平成15)年の新卒看護職員の入職後1年以内の離職率は平均8.5％、入職後1年以内の離職が「増加する傾向にある」病院は18.6％という結果が公表された[37]。離職理由には、①基礎教育終了時点の能力と現場で求める能力とのギャップの大きさ、②現代の若者の精神的な未熟さなどが挙げられている。

　看護基礎教育と卒後研修のあり方については、「新たな看護のあり方に関する検討会報告書」(平成15年3月24日厚生労働省医政局)、「看護基礎教育の充実に関する検討会報告書」(平成19年4月16日厚生労働省医政局)、「看護基礎教育のあり方に関する懇談会」(平成20年1月18日〜厚生労働省医政局)等で検討されているが、新卒1年未満の看護職員にとっての再就職は、一般の看護職員以上にハードルが高く、キャリア形成に悪影響を及ぼすことは想像に難くない。

　以上の点から見ていくと、看護師等の人材確保の促進に関する法律は、直接的に現場の看護労働の改善までには至っていないことがうかがえ、再検討が必要な時期に来ているのではなかろうか。

　こうした状況の中、日本看護協会は、2007(平成19)年から看護職確保定着推進事業を開始し、「SAGASU SUPPORT BOOK　職場探しサポートブック」[38]を全国学生に配布すると同時に、看護管理者向けに「2008　SHOKUBA SUPPORT BOOK　職場づくりサポートブック」[39]を作成し、新卒者を含む全看護職員の就労支援に取り組んでいる。

　後者の「職場づくりサポートブック」にも一部含まれているが、2008年度からは働き続けられる職場づくりを目指した看護職のワーク・ライフ・バランスの実現を事業として稼働させている。多様な雇用形態の導入がよりスムーズになり、看護師のワーク・ライフ・バランスが一層推進されるよう期待したい。

2-7 超高齢社会と看護労働・人材確保の課題

　優秀な看護師の人材確保には、専門教育に3～4年、さらにOJT(On the Job Training)による継続教育も含めると、かなり長期間の投資が必要であることがわかる。さらに、個々の病院単位の問題としてではなく国単位での大量の人材確保となると、すぐに必要な人材を調達するのは難しく、中長期的な視点が必要となる。外国人看護師の導入は、公的には経済連携協定(EPA：Economic Partnership Agreement)によるが、これは人材確保を目的とせず、看護教育・日本語教育の問題、在宅分野の活動制限もあり、現状では国外の看護師による人材確保は困難である。また、看護師の活躍の場は拡大し、職場の選択肢は多様化しており、人材の動向を探るには経年的に職場単位のデータを見ていく必要がある。ここでは年次ごと年齢階級ごとの看護師就労動向を見ていくと同時に、超高齢社会が到来した現在、看護師人材確保のあり方を考えてみたい。

　2004(平成16)年頃までは25～29歳を頂点として鋭い山となって30歳以降急激に減少していたものが、2008(平成20)年には25～29歳よりも30～34歳が多くなり、35歳以降も緩やかな下降線となって中高年層も増加していることがわかる(図2)。この就労構造の変化の要因としては、前述したような古い伝統的な価値観が変容し結婚後も働くようになってきていること、経済成長や男女雇用機会均等法、ワーク・ライフ・バランス対策などの政策推進によって女性が働きやすい生活環境が拡大していることが考えられる。

　同様に准看護師就労者数を見ると、1982(昭和57)年には20～24歳を頂点として鋭い山を形成していたものが、2008年には20代30代は減り、40代、50代を中心とする就労構造となっており看護師とは全く異なっている(図3)。

　20代、30代の准看護師数減少は、准看護師養成所の減少、看護師への移行教育の推進、高校生等に対する看護教育啓発、高学歴化による受験者数の減少などの影響が考えられる。

　2006(平成18)年に高年齢者雇用安定法が改正され、病院等の事業所は、①定年を延長、②継続雇用、③定年制の廃止のいずれかの体制をつくらなければならなくなった。しかし、看護師・准看護師のいずれにしても、60歳以上は急激に減少しており制度改正の波及効果はまだ十分とは言えない。OECDによると、50歳という年齢は多くの国で労働力が下落し始める年齢[40]と言われており、定年になる前にセカンドキャリアの検討を始めること、すべての年齢層のワーク・ライフ・バランス対策を進めていくことが重要である。次に、就労場所から就労動向を見ていこう。

　2010(平成22)年度の年齢階級別場所別の看護師数では、圧倒的に病院で働く看護師が多く、年齢では25～29歳の若い人が多い(図4)。介護施設・事業所、福祉施設は病院に比較して人数が少ないのでこのグラフからは読み取れない。そこで、図4の介護施設・事業所、福祉施設だけを取り出したのが図5である。病院とは異なり、40代、50代が多くなっている。この図からは長い臨床経験と看護の技を持つ中高年看護師が、セカンドキャリアとして介護・福祉領域を選択している可能性が考えられる。現在、介護・福祉領域では病院以上に看護職の不足が問題となっている。2006年の介護施設における看護職員の離職率は介護老人福祉施設で23.9％、介護老人保健施設では18.9％で、病院よりも高くなっている[41]。ナースセンターのデータを分析すると、求人充足率は病院等を含めた全求人施設で平均7.5％で、介護老人保健施設、介護老人福祉施設ではそれぞれ1.9％、2.3％とかなり低い。ナースセンターの求人登録者が求人の紹介を受けた人数(紹介者数)に対して、実際に就職した人数を見ると、病

院の65～74％に対して介護保険施設は51～56％とマッチング率が低い[42]。介護保険施設における看護師の人材確保には、雇用のマッチング策を検討していくことが大切である。

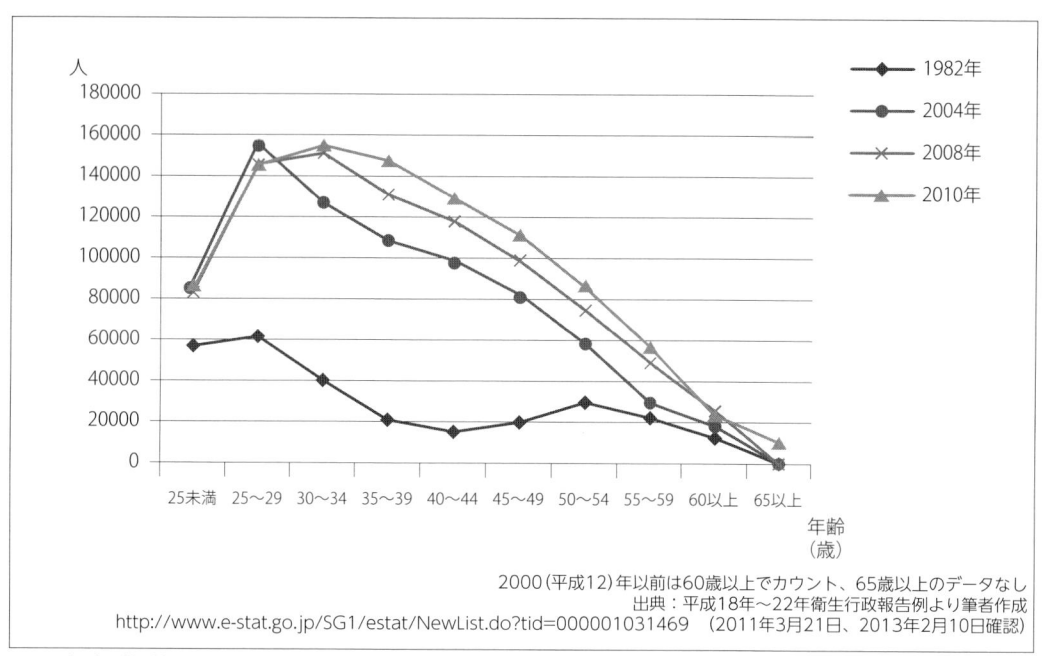

図2　年次別年齢階級別　看護師就労者数

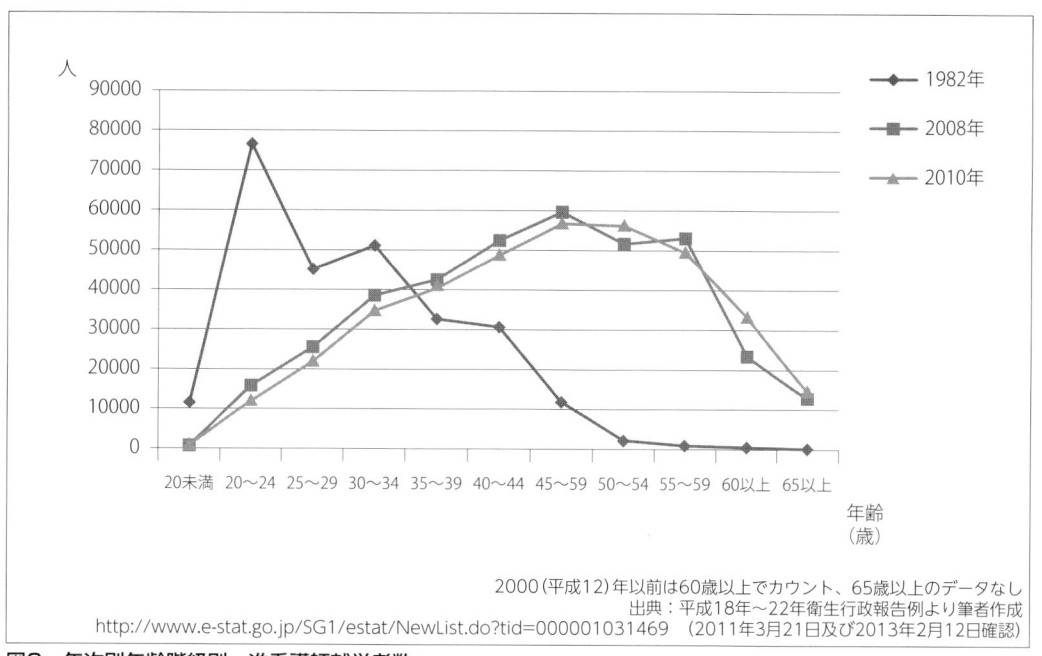

図3　年次別年齢階級別　准看護師就労者数

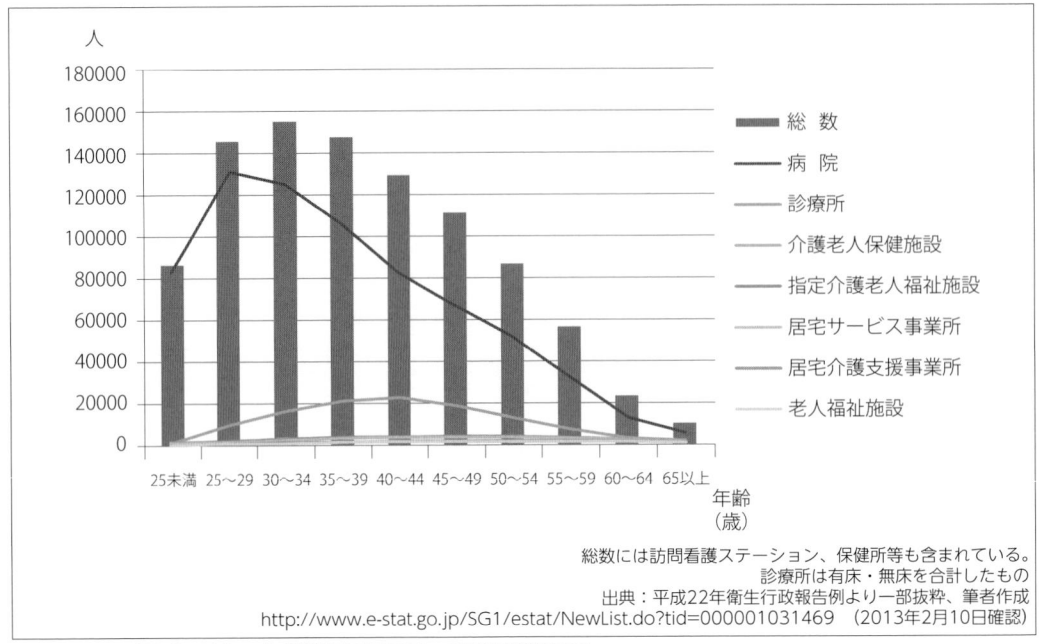

図4　2010(平成22)年　年齢階級別場所別　看護師就労者数

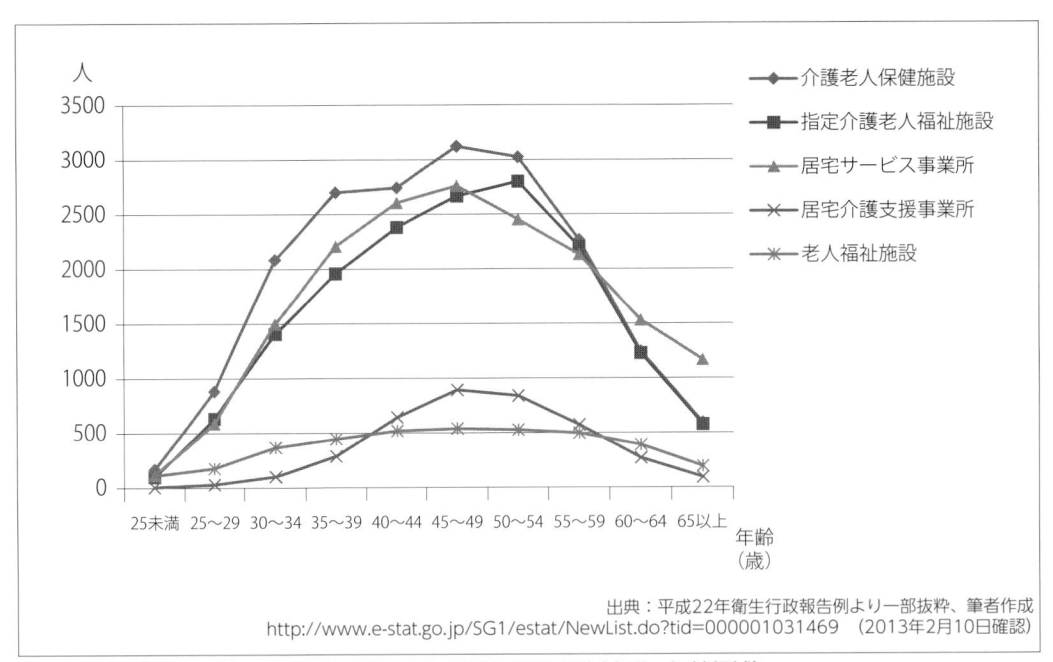

図5　2010(平成22)年　年齢階級別場所別　看護師就労者数(介護・福祉領域)

3 保健・医療制度と看護

執筆担当:草刈淳子／田村やよひ／矢野正子

3

1 看護行政組織の誕生
―国に「看護課」、地方に「看護係」

　1945年(昭和20)10月2日、連合国軍最高司令官総司令部(General Headquarters Supreme Commander for the Allied Powers：GHQ/SCAP；以下、GHQ)が設置された。本土については占領目的達成のために日本政府機構を利用する「間接統治方式」が採用されたが、沖縄については「直接統治方式」が採用され軍政部の統治下に置かれた。保健、医療、福祉、社会保障は、公衆衛生福祉部(Public Health and Welfare：PHW)のサムス(C.F.Sams)部長の指揮下に置かれた。1946(昭和21)年5月11日の「日本政府ノ健康及ビ厚生行政機構改正ニ関スル覚書」では、衛生局、医療局、予防局、社会局の4局の設置と、地方庁には衛生部と厚生部の2部を置くことが指示されたという。これに対して、厚生省は、同年11月5日官制の改正により、公衆保健局(調査課、保健課、栄養課)、医務局(医務課、薬務課、製薬課、病院課、療養課)、予防局(予防課、防疫課、検疫課)の3局を設置した。GHQは、「技術科学を根幹とする衛生行政を行なければならない」[1)]として、この3局長には技術官をあてることとしたという。医師であるサムス部長は、宣教師として韓国で活動歴のあるオルト(G.E.Alt)を看護課長に任命した。サムスは、アメリカのA級ライセンス相当の看護婦が日本には「バケツの水の中の1滴」[2)]ほどしかいない現状を憂い、看護教育の高度化を図り、看護職の自立を促した。

　戦前は産婆規則(1899〈明治32〉年)、看護婦規則(1915〈大正4〉年)、保健婦規則(1941〈昭和16〉年)と別々に規定されていたが、「看護は一つ」の理念の下に抜本的改善を図ることとなり、1946(昭和21)年末に三者を統合した短期大学以上の教育レベルの「保健師法」案がまとめられた。しかし、時期尚早として実現には至らず、看護婦等の資質の向上と統合の方向を盛り込んだ保健婦助産婦看護婦令が1947(昭和22)年7月、国民医療法の委任命令として公布された。その後、根拠法の国民医療法が1948(昭和23)年に廃止されたため、その内容は同年制定された保健婦助産婦看護婦法(1948〈昭和23〉年7月30日法律203号：以下、保助看法)に、そのまま引き継がれた。

　看護関係予算が厚生省内の各課から別々に出てくるため、オルト看護課長は、看護の窓口を1つにするよう強く要望した。急遽、各局から看護系職員が予算付きで集められ、新しい保健婦助産婦看護婦法の所管課として医務局看護課が1948(昭和23)年7月15日に設置された。当初事務的手続きのため、高田浩運医務課長が看護課長を兼務し、同年7月31日付けで看護職として初の看護課長となったのは、オルト看護課長の問い合わせに対しアメリカ・コロンビア大学のイザベル・スチュアート学部長が推薦した同大学院修了の保良せきであった。保良は恩師スチュアートに宛て、「私は多くの日本の看護職の中から看護課長に選ばれました。日本の長い衛生行政史の中で、女性が要職に就いたのはこれが初めてです。…」[3)]と手紙を書き、GHQの支援が大きいことを伝えている。

　保良は、東京慈恵会看護婦教育所の卒業生で、「日本の看護は世界の看護に100年遅れている！」[4)]として、何としてもこれを軌道に乗せるべく、夫も子どもも大阪に残しての単身赴任であった。GHQの支援もあって、看護婦等の資質向上、再教育、専門職能団体の設立と機関誌「看護」の創刊、看護職の都道府県免許から国家免許への移行等、精力的に体制整備がなされた。保良の在職は、オルト看護課長の本国への帰国などもあり、残念ながら1年11カ月と短期間で、1950(昭和25)年6月22日に3代目(看護職としては2代目)金子光看護課長が誕生した。金子は、戦前の1941(昭和16)年から厚生省技手として在職し、1946(昭和21)年には公衆保健局保健課にいた関係で、早くよりオルト看護課長に同伴して日本各地を視察し、国民の健康と看護の実態把握に努めていた。

厚生省看護課の組織図　1950年1月1日

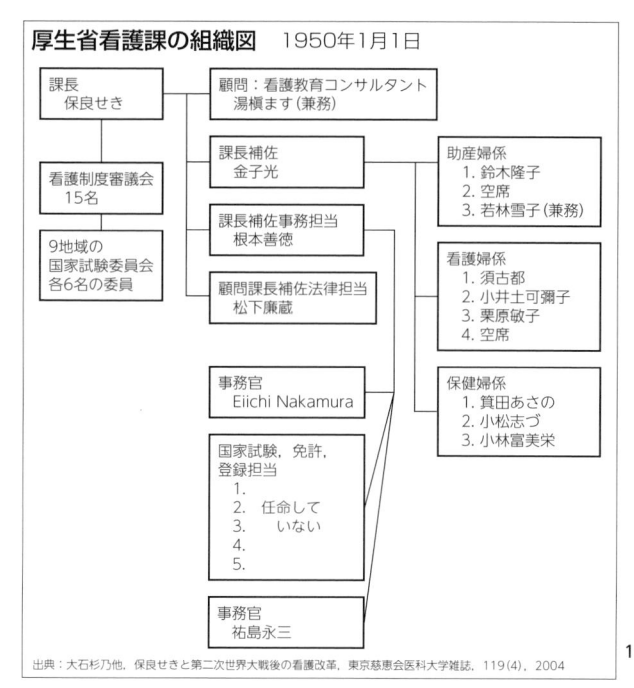

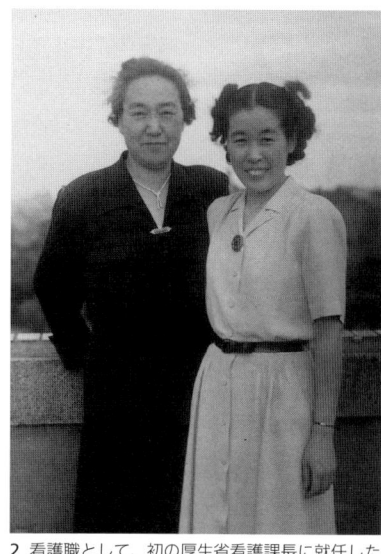

- 課長　保良せき
  - 顧問：看護教育コンサルタント　湯槇ます（兼務）
  - 看護制度審議会　15名
  - 9地域の国家試験委員会　各6名の委員
  - 課長補佐　金子光
    - 助産婦係
      1. 鈴木隆子
      2. 空席
      3. 若林雪子（兼務）
    - 看護婦係
      1. 須古都
      2. 小井土可彌子
      3. 栗原敏子
      4. 空席
    - 保健婦係
      1. 箕田あさの
      2. 小松志づ
      3. 小林富美栄
  - 課長補佐事務担当　根本善徳
  - 顧問課長補佐法律担当　松下廉蔵
  - 事務官　Eiichi Nakamura
    - 国家試験, 免許, 登録担当
      1.
      2. 任命していない
      3.
      4.
      5.
  - 事務官　祐島永三

出典：大石杉乃他，保良せきと第二次世界大戦後の看護改革，東京慈恵会医科大学雑誌，119(4)，2004

2　看護職として、初の厚生省看護課長に就任した保良せき（左）と同課長補佐の金子光（右）

1　1948（昭和23）年7月に設置された厚生省看護課の組織図（1950〈昭和25〉年当時の職員）

1）看護課による看護行政の始まり

　厚生省医務局看護課の設置に先立ち、1947（昭和22）年11月4日の埼玉県を皮切りに、三重、茨城、翌1948（昭和23）年1月には群馬、4月大阪・大分、5月熊本、6月東京・愛知、そして7月1日付けで山形の10都府県の衛生部医務課内に「看護係」が置かれ、看護係長が誕生した[5]。ここに、初めて国から地方への衛生行政上の看護組織が樹立され、「看護職による看護行政」が始動した。当時、各県の看護係長には女傑が多く、新たなモデル保健所（4課17係）を足場に、保健婦らにより住民の命と健康を守るための公衆衛生活動が活発になされた。全国9ブロックの地方軍政チームの衛生将校、衛生監視員、保健婦、獣医、福祉担当その他の保健福祉専門スタッフによる技術的監視業務は、GHQの公衆衛生福祉部の所管となった。各ブロックの看護指導官は各地方の看護業務の指導にあたっていたが、ワニタ・ワタワース（Juanita Watterworth）による高知県の保健婦の「駐在制」は特記される。

　1951（昭和26）年9月のサンフランシスコ平和条約の締結により日本が独立し、翌1952（昭和27）年4月にGHQが去った後は外圧がなくなり、戦前の思想が頭をもたげ始めた。1956（昭和31）年、行政機構の「1局1課削減」の中で、「看護課」は歯科衛生課とともに「医事課」に統合された。看護課長から「参事官」となった金子は、誕生して間もない行政の中の看護の無力さを嘆き、「例えどんなに道が険しくとも誰かがやらなければ」[6]と、看護職による看護行政の推進を誓った。

　1960年（昭和35）7月、初の人事院上級職試験採用の大卒看護婦として草刈淳子が専門科目の面接を受けたのは金子参事官であった。金子は、医事課看護参事官の職[注1]を永野貞に託し、同年10月に東京大学医学部衛生看護学科助教授に就任した。1960年（昭和35）夏に勃発した「病院スト」の最中には看護課は存在せず、看護課が復活したのは病院ストがほぼ終焉した1963年（昭和38年）4月であった。

注1）看護課の設置と廃止・再設置に伴い、1948（昭和23）年7月31日～1956（昭和31）年3月31日は「看護課長」、同年4月1日～1963（昭和38）年3月31日は「医事課看護参事官」、同年4月1日以降は「看護課長」である。しかし所属は開設当初の「医務局」から1984（昭和59）年の「健康政策局」へ、さらに2000（平成12）年度の省庁再編に伴い「厚生労働省医政局看護課」となって現在に至る。

3-2 看護制度のこれまでの重要な改革

　GHQの指導による看護制度づくりが終了するや否や、国会議員を中心として日本の実情に合わせるべく看護制度の改変の動きが始まった。最初の改革は、1951（昭和26）年4月の甲種看護婦・乙種看護婦の廃止と准看護婦制度の創設であった。

　乙種看護婦は、「急性かつ重症の傷病者またはじょく婦の療養上の世話」を制限されていたことから、看護婦、准看護婦の制度に変更して両者とも同じ患者を看護できるようにしたのである。この改革には当時、厚生省看護課長であった金子光は大いに反対したが、議員立法による法改正であったため阻止することはできなかった。1971（昭和46）年には、女子の高校進学率が急速に高まったことと看護婦不足を背景に、アメリカの高卒1年のLPN(Licensed Practical Nurse)にならって准看護婦の教育を中卒2年から「高卒1年」に変更する法案が厚生省から提案されたが、日本看護協会および看護系国会議員の強い反対で審議未了、廃案になるという出来事もあった。

　准看護婦制度については、制度創設後12年を経た頃から、繰り返し厚生省の検討会などで問題視されている。1963（昭和38）年の医療制度調査会の最終答申で、「医療の概念」と「看護の概念」が明らかにされたことにより、看護教育の大学教育を推進する方向性が示されるとともに、准看護婦教育は「合理的なものではない。根本的に再検討が必要」とされた。1973（昭和48）年の看護制度の改善に関する報告においては「制度の存続には無理がある。できるだけ早く看護婦教育施設に転換すべき」とされたが、1987（昭和62）年の看護制度検討会報告書においては、制度の廃止と存続の両論併記となり、制度改変の困難さを浮き彫りにしている。その後、1995（平成6）年の少子・高齢社会看護問題検討会では「全国的な調査をもとに検討すべき」とされ、これを受けて1995（平成7）年から1996（平成8）年にかけて准看護婦問題調査検討会が開催された。その結論は、「21世紀初頭の早い段階を目途に、看護婦養成制度の統合に努める」とされた。しかし、日本医師会の反対により制度の廃止はむろんのこと、教育の停止すら未だに実現されていない。

1) 専門職にふさわしい保助看法へ改正

　看護の発展、社会の変化に伴い、保助看法を専門職にふさわしい法律に整えるという動きも出てきた。最初の取り組みは、女性のみの職業から男性の参入を可能にするものであり、1968（昭和43）年に「看護人」から「看護士」へ、1993（平成5）年には「保健士」が誕生した。

　2001（平成13）年6月、「障害者にかかる欠格条項等の適正化を図るための医師法等の一部改正の法律」により、保助看法の相対的欠格条項に規定されていた「素行の著しく不良な者」と「伝染性の疾病にかかっている者」とが削除された。これらはいずれも1915（大正4）年の看護婦規則に規定されて以来存続していた条文であったが、85年ぶりに削除されたのであった。また同時に、保健婦、看護婦、准看護婦に守秘義務の規定が整備された。助産婦には独立開業権を有することからすでに刑法134条に秘密漏示の罪が規定されているため、保助看法には規定されていない。

　2001（平成13）年12月には、「保健婦助産婦看護婦法の一部を改正する法律」が成立し、法律名称も「保健師助産師看護師法」となった。この改正により、性別によって資格名称が異なる状態がなくなり、より専門職にふさわしい名称となり、さらに男女共同参画社会基本法（1999〈平成11〉年成立）の理念の実現にも役立つという目的にかなうものとなった。

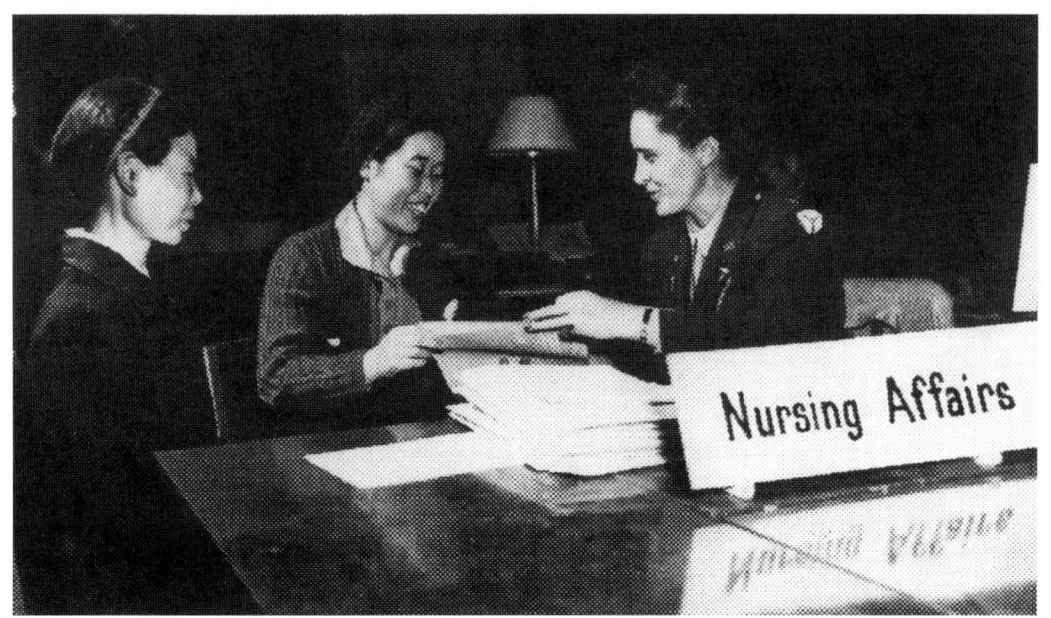

3 GHQ公衆衛生福祉部オルト看護課長(右)と打ち合わせする井上なつゑ初代日本看護協会理事長(左)、金子光(中) (出典:金子光編著,初期の看護行政―看護の灯たかくかかげて,日本看護協会出版会,p4, 1992)

　ところで、「師」と「士」の使い分けについては、両者とも専門職を指しているが、看護界では法律ですでに「士」は男性としていたことから、両性を表すのに適切なのは「師」であるという参議院法制局の判断があったとされる。この改正に伴って、地域によっては医師、歯科医師、薬剤師などと「四師会」が組織されるなど、副次的な変化も現れてきている。

　2006(平成18)年の大規模な医療制度改革においては、国民への適切な医療に関する情報提供を推進するという目的の下、保健師、助産師、看護師、准看護師の名称を保護するための名称独占の規定が新設された。また、保健師、助産師の免許登録に際し、それぞれの国家試験合格と同時に看護師国家試験合格が求められることとなり、3職種の関係が明確にされた。さらに、行政処分に関しても、医師、歯科医師とほぼ同様の改正を行い、処分類型に戒告を加えるとともに、業務停止の期間は3年とする、戒告と業務停止の被処分者は再教育を受ける義務が創設された。

　2009(平成21)年には、日本看護協会の強い要請を受けて、議員立法により「保健師助産師看護師国家試験受験資格の改正」および「臨床研修の努力義務」が新たに制度化された。保健師、助産師の受験資格は、従来の6カ月以上の教育が1年以上に延長された。看護師では第21条1項に「学校教育法に基づく大学において看護師になるのに必要な学科を修めて卒業した者」が新たに規定された。これらの改正の背景には、急速な看護系大学の増設があり、保健師、助産師の教育は大学院教育に移行することが期待されている。臨床研修の努力義務化の背景としては、医療安全体制の強化等に伴い、学生の実習内容が制限され、結果として、新卒看護師の臨床能力の低下が問題視されているという実態があった。

　医科学の進歩や社会経済の伸展に伴い、国民の意識が変化し、これらに対応する形で看護教育や看護業務も日々変化、発展しているので、今後も看護職の拡大する役割と責任を明確にし保助看法を時代とともに改正して、看護師等の質の向上を果たし、結果として、安全で質の高い看護サービスを国民に提供していくことを保障していかねばならない。

3 看護師不足と人材確保法の制定

　わが国の看護管理・看護行政の歴史は、看護師不足との戦いの歴史でもあった。前述の准看護師制度が創設された背景も、高卒3年の教育を受けた看護師が不足していたからに他ならない。その後も、戦後の復興、経済の高度成長、国民皆保険制度の整備等に伴い、医療施設、病床数ともに急増したが、看護職員は必ずしもこれに比例して増加しなかったことから、「看護師不足」は常に問題となっていた。

　看護師不足が社会問題化したのは、いわゆる60年安保闘争の年でもある1960(昭和35)年11月に始まった東京地方医療労働組合連合会(東京医労連)による病院ストライキである。このストライキは当時「無賃ガール(ナイチン)」と呼ばれた看護職員の待遇改善を要求して全国に波及したが、その背景には医療保険制度の大きな変更があった。

　特に、1958(昭和33)年10月に行われた診療報酬改定により、1950(昭和25)年以来の「完全看護」が廃止されて「基準看護」が実施されるなど、国民皆保険制度施行に向けた医療保険制度の変革があった。しかし、2年間の移行措置が認められなくなったことにより、基準看護の承認を受けるには、看護師5：准看護師3：看護助手2の割合で看護要員の確保が必要とされた。当時は看護師の絶対的な量的不足により基準看護の承認が受けられない病院も多く、また、看護職員の長時間労働と低賃金が常態化していたことがストライキの引き金になったのである。しかし、「よい看護をするためにはよい労働条件を！」のスローガンに見られるように、看護職員が労働者としての権利とともに専門職としての責務に目覚める契機ともなり、看護管理の上でも重要な出来事であったと言えよう。

1)「看護の日」と人材確保法の制定

　国の医療に関する政策の変更が看護師不足を増長させる大きな要因であることは、2度目の看護師不足が社会問題化した1990(平成2)年から1992(平成4)年の時期にも見てとれる。この不足は1985(昭和60)年の第一次医療法改正により、都道府県に二次医療圏の設定が義務化され、医療計画に基づく病床規制が実施されるようになったことに起因している。病床規制が実施されるまでの期間に、病院設置者は急拠、病床数を増加させた。いわゆる「駆け込み増床」である。看護師の引き抜きが各地で起こった。社会全体はバブル経済の真只中にあり、看護師であっても夜勤がない他産業に勤務する者も多かったことから不足は深刻であった。その上、看護職は「危険、汚い、きつい」という3Kの職業として、しばしばネガティブなメッセージで報道され、看護職員の離職がますます進むという悪循環の状況が生まれた。また、この看護師不足の特徴は、従来からの単なる「量的不足」ではなく、1995(平成7)年に制度化された特定機能病院や療養型病床群に見られる病院機能が分化する中で生起しており、特に急速な医療の高度化、患者の高齢化に伴う急性期医療の場で求められる質の高い看護師の不足、つまり新たな「質的不足」でもあった。

　こうした状況に対応するため、厚生省は中島みち、吉武輝子、日野原重明らの呼びかけに応じて1991(平成3)年、「看護の心をみんなの心に」をキャッチフレーズとして国民が看護について考える「看護の日」を制定した。また、1992(平成4)年6月には「看護婦等の人材確保の促進に関する法律」が成立、12月には「看護婦等の確保を促進するための基本的な指針」が文部・厚生・労働3省大臣の告示として策定された。この基本指針は、看護師等の養成、処遇の改善、資質の向上、就業の促進等に関する事項を定め、その後の看護職員確保対策の推進にとって大きなよりどころとなった。中でも養成

に関しては、看護系大学・大学院の整備充実の方向性を明確に示し、1991(平成3)年、自治省(現総務省)の看護教育大学化への財政措置が高齢者保健医療推進十カ年戦略(通称ゴールドプラン)の対応として始まったこともあり、その後の看護系大学の急増に拍車をかけた。

政府は、「看護の日」制定後の1993(平成5)年1月、初めて『看護に関する世論調査』(総理府・内閣総理大臣官房広報室)を発表した。それによれば「看護に対するイメージ」は、調査対象の72%が病院などで病人やけが人の世話をする人とし、看護師のイメージは、約3分の2が「優しい、温かい、親切」、約半数が「頼りになる、責任感がある」としていた。なお、「看護の日」について、「見たり聞いたりしたことがある」は17%弱で、81%強の人が「知らない」としていた。

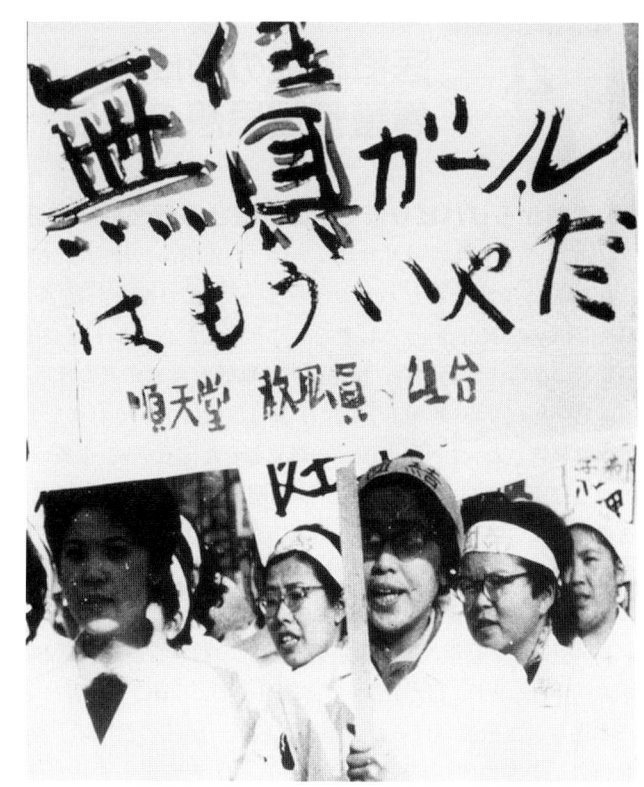

4 スローガン「無賃ガールはもういやだ」(医労連所蔵)

看護師確保に関する国の計画としては、1974(昭和49)年に「看護婦需給計画」(5カ年)が初めて策定された。以後、5年から10年の計画・見通しが順次策定されているが、2010(平成22)年末には、都道府県による医療施設等の需要調査を基にした「第七次看護職員需給見通し」(平成23年～27年)が策定された。これらの結果、第三次看護職員需給見通しでは1991(平成3)年の就業者は85万人であったが、20年後の2011(平成23)年には約1.8倍の150万人に増加している。

このように就業者数は毎年増加してはいるが、臨床現場の不足感は克服されていない。その理由は、平均在院日数の短縮化に伴う業務の煩雑化や医療の高度化、高齢患者の増加など看護の必要度が増してきていること、組織横断的に活動する専門看護師・認定看護師、リスクマネジャーやCRC(Clinical Research Cordinator：治験コーディネーター)、退院調整・地域連携、診療報酬上の看護サービスに対する経済評価の新設など、看護師の業務が拡大していることなどに起因している。

2)「7対1看護」導入による看護師不足

3度目の看護師不足は、2006(平成18)年の診療報酬改定によって顕在化した。この直接の原因は看護界の念願であった手厚い看護配置である7対1看護の導入による。10対1に比べ相対的に高額な入院基本料が得られることから、急性期病院に限らず7対1を目指す動きが広がったためである。2008(平成20)年からは看護必要度が導入され、適正化が図られることとなった。

今後、少子化の進行に伴い、看護職員の確保の重点は、以前のような若年者の新規参入の増加は期待できず、人材育成のためのキャリア開発とともに離職の防止や再就職しやすい環境(短時間、夜勤専従などの多様な勤務形態の導入等)の整備など、有資格者の看護職定着への対応へと移ってきている。

4 医療組織の形成と看護管理思想の発展

1）予防からリハビリまで含む「総合保健医療・看護」の普及

　GHQの公衆衛生福祉部長サムスは、わが国の伝統的な医師中心の「医療＝治療」の医療思想を大きく変革し、予防からリハビリテーションまでを含む総合保健（包括）医療・看護（Comprehensive Medicine & Nursing）として幅広くとらえた。オルト看護課長はこの新しい保健医療思想の下に、看護婦等の指導者の再教育、現任教育、基礎教育の充実に着手した。

　敗戦の年（1945〈昭和20〉年）の12月1日付けで、それまでの陸・海軍病院および傷痍軍人病院は、厚生省に移管され、すべての国民を対象とした国立病院・療養所として再編された。国立東京第一病院（現国立国際医療センター）ではモデル病院として、GHQのミス・カールソンとミス・ハーターらにより、看護職員に「病院のあり方」「労働の進め方」「看護婦再教育」などが指導された。その内容は、当時病院課にいた大森文子技官の他3名の婦長のノートから抄録を作成、『国立病院療養所看護婦長講義教本』として1946（昭和21）年9月にまとめられた[7]。

　1948（昭和23）年、国立東京第一病院の初代看護婦監督（昭和25年より総看護婦長）となったのは日本赤十字社（以下、日赤）出身の吉田浪子で、GHQの指導により、院長・事務長・総婦長は病院管理の三本柱として位置づけられ、国立東京第一病院の敷地の一角に設置された国の「病院管理研修所」において、全国の国立病院・療養所の院長・事務長・総婦長を対象に病院管理の研修がなされた。長年にわたり、わが国の医療が開業医中心で発達してきたことを考える時、戦後医療組織改革の大きな第一歩となった。

　1949（昭和24）年12月に厚生省国立病院課長名で出された総婦長に関する通牒には、「真に人格、技量、統率力において看護婦の指導者たるにふさわしい人材の選考に意を用いられたく…」と、慎重に人選するよう通知している。翌1950（昭和25）年9月には適任者が得られなかった数カ所を残したまま、わが国初の「総婦長制度」が発足した[8]。

　すでに敗戦の翌年（1946（昭和21）年）の10月には、看護職のための専門誌として、「看護学雑誌」が現医学書院から発行され、創刊号に「アメリカのナーシングについて」、続く2・3号には、看護教育担当のメリー・T.コリンズの「監督について」など、看護組織や管理のあり方について詳細にその基本が述べられている。

　「監督の目的は、一人一人の能力を活かすことです」「監督は、監督者と被監督者との間の教育的、助言的関係であるべき」とし、また、「監督となるべき人は、よき公衆衛生施設で数ヶ月間ナーシングの経験を持つべき」など、今日においても通用する管理の神髄を指摘している。1949（昭和24）年『病院婦長学』が訳出され、オルト課長は序文で「日本の看護婦の誰かがご自分の経験を生かして本を書かれる迄は、この本がお役に立つでしょう」と述べている。英語の辞書に用いられる純白の薄手の紙に印刷された本の見開きには、「日本の看護婦さん達に良い本を安く届ける為に米国赤十字社の寄付によってできたものです」と書かれている。終戦当時、教科書が灰色のザラ紙であったことを思えば、占領国とはいえ温かな心遣いがその言葉を通して通ってくる思いである。しかし、『病院婦長学』として最初に入ったため、日本の看護職の中には未だに「看護管理は婦長以上の者のする仕事」といった誤った考えが生じてしまった嫌いがある。なお、1949（昭和24）年に『病院看護業務指針』が厚生省医務局病院課により作成され、看護課から出された。

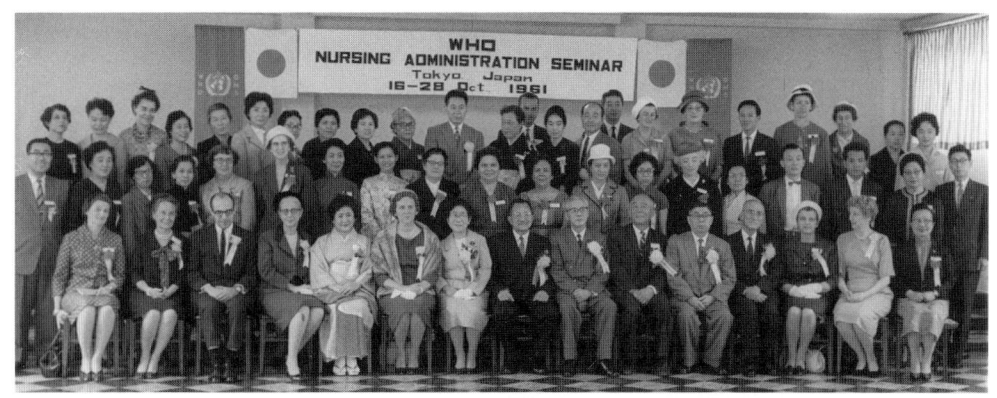

5 1961(昭和36)年10月、日本で初めて開催されたWHO西太平洋地域事務局主催の「看護管理ゼミナール」
聖路加看護短期大学を会場に13カ国から29名が参加、日本代表は8名。その他に国際機関から2名、WHO事務局および顧問団9名という多彩な顔ぶれ。写真は出席者全員の記念写真。写真中央男性は東龍太郎東京都知事、左隣は林塩日本看護協会長、左一人おいて和服姿は、永野貞第2代医事課看護参事官(後に看護職としての第3代看護課長となる)。最後列左端は担当の小林冨美栄係長、中央は湯槇ます代表、右端は草刈淳子(小林の下で日本側英文資料作成に従事)

　1958(昭和33)年10月、社会保険における標準的入院サービスの一環として、基準看護制度が導入され、承認基準として「病棟」概念が示され、病棟管理が2交代制から3交代制(8時間労働)に、また看護記録や管理日誌等の記録を通して看護管理概念が根づいてきた。

　1960(昭和35)年、WHOヨーロッパ地域事務局が1949(昭和24)年にまとめた『看護管理の原則』(ゴダード著)が、当時厚生省の小林冨美栄保健婦係長により訳出された。これは、20世紀に入ってのヨーロッパ・アメリカでの経営管理学の理論を看護サービスに応用した「看護管理論」とも言うべきもので、今日にも通じるものである。その目次には、「病院における看護管理」、「公衆衛生における看護管理」と並列に書かれており、「看護管理」が病院内に留まらず地域にも適用されている。

　1961(昭和36)年、WHO西太平洋地域事務局主催の初の国際会議「看護管理ゼミナール」が日本で開催された。当時の聖路加看護短期大学で13カ国からの看護行政官、看護教育者、看護部長などが討議をするにあたって、「看護管理の定義」が初めて示された。その定義においては幅広い管理の機能が述べられており、「病院」という言葉はどこにもない。事実、1955(昭和30)年にメヂカルフレンド社が創刊した月刊雑誌「婦長」の副題には、「総婦長、病棟婦長、主任、及び保健所婦長の総合雑誌」とあるのを見れば、初期の考えが正しかったことが知れる。しかし、この雑誌は、あまりに時代を先取りしたため、翌1956(昭和31)年には廃刊となり、わずか2年の短命に終わった。

　一方、公衆衛生面では、終戦直後の赤痢や発疹チフス、結核などの伝染病が主な疾病であった時代に、地域の保健所保健婦や市町村国保保健婦が予防接種や家庭訪問を通してその蔓延を阻止した。戦後の貧しい生活の安定のため、助産婦が受胎調節指導員として産児制限などを指導したり、農村保健婦や開拓保健婦が食塩半減運動など、人々の暮らしの中から健康問題に取り組んでいった。

2) 日本医療の組織改革：病院ストがもたらしたもの

　1956(昭和31)年に経済白書が「もはや戦後ではない」と発表した頃、終戦後結核などの伝染病撲滅で華々しかった保健所を中心とする公衆衛生活動は衰退の兆しを見せ始めた。他方、戦前からの大学病院や、戦後、陸海軍病院などから転換した国立病院・療養所などにおける経営管理の「中央化理論」の導入(1955〈昭和30〉年)後、特に昭和40年代の日本の高度経済成長期に入って、一斉に病院建築ラッシュとなった。この背景には、1961(昭和36)年4月からの国民皆保険制度により、「いつでも、どこでも、誰でも良い医療」を受ける権利が明らかにされたこともあるが、看護婦不足が原因で起こっ

た1960(昭和35)年夏からの病院ストの影響が大であることが指摘される。

　病院ストが全国的に拡大の一途をたどった1960(昭和35)年12月、厚生大臣の諮問機関として「病院経営管理改善懇談会」が設置され、翌1961(昭和36)年8月に、その報告書「病院経営管理改善指標」が示された。診療所の拡大によって成長してきた日本の病院は、初めて経営管理の観点から全般的な組織運営について、当時の組織論の人間関係論(ヒューマンリレーション)から見直しが迫られ、ここに初めて封建的な日本の医療の実態が明らかにされ、それまで無縁であった経営改革のメスが入った。

　国の看護婦養成責任、看護管理の重要性、看護部設置の必要性、チーム医療・人間関係の重要性、看護サービスの経済的評価、病院建築の「長い動線」の改善など、組織医療としてのあるべき姿とそのための改善点が示された(実態の詳細は本章9項参照)。同委員会15名中、看護職代表は、湯槙ます日本看護協会会長と同書記長松村はる慶応大学病院総婦長の2名であった。報告書が出た後、文部省は、各国立大学病院は内規で看護部を設置できるとした。京都大学医学部附属病院史によれば、1962(昭和37)年に設置された看護部の初代看護部長は看護婦でなく、医師・医学博士の教授となっている。

　少子高齢化社会の進展に伴い、保健医療福祉の境界が不明瞭となるに及んで、これらの連携が要請され、ついに厚生省も従来の医務局・公衆衛生局といったタテ割りから、「健康政策局」「保健医療局」「生活衛生局」に再編、さらに2000年(平成12)年度からは、国の行政機構改革により、それまでの厚生省は労働省と統合されて「厚生労働省」となり、看護課は、同省の「医政局看護課」となった。

　1960(昭和35)年当時、厚生省内の看護系職員は全員で10名余りであったが、今日では、看護専門官はさまざまな部署に配属されるようになり、治験指導官や、臓器移植指導官、地域保健指導官等々、医療の高度化に添って機能が細分化され50名弱を数えるに至った。さらに主要な国際空港にはSARS等に備え、看護職の検疫官も輩出しているとのことで、近年の看護職の保健医療行政への進出には目を見張るものがある。

　地方行政も同様で、衛生部・民生部などの縦割り行政はヨコの連携が強められ、「健康福祉部」等に組織再編され、今日に至っている。県保健所においても多様な部署に配置されるようになり、看護職者の企画調整能力・指導力など管理能力が問われてきている。

　なお、厚生省医務局出張所として、地方の国立病院・療養所の指導監督にあたっていた組織は、その後、地方医務局となり、さらに2001(平成13)年1月1日より7ブロックの「地方厚生局」となった。それに伴い、2003(平成15)年度には、それまで厚生本省が行っていた看護婦学校養成所の指定に関する業務等は「地方厚生局」に移管され、都道府県の看護行政担当者各1名が配置されている。

　1992(平成4)年の医療法第二次大改正で「患者の居宅も医療提供の場」とされたことに伴い、今日「臨床看護」は単に病院のみならず、在宅医療の場も含むこととなった。これにより、「看護管理」が医療施設の内外を問わず、組織に属する全職員が自ら理解しておくべきこととなり、ようやく戦後日本に導入された初期の看護管理の正しい認識が得られるに至ったと言うことができる。

Column

「総婦長」の名称は……
教育レベルが満たないとして「看護部長」の称号とはなれず、看護課長、看護科長などが挙がったが、誰ともなく「婦長の総まとめだから総婦長は?」とのことでそうなったと、金子は「総看護婦長の歴史」(病院, 26〈13〉, 1967)の中で記している。

5 看護指導者の育成

　病院看護指導者の育成は戦前よりなされていた。しかし、東京帝国大学病院では明治期に「高等看病婦」養成がなされたが、第1回生17名を輩出しただけで頓挫した(1898〈明治31〉年)。

　日赤では、1890(明治23)年の看護婦養成開始から10年後の1900(明治33)年に看護婦長養成の計画が検討され始め、1907(明治40)年に指導者教育が、「成績が上位で看護婦取締りの才能があり、身体強健で品行方正の者」を婦長候補生として本社病院で教育が開始された。1909(明治42)年「救護看護婦長候補生」という名称を正式に定め、6カ月の養成期間であったが、1928(昭和3)年には1年とされた。

　終戦とともに一時中止され、1952(昭和27)年、「日本赤十字社幹部看護婦教育部」として再開された。その後、1963(昭和38)年「日本赤十字社幹部看護婦研修所」と改称、1983(昭和58)年には「看護教育」と「看護管理」の専門コース別となった。保助看法の改正に伴い、2002(平成14)年に「日本赤十字社幹部看護師研修所」となり、翌2003(平成15)年に「同研修センター」となり、今日に至っている。

　厚生省、文部省は、病院ストのあった1960(昭和35)年度に、各々看護管理者講習会を開催している。厚生省主催の講習会は、行政管理庁の係官や東京大学の教育学部や医学部教官等による幅広い講義内容であったが2回で中止した。文部省主催の「国公私立大学病院看護管理者講習会」は永年、東京大学医学部附属病院構内にて年1・2回開催されていた。しかし1982(昭和57)年、千葉大学看護学部に全国共同利用施設「看護実践研究指導センター」設置後、同センターにより運営され今日に至っている。

　公立で最初に管理コース(3カ月コース：定員20名)を開設したのは神奈川県立看護教育大学校で、継続教育がICN大会で公的に論じられる2年前の1975(昭和50)年のことである。

　日本看護協会では、看護研修会館で指導者研修がなされてきたが、1987(昭和62)年に東京都・清瀬に看護研修センターが移設されてから看護管理Aコースなど婦長研修に重点が置かれた。1996(平成8)年、同センターは看護教育・研究センターに改組され、認定看護師(Certified Expert Nurse：CEN、現在はCertified Nurse：CN)教育課程が設置されてその教育が始まった。また、看護管理者については、ファースト(1993〈平成5〉年開始)、セカンド(1994〈平成6〉年開始)、サード(1998〈平成10〉年開始)の各レベルでの認定看護管理者教育が開始されている(専門看護師[Certified Nurse Specialist：CNS]の教育については4章参照)。

1) 看護職の「副院長」出現

　看護の職制は、日赤を例にとれば、1894(明治27)年6月、看護婦取締(初代)、1896(明治29)年11月看護婦監督と改称、1954(昭和29年)看護科長、1958(昭和33)年10月看護部長と改称され現在に至る。わが国で最初に「看護部長」の名称が使われたのは、国立東京第一病院の初代総婦長・吉田浪子が退官し、自衛隊病院に移った1956(昭和31)年である。

　国立大学病院では病院スト以後、各大学の内規で「看護部」設置がなされた所もあるが、その後、1976(昭和51)年、国立学校設置法の一部改正により国立大学病院は「看護部」を設置し、その長を「看護部長」とすることとなった。同年、国立病院・療養所もそれまでの総婦長を「看護部長」と名称変更することとされたが、「看護部」が設置されたのは、6年後の1982(昭和57)年に厚生省組織規定の改正がなされてからである。

　1985(昭和60)年の第23回日本病院管理学会の課題研究「看護管理の方向」の講演において、「アメ

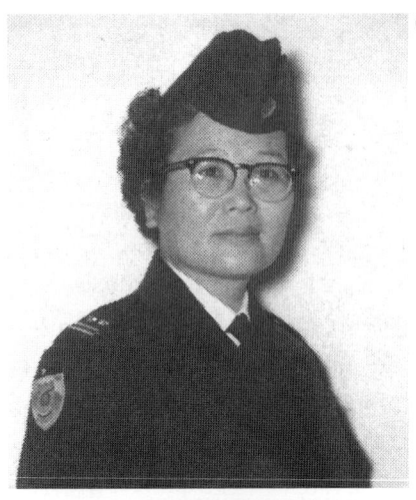

6 1956（昭和31）年に、日本で最初の「看護部長」に就任した自衛隊病院の吉田浪子（前国立東京第一病院〈現国立国際医療センター〉初代総婦長）

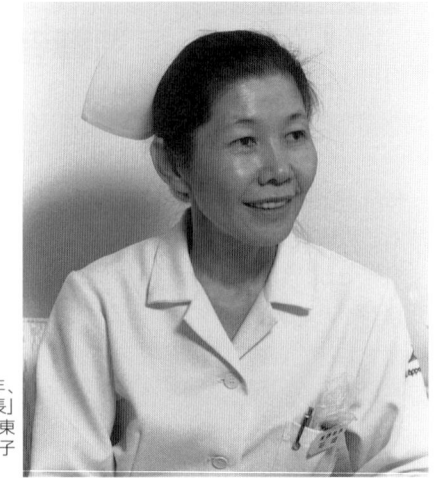

7 1987（昭和62）年、わが国初の「副院長」となった北海道・東札幌病院の石垣靖子看護部長

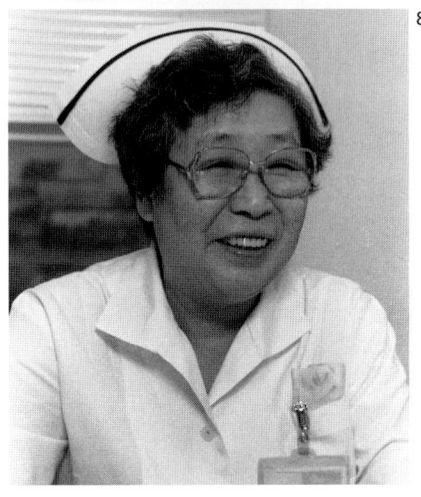

8 1988（昭和63）年、副院長兼務となった聖路加国際病院の内田卿子総婦長

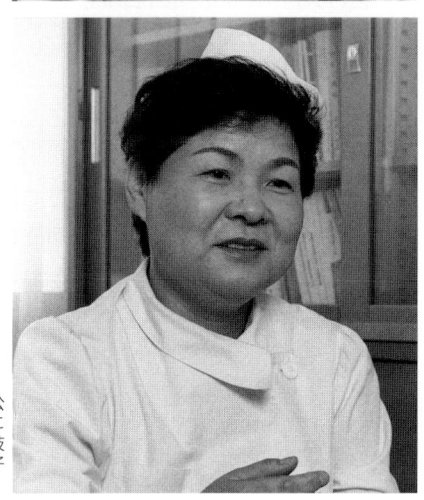

9 1996（平成8）年、公立病院初の副院長に就任した岐阜県立岐阜病院の高木美智子看護部長

リカでは、看護部長で『副院長』の地位を得ている者は、全体の約3割強である」ことが草刈淳子により報告された当時、日本には看護職の副院長は存在すらなかった。しかし、2年後の1987（昭和62）年に、北海道・東札幌病院の石垣靖子看護部長が日本初の看護職の「副院長」となり、翌年、聖路加国際病院の内田卿子総婦長が副院長となった。10年後の1996（平成8）年6月に岐阜県で第1回看護サミットが開催された折には、「看護職副院長のインパクト」と題したシンポジウムが開催され、これを機に同年11月岐阜県で第1回「日本看護職副院長連絡協議会」が開催され、岐阜県立岐阜病院の高木美智子看護部長が公立病院初の副院長となり、同時に初代会長に就任した。国立大学病院では、1999（平成11）年に「院長補佐」が、2004（平成16）年の独立行政法人化以降は多くは「副院長」で発令されてきているが、東京大学医学部附属病院（本院）では未だ実現しておらず、ようやく東京大学医科学研究所附属病院で武村雪絵看護部長が「副病院長」に任命されたのは、導入から約四半世紀後の2012（平成24）年末のことである。

　他方、1992（平成4）年の老人保健法の改正により、訪問看護ステーション所長に看護職が任命され、医師および歯科医師、助産師のみが医療関連施設の管理者になれた日本の医療界も変化し始めた。経営陣に参画することにより、広く患者サービス全般を見渡せる立場から医療の質向上に看護職の管理能力が期待されてきている。

6 診療報酬における看護の評価

　診療報酬における看護の評価は、1950（昭和25）年の完全看護から始まり、1958（昭和33）年に「看護、給食及び寝具設備の基準」として定められ、保険医療機関における入院サービスに一定の基準を示し、質の向上を図ることとした。しかし、約40年以上を経た1993（平成5）年において、給食および寝具設備の基準の承認は全病院の9割以上となったのに対して、基準看護の承認施設は5割弱という状況であった。基準看護の基本的構造が現状にそぐわない点があるのではないかと考えられ、その見直しが行われた。1994（平成6）年の改定で、すべての医療機関が付き添いを外し各施設の職員ですべての看護を行う「新看護体系」を設定し、その移行が1997（平成9）年に完了した。さらに、2000（平成12）年には看護料の他、入院時医学管理料、入院環境料等入院サービスは「入院基本料」として包括された。

　2006（平成18）年度には病院の入院基本料に関する施設基準に看護必要度が導入され、引き続き診療報酬の改定の際に看護評価を要件とする算定方法が定められ、実施されてきている。2012（平成24）年度には診療報酬と介護報酬の同時改定があり、今後の増大する地域の医療・介護ニーズを見据えながら、地域の既存の資源を活かした「地域包括ケアシステム」を推進するとし、医療と介護の役割分担の明確化と地域における連携体制強化の推進および地域生活を支える在宅医療の充実を図るとしている。

1）基準看護の始まり

　診療報酬で看護料として設定された当時の病院では、家族や付き添い婦が患者の身の回りの世話をし、看護師は医療補助を中心に掃除まで含むあらゆる雑用をするのが普通であった。1950（昭和25）年に「完全看護」がスタートし、病院における看護は、家族や付き添いの手によって行うのでなく、その病院に所属する看護職（患者4人に1人）の手で行うことによって、入院料（当時10点）に2点を加算するというものであった。しかし、実際には、病院看護師で患者の世話のすべてを行うことは困難で、また、「完全看護」という呼称が、患者には「病院がすべての世話をしてくれる」という誤解を生じさせ、かえって患者の不満のもととともなった。そこで、付き添い婦をつけないという意味での「完全看護」から、社会保険医療制度の標準的入院サービスとしての「基準看護」の制度がつくられた。これは、病院で提供される看護の水準を、患者に対する看護要員の数と看護師の占める割合で担保するとともに、12時間労働だった看護職に一般労働者並みの8時間労働としての三交替勤務を導入するなど、勤務形態や業務内容について評価し、一定水準以上の看護を提供することを承認要件とした。

　しかし、基準看護の承認を受けた保険医療機関は、制度発足当時の27％から1993（平成5）年においても47％に留まっており、必ずしも順調に増加しないまま推移してきた。さらに、基準看護をとっていない医療機関における付添看護料は年々増加し、1991（平成3）年には1,100億円を超え、その87％は老人医療が占めるに至った。これは、患者の自己負担の大きさを示しており、たまたま入院した病院が「基準看護」の承認を受けていない病院であったことによって、患者に別途負担が生じることが問題とされた。1994（平成6）年の健康保険法等の改正により、入院時の看護は各医療機関が責任を持って提供すべきものとして、付添看護の廃止が法律上に明示され、1997（平成9）年9月末には、すべての医療機関が付き添いのいない「新看護体系」の下に一本化された。

　付き添い廃止に当たっては、付き添いに代わる看護職員を各病院が確保し、その人件費を診療報酬で保証しなくてはならないため、財源確保の問題があった。解決の道は、当時、入院中の食事は保険

で賄われていたのに対して、老人保健施設などでは給食は自己負担になっているという矛盾が指摘されたため、治療食は別として、人はどこにいても食事はするものなので、老人保健施設と同様、食費は患者負担とするということで、財源の問題は一応解決することとなった。

　看護職者の数は、需給上は現在も不足とされているが、病床100に対する病院に勤務する看護師・准看護師の数が1965(昭和40)年には18.9人であったものが、2005(平成17)年には48.9人と2.5倍を超え、基準看護制度の導入当時と比べ、大きく変化した。人材が得られるようになったことは、すべての医療機関が入院患者の状況に応じて、看護体制が選択できる「新看護体系」への移行を実現しやすくする上で大きな要因となったと言えよう。

　さらに、2000(平成12)年には、患者が入院生活をする上で日々必要な基本的なサービスである、入院環境料、入院時医学管理料そして看護料など入院医療の実施体制や機能を総合評価した「入院基本料」が、看護配置、看護師比率、平均在院日数等に応じて設定された。これにより看護料としての個別の点数ではなくなったが、看護料は、入院基本料の算定要件の中で、それまでとほぼ同様の算定要件として組み込まれており、医療機関は看護職員を充実させたり、看護体制を整備しなければ高い入院基本料は算定できないため、看護体制が崩れることはないと考えられる。しかし反面、看護料が特定できないことから、看護職の確保等において看護管理者の手腕が問われることとなる。

2) 医療を取り巻く状況変化

　1958(昭和33)年の基準看護制度発足以降、医療をめぐる状況は大きく変化し、疾病構造が感染症中心から人口の高齢化を反映して慢性疾患中心に変化し、入院サービスにおける生活関連部分の比重が増大する一方、医学・医療の進歩により高度医療が昼夜を分かたず行われるようになった。

　1992(平成4)年には医療法が改正され、高度な医療を提供する医療施設としての「特定機能病院」と長期入院を要する患者にふさわしい医療を提供する「療養型病床群」の制度を設け、医療施設機能の体系化が図られ、同時に診療内容に応じた看護職員の新たな配置基準が設定された。

　看護職の勤務体制も近年、入院患者の病態の多様化により、病状の安定した病棟では長時間勤務も可能になったことや、職員の既婚率が高くなったこともあり家庭生活との両立を図る上からも、看護サービスを低下させない範囲内で「二交代制」を選択できることとなった。こうした一連の動きは、看護師の質と量が基準看護制度発足当時と比べてはるかに充実してきているということでもある。

　1965(昭和40)年に、夜勤に係る行政措置要求に対して出された人事院判定は、看護師不足を背景に医療現場ではその実現が十分に進まなかったことから、「看護婦等の人材確保の促進に関する法律(人材確保法)」が制定された1992(平成4)年には、この「2人夜勤、月8日」以内の夜勤回数(いわゆるニッパチ)を条件とした「夜間勤務等看護加算」が新設され、1992(平成4)年12月に「看護婦等の確保を促進するための措置に関する基本的な指針を策定した件(平成4文・厚・労告1)(基本指針)」に明記された。

　2006年(平成18年)には、「患者1.4人に1人」(いわゆる7対1看護)の看護職員配置を基準として点数が設定され、これまでにない手厚い配置基準の設定が看護現場を大きく変える推進力となった。しかし反面、急速な制度改革は現場に混乱をもたらす一因ともなっている。緩和ケア診療加算、栄養サポートチーム加算、感染防止対策加算、褥瘡患者管理加算、がん患者カウンセリング料等、専門看護師・認定看護師等の専門性の高い看護職の配置を要件とした診療報酬の設定、さらに患者の重症度、医療・看護必要度を評価するなど、看護サービスの経済的評価としての動きは、これからもさまざまな要因を反映して、患者にとってよりよい看護のあり方の実現に向けて進められてゆくものと考えられる。

7 病院の発達

　1945(昭和20)年、終戦により病院のあり方は激変した。GHQは、終戦のその年に早くも「陸海軍病院に関する覚え書き」(1945年11月19日)と「軍事保護院に関する覚え書き」(1945年11月13日)を出した。これに伴い、陸海軍病院および傷痍軍人病院はすべて1945年12月1日には厚生省に移管され、一般市民の医療を行うこととなり、外局として設置された医療局の管轄下に置かれた。当時蔓延していて亡国病と言われた結核や、肺炎、胃腸病などの対応に病院の診療が変化した。患者が入院する時は、家族がリヤカーに布団を乗せて、その上に患者を寝かせ、着替えや鍋・釜・七輪と1日2合3勺の配給米を、入院予定の日数に合わせて準備して入院をしていた。家族は付き添いもし、さらに食事時になると一斉に庭や廊下に出て食事を調理したのだった。病院で使用する資材も極端に不足していたため、包帯やガーゼは看護婦や実習中の看護学生が洗濯して乾かし、きれいに巻き返して使った。ガーゼはしわを伸ばすように板の裏から四隅に打たれた釘の先にガーゼの角をかけて伸ばし乾燥したものを消毒して使用していた。つまり、衛生材料の準備・消毒・管理はすべて看護婦の仕事であった。

　やがて戦後の混乱が収まる1950(昭和25)年頃には、結核や肺炎に対するストレプトマイシンやペニシリンなどの薬が開発され、疾病構造の変化に伴い、内科・外科を中心として発達してきた病院は、入院外来の形が「中央化」(Centralized Management)され始めた。特に、国立東京第一病院(現国立国際医療研究センター)は、民主化の最初のモデルとなり、中央化が進められ、中央検査室、中央材料室、ハウスキーパー等が新設された。1950(昭和25)年には、看護組織として「総婦長制度」が導入されたことはすでに述べたが、完全看護(1950年)、完全給食(1953〈昭和28〉年)も導入された。また、病棟も外来もそれぞれ小型の電気煮沸用消毒器が置かれ、看護婦が摂子・鉗子や注射器等の消毒を日常の業務として実施してきた。検査指示による採血は20～30ccであったが、徐々に採血量は少なくて済むようになり、患者の負担も少なくなった。文部省の大学病院研究会の検討を経て、東京大学医学部附属病院に、日本で最初の「中央手術室」が設置されたのは1955(昭和30)年のことである。

1) 一般病院における「中央化」の普及

　昭和40年代に入ると、病院の建築・構造は「中央化」が常識となり、病棟と外来の配置にも影響を与えた。診療科別に動いていた病院規模の拡大は、看護管理の組織運営にも影響を与えた。組織と役割の明確化と教育の必要性が言われた当時の中間管理者(婦長・主任)は、中間管理者となる前に教育を受けたものは少数で、多くの管理者はその役職に就いてからも教育を受けられた者は少なかった。新制度の教育を受けてきた看護婦の指導や、看護学生の実習の受け入れに苦労を重ねていた。やがて、病院内で使用される多くの医療機器や材料・消毒物品・リネンなどは中央管理(Supply Processing and Distribution：SPD)となり、看護単位の各責任者が管理していた看護業務の中から、何でも丸抱えしていた看護業務が整理され、患者中心の看護業務に目が向けられるように発展した。

　医療の発展は診療科専門分野ごとに増大し、各科共通の診断・治療として「中央化」がさらに進んだ。手術・放射線科診断・放射線科治療・画像診断・救急・臨床検査・病理・薬剤など、各部門の施設・設備がますます機械化され重装備となり、病院の組織や建築に影響を与え、看護管理者としては、あらゆる部門における看護サービスの連携と看護業務の整理や看護職員の教育が求められるようになった。

　また病院の火災に対する防災設備の整備や訓練が求められ、病院全体の緊急放送の設備や災害時の

拠点としての整備が求められるように変化してきた。24時間継続して看護を担う部門として看護職員の教育および配置が看護管理者に求められた。さらに、全看護職員を対象とする院内外の研修体系の作成・実施、昇任・昇格などのためのキャリアラダー(看護実践能力習熟段階制)の導入につながった。

2)「看護婦詰所」から開放された「ナースステーション」へ

　社会の変化と患者の権利の浸透により医療ニーズは多様化し、セカンドオピニオン、がんの告知を始め患者満足への対応も求められようになった。その結果、病院としての診療体制のあり方にも変化を来した。診療の専門分化による発展により、患者個人を全体として(身体・精神・社会的に)見ることが求められ、医師および看護職とともに増加した診療補助部門(栄養部門・リハビリテーション部門・診療録管理部門・医療社会事業部門・訪問診療・訪問看護部門・医学図書室・患者用図書室・総合案内機能や窓口相談室の設置などの各職種)との連携が強く求められるようになった。

　かつての「看護婦詰所」は、1955(昭和30)年頃からは、看護婦が常時ベッドサイドでケアを行うようになったことに伴い、必要時指示を受けたり情報交換をしたり記録をしたりする場として「ナースステーション」と呼ばれるようになった(聖路加国際病院では戦前からそう呼ばれていた)。さらに進んで今日では、各部門の職種が患者・家族に関わった情報交換や記録する場になり、患者の記録は一元化され、必要情報はどの職種も共有することができることになり、ナースに限らず、医療関係職が働く拠点として、「ワークステーション」と呼んでいる所もある。

　こうした変化は、看護管理上、各看護単位(各科別の急性期病床・療養病床・緩和ケア病床・ICU・CCU・NICU・人工透析・救急外来等々)への看護の提供に必要な看護度の把握と、個々の看護師の経験・能力の評価を踏まえて、看護職が組織的に全病院の医療内容と経営基盤を基に病床管理に関わる立場となり、看護職を副院長として責任を負う立場に変化させた。1970年代からは、病院機能自体がインテリジェント化され始め、電子カルテシステムによって患者情報などへの接近がより容易になり、治療・看護の効率化やケアの質の向上、費用対効果の向上に寄与している。

3) 病院施設基準の変遷[9]—医療法と診療報酬上の2つの側面から

(1) 医療法の変遷から

　同法が制定された1948(昭和23)年から1961(昭和36)年の国民皆保険達成以後、1980年代半ば頃までは、量的拡大が進められた時代であるとされる。その後の改正は、以下の通りである。

- 第一次改正　1985(昭和60)年：地域医療計画(5年毎の二次医療圏の設定)の策定(過剰地域での増床は認可せず)
- 第二次改正　1992(平成4)年　：医療施設の機能分化(特定機能病院・療養型病床群の制度化)
- 第三次改正　1997(平成9)年　：地域医療連携体制の整備(地域医療支援病院・患者紹介制の導入)
- 第四次改正　2001(平成13)年：病床区分の明確化(一般病床と療養病床)1床当たり病床面積6.4㎡に
- 第五次改正　2007(平成19)年：医療・介護提供体制の見直し(医療計画の見直し、介護療養病床廃止、社会医療法人制度、在宅医療)

(2) 診療報酬上の基準

　基本診療料の施設基準(入院基本料、療養環境加算等)、特掲診療料の施設基準(在宅療養支援診療所、外来化学療法加算精神科デイナイトケア等)が設けられる。地域医療を担う病院の施設基準は、法規制に左右される部分が大きくなってきている。

8 看護組織と看護提供体制の変化

　戦前の看護部の組織は診療部の下に置かれ、診療部長の命令・指示の下で診療補助業務を中心に行われていた。戦後、GHQの指導の下に、日本も欧米の看護婦と同様に高いレベルの看護が目指され、看護組織の変革や看護教育の向上とともに、国家資格となり看護の自立が目指された。1950(昭和25)年に、まずは国立病院・療養所で総婦長制度が導入され、院長・事務長・総婦長が「管理の三本柱」とされた。当時の看護教育では、「医師と看護婦は車の両輪である」と教えられたが、医師の看護に関する理解は十分に周知されていたとは言い難い。『看護の定義と概念』(林滋子編, 日本看護協会出版会刊, 1976年)が出版されていたが、社会の人々の人権・倫理意識の変化の中で、看護師にも看護婦自身の自立が促された(看護婦の定義の中で、看護独自の機能、看護の定義、看護の倫理綱領などICNから明文化されたものが広報されていた)。

　また昭和30年代になって、1949(昭和24)年の訳本『病院婦長学』刊行後、初めて日本人による看護管理の著作が出版された。国立東京第一病院の医師であった今村栄一著『看護管理』(1959〈昭和34〉年)、大森文子・吉武香代子著『婦長必携』(1969〈昭和44〉年、いずれも医学書院刊)等である。それまでは何をすればよいかと、実態から臨床研究がなされてきたが、逆に患者が「どんなケアを受けなければならないか」との考えに変化した。

　看護度も、医師による「重症」「中等症」「軽症」の分類や消防の患者搬送による「担送」「護送」「歩行」の分類があったが、それらは看護の視点からの、患者にとって必要なケアの分類(看護度から見たもの)ではなかった。看護度の分類に取り組み、一定の看護の分類度が日本看護協会から示され、この基準を基に、各病院看護部は看護の質を満たすための看護部の理念・目標を定め、「看護基準」「看護手順」が明文化され、看護部内だけでなく病院全体にも浸透した。

1) 看護学生の実習は看護力の補充だった

　戦後間もない頃の看護婦養成の多くは病院附属看護学校でなされ、看護学生の実習は看護力の補充であり、1年間を通してまんべんなく配置してほしいとの要求が病院側から看護学校のほうに寄せられていた。しかし、学生の実習は講義の進行に合わせて行われるように改革された。これは、病院看護部と学校教務との連携をよくすることになったが、看護力の補充がなくなったことにより、看護婦不足につながっていった。

　看護学生が実習場に出るようになると、戴帽式(キャッピング)と呼ばれた儀式が行われて「ナイチンゲール誓詞」を唱えた。また、そのキャップは出身校のキャップとして誇りを持ったが、平成時代に入り看護大学が増えるにつれて、この儀式を行う学校は減少している。

　ユニホームの変遷では、病棟・外来でも、アメリカの真似をして出身校のキャップを被っていた。やがて各病院独自のキャップに変わっていった。しかし、ICU・CCU・手術室、未熟児室などの医療器械の機能により、キャップもユニホームも変化し、その後、清潔性と患者への安全性からキャップは病院独自のものとなり、今日では多くの病院で、外来や病棟で、これまでナースのシンボルとされたナースキャップを被らない病院が増えてきている。看護師のユニホームは、施設から服・靴・靴下などとともに規定のものが貸与されていた所が多かったが、現在の貸与はユニホームのみで、病院で示す何種類かから各自が選択できるようになった。

2）看護の専門性が問われる時代に

　病院の発展は、病院全体の人事構成や組織に変化を起こした。各看護単位は専門科別に構成され、看護部の担う業務と責務が見直され、看護の専門性も問われるように変化した。そのような変化の中で看護部長の権限と責任は増大し、病院経営や看護部の人事管理（雇用・昇格・昇進、あるいは看護部内の委員会の設置や任命）、看護体制の企画・運営、教育の推進など看護全体に関わる役職に拡大した。

　この流れは看護部の組織の確立と、職務内容の明文化（看護部の理念・看護の目標の設定・各看護単位の目標など）を始め、病院内における夜勤師長・各看護単位の管理師長の職名や業務責任・権限やその移譲についても明確に示されるように変わった。そして、それらの内容は定期的に見直され、その実施と教育と周知は必要不可欠なこととなった。医療の重装備化に伴い、病院内における安全管理は強化され、MRSA院内感染防止として専任・専従の看護師を置く方針が決定され（1993〈平成5〉年）、さらに専門看護師・認定看護師・感染管理のリスクマネジャーなど、新職種の育成や配置も看護の専門性の発展に大きな影響を与え出している。

　1965年から、特に1980年代より大学院においてAPRN（アドバンスト・プラクティス・レジスタード・ナース：高度実践看護師）を養成している。アメリカのAPRNにはNP（ナース・プラクティショナー）、CNS（クリニカル・ナース・スペシャリスト：専門看護師）、AN（ナース・アネステティスト：看護麻酔師）、NM（ナースミドワイフ：看護助産師）があり、このうちNPについては約14万人が登録され増加中であり、定められた業務範囲に基づいて医療・看護の実践を行い、プライマリーヘルスケア・プロバイダーとして、また専門看護分野において活躍している。わが国の、これからの看護提供のあり方を考える上での、生きた教材となるものである。

3）がん看護専門看護師について

　1981（昭和56）年から、わが国の死亡原因の第1位は「がん」となって現在に至っており、国は「対がん10カ年総合戦略」を1984（昭和59）年度に策定し、さらに1994（平成6）年度には「がん克服新10カ年戦略」を立て、がん対策に取り組んできている。

　2003（平成15）年、厚生労働省と文部科学省とが共同して「第3次対がん10カ年総合戦略」を策定し、翌2004（平成16）年度の研究の推進、予防の推進、および医療の向上とそれを支える社会環境の整備を3本柱に、総合的かつ重点的な取り組みがなされてきている。

　2005（平成17）年には、厚生労働大臣を本部長とする「がん対策推進本部」を設置し、部局横断的な体制を敷き、さらに2006（平成18）年4月からは、がん対策の基本的な政策の企画・立案・調整を所管する「がん対策推進室」が新設された。

　こうした時代背景の中で、がん看護専門看護師の緩和ケア病棟での実際の活躍ぶりがNHKテレビ「プロフェッショナル 仕事の流儀」（2008年6月24日放送）で放映され、ともに働く医師からも信頼され、頼りにされている姿が示された。また、医療ユーザー編として「看護師の仕事—博愛精神とともに、高度な知識や技術が求められる時代に」（週刊文春，2008年10月9日号）が報道された。

　こうした事実は、「患者の安心と安全の医療提供」にとって、看護が不可欠な役割を担えることを明らかにしたものと言える。

　専門看護師制度は1994年に発足し、がん看護の他に、精神看護、地域看護、老人看護、小児看護、母性看護、慢性疾患看護、急性・重症患者看護、感染症看護、家族看護、在宅看護、遺伝看護、災害看護の合わせて13分野がある。認定看護師制度は1995年に、認定看護管理者制度は1999年に発足した。いずれも日本看護協会に一本化された制度である。

9 看護サービス提供方式の変化

　戦後間もなくの看護婦の業務は検温であり、その他は医師の指示で患者に処置・与薬・注射・検査をすることがほとんどであった。離床や歩行についても医師の指示を受けていた。看護婦はこれらのことを種類別に機能別に割り振られた業務として1日中、同じ業務を実施していた。看護独自の業務としては、ベッドメイキングや食事介助・排泄介助に従事し、回診介助時は指示受けの大事な場面であった。看護婦の関心は医師に向き、患者のケアは指示（回診）後の実施であった。実施する業務を機能別に分けて行う方法であったことから、「機能別看護方式（functional nursing system）」と呼ばれた。

　1960年代当時はタイムスタディの調査研究が盛んに行われ、看護婦の関心は患者への「直接ケア」と診療介助の「間接ケア」や記録に向けられ、直接ケアを増やすための分析を行っていた。看護記録は体温表が主で下段に「格変なし」「著変なし」の記載か、あるいはその文言のゴム印を捺していた。

　1955（昭和30）年から1965（昭和40）年にかけてアメリカに留学していた看護婦たちが帰国後、現場に伝えたのが「チームナーシング」である。この方式は、看護婦の責任と権限を看護のチームで発揮する形で、カーデックスを活用して看護計画や看護問題が記載され、准看護婦・補助者を含めたチームでチームの受け持ち患者に看護を提供し、看護計画や看護サマリーも看護婦の判断で書くようになった。

　基準看護の導入で、一般病棟は一類看護の場合、患者4人に1人の看護要員の配置となった。つまり、患者40人の看護単位の看護要員の人員構成は10人（看護婦：准看護婦：補助者が5：3：2）とされたが、看護婦の数が足りず、暫定措置として4：4：2の割合で当分の間認められた。家族の付き添いを外し、当該施設に所属する教育を受けた看護婦によって看護を提供することとされた。さらに、機能別看護方式から、受け持ち患者を決めてケアの内容に責任を持つ方法として「日替わり受け持ち方式」が試みられた。

　当時の現状分析の看護研究はワークサンプリングで、東京大学の田中恒男講師（当時）の指導で、各看護要員および看護学生が職種別に何をしているか、自分の判断でしているのか指示に基づいているものなのか、あるいは直接ケアと間接ケアの割合などであった。その結果、看護婦は自己の判断で行動しているが、直接ケアは看護学生に最も多く見られた。この調査結果は、日本から初めてWHOに報告された。

1）日本の実情に合った「固定チームナーシング」

　1962（昭和37）年、日本看護協会と日本病院会が合同で、看護婦の行うべき業務は何かを追求した。病院の発展とともに多くの新たな診療補助職種が増えたのに伴い、看護婦のそれまでの業務は他職種との関連で整理が求められた。今まで看護業務として実施していた食事の盛り付けや哺乳瓶の洗浄と調乳や消毒は給食部門の栄養士に、検査のうち採血を残して後は中央検査部門の検査技師に、寝具の管理や環境整備は家政部（ハウスキーピング課）に、入院中の会計事務処理は事務にと渡していくと後に何が残るのか、看護婦としてなさねばならないこと・資格があればできることは何かの専門職性が初めて論じられ、他職種に渡していったら何も残らないとする「玉ネギ論」と、これに反して、芯に立派なものが現れてくるとする「竹の子論」が交され、「看護婦は専門職か」の議論が真剣になされた。機能別看護方式からチームナーシング、そして受け持ち方式から「私が受け持ちです」と責任を持っ

てケアする形が望まれ、日本の実情に合致し、しかも実施可能な方式として、「チームナーシング」と「受け持ち制」を合わせた「固定チームナーシング」が生まれた。現在もこの形が主流で、各病院の事情に合わせて変化し、継続されている。

　他方、従来、新生児は、母親の附属としてカルテは母親のものだけであったが、昭和40年代後半に起こった赤ちゃん盗難事件などを契機として、新生児のカルテも別につくられることとなり、ようやく個別の患者として取り扱われるようになった。

　看護婦不足の中で、アメリカのコロンビア大学で開発された、少ない人数で段階的患者ケアによる看護の必要度に応じた人員配置がPPC(Progressive Patient Care)看護方式として新設医学部の筑波大学附属病院で初めて導入されたが、入院患者の看護度を中心にICU(集中ケア痛棟)、中等度、セルフケア、外来、在宅ケアへと患者が病棟を移動する方式は医師にはなじめず、全国に拡大するには至らなかった。しかし、ICU、NICU(新生児ICU)、CCU(心疾患ICU)などは多施設に導入されていった。

2) 患者の住空間としての療養環境整備

　看護単位の病床数は50床が中心であった。病室は各人がコーナーを持てる小人数の部屋や個室への要望が増え、それに伴いナイチンゲール病棟(多床室・大部屋)から、1床・2床・4床室や、患者の容態などに応じられる部屋に変化した。他方、患者の意識にも変化が見られ、大部屋でも常時カーテンを閉め、プライバシーの保護を好む傾向が強くなった。

　また、生物体としての患者のプライバシー・テリトリーも研究されるようになり、ベッド間隔や病室の広さや場所(ベッドの向き)などについても配慮されるようになった。特に、2001(平成13)年に医療法施行規則で患者1人あたりの病室の広さが6.4㎡として示され、また、診療報酬面での加算があることからも、この面での対応が推進されてきたと言えよう(詳しくはp.58参照)。

3) 看護教育の大学化の進展と資質向上

　平成時代に入ると、アメリカ発の「プライマリーナーシング方式」の導入が図られ、日本の看護界に大きな刺激を与えた。1人の患者に1人の受け持ち看護師がつき、入院から退院まで、主治医のように主たる担当看護師となり、インフォームド・コンセントはもちろん、看護のすべての計画と実施に責任を持ち、患者の状況に応じて勤務時間の調整も自主的に行い、退院後も相談に対応する、患者にとって頼りになる存在となる方式である。

　しかし、当時の日本では、大学卒の看護師の数は、プライマリーナースとして3～4人の患者を受け持つのには足りず、十分に浸透するには至らなかった。日本的に編み出したのが「固定チームナーシング」で、チームとして受け持ちを定め、受け持ち看護師が持続して看護計画を始め、質の高いケアの実施をする方法に移行し、現在に至っている。その受け持ち看護師を、日本的にプライマリーナースと呼んでいるところもある。

　今日では、さらに複雑化した医療機器の取り扱いや、高度の看護知識や専門的技術の習得が必要となり、それに伴い看護師の高い資質が求められ、看護教育の大学化が進んだ。さらに、その影響の下に質向上が図られ、社会の期待する看護師像に近づける努力がなされている。

　病院における平均在院日数の短縮は、入院前の外来看護・入院中のクリニカル・パスの導入、早期退院計画・退院後の外来通院による治療継続・在宅の訪問診療、訪問看護・訪問看護ステーションの紹介や他施設への転院など、一貫して長期に接する患者・家族との関わりの中で業務が拡大し、専門看護師・認定看護師・リスクマネジャーなどの活動が期待されるように変化してきている。

10 看護職員の労働条件の改善

　看護職員は、かつては全寮制の下、宿舎から勤務に就く病院がほとんどで、結婚が決まると退職するのが普通であった。1955(昭和30)年頃には戦後の復興もなされ、日本全体の生活が落ち着き、看護宿舎も新しくなって少人数の部屋から個室となり、希望者が寮費の一部を負担し自立する者も出現するようになった。現在は個人の生活に重点が置かれ、希望者は通勤も入寮も自由になった。戦後は低かった給与も、時代とともに専門職としての待遇に向けて改善されてきた。

　看護職の夜勤体制も、それまでの連続長期の深夜勤務を1週間、準夜勤務を1週間続ける形から変化し、1965(昭和40)年に出された「二人夜勤、月8日以内」という、いわゆる2・8の人事院判定後は、二人夜勤で準夜・深夜を含めて月8日以内に変化した。勤務帯の組み方は、各病棟の事情に合わせて弾力的に行われるようになった。

　また、パートタイム勤務の取り扱いも、「時間的に専門職の仕事をする者」として看護職員間の意識も変わり、結婚後も仕事が続けられるようになった。病院も保育施設の併設をする所も増え、待遇に配慮するようになった。

　加えて、医療施設側にとっても看護職の資質向上のためキャリア開発が必要であるとの考え方の変化から、教育費・図書費の予算を計上し、学会参加・各講習会への参加や資格取得の援助や、認定看護師・専門看護師の育成にも配慮するようになった。

1）教育休暇

　都道府県によっては、県の条例により「長期自主研修制度」が制度化されており、県職員であれば、自主的に申請することができ、最高3年まで「教育休暇」を取ることができるようになっている。

　この制度を活用して、学びたい時に、また、学べる時期を選んで大学院に進学する管理者も見られるようになってきており、政府のワーク・ライフ・バランス(以下、WLB)施策の推進もあって、一層前進することが期待されてきている。

　近年、企業におけるWLBの考え方が盛んであることから、看護職にもこの考え方が取り入れられつつある。かつては「滅私奉公」が強いられてきたが、組織も活き、個人も活きる時代になり、「ケアする人のケア」は看護管理の重要な視点となってきている。

　さらに、昼間の大学院修士課程に進学希望する者も多くなったことから、都心には夜勤専従看護師制度をとる病院も現出し、あるいは勉学(大学・修士・博士)のための一時休職などについても、理解し、援助が考慮される医療施設が増えてきている。

　看護職のWLBは、「看護職としての働き方の意識の多様化」が認められ、それを支援する働きやすい環境、質向上の支援が提供され、働き方の選択ができることで初めて、仕事とそれ以外のさまざまな活動を自らが希望するように調和させることができる。看護職のWLBが実現することで、満足度・職場へのコミットメントが高まり、生産性・継続性が可能となり、看護ケアの質の向上につながることになる。

11 医療提供システムの変化と看護
—研究センターの出現と地域包括ケア体制づくり

　日本の病院は、開業医制度を基盤に「医師の一人医業」から拡大し成長してきた。そのため、戦後GHQの指導により、国立病院・療養所として組織体系的に医療を提供することが求められて初めて、病院管理学が導入されたと言える。1949(昭和24)年に設置された国の病院管理研修所では、WHOのregionalizationの理論が出て間もない1951(昭和26)年に、国立東京第一病院(現国立国際医療研究センター)の外来および入院患者の「診療圏調査」を実施し、診療科により圏域の広さが異なることを明らかにした。同研修所は、病院ストの翌1961(昭和36)年には「病院管理研究所」となり、初の看護管理の研究職ポストが新設され、塚本蝶子(現姓荒井)が就任した。なお、同研究所は、2002(平成14)年国立公衆衛生院と合併して「国立保健医療科学院」となり、埼玉県和光市に移転した。

　1961(昭和36)年の国民皆保険実現後、国は公的医療機関の設置や病床規制、看護婦養成の国の責任を明らかにし、「いつでも、どこでも、だれでも良い医療」を受けられるよう医療機関の配置や医療従事者の確保の整備に着手した(ちなみに日本病院管理学会は1963〈昭和38〉年に設立され2008〈平成20〉年1月より「日本医療・病院管理学会」と改称した)。国は国民の保健上の重要課題に対し政策医療として1962(昭和37)年の国立がん(研究)センター、国立循環器病(研究)センター、国立精神・神経(医療研究)センター、国立国際医療(研究)センター、国立成育医療(研究)センター、国立長寿医療(研究)センターを整備した(2010年独立行政法人化に伴い( )内を含む名称となった)。2007(平成19)年4月、がん対策基本法が施行されたが、がん診療連携拠点病院は全国397病院(2012年4月1日現在)である。

　昭和40年代以降、高度経済成長を背景に各都道府県でも同様な動きが起こり、大規模かつ重装備の医療施設が建築された。医師の不足に対し国は1969(昭和44)年、無医地区問題を解決するため「一県一医科大学構想」を立て、1972(昭和47)年筑波大学を開学、1975(昭和50)年筑波大学附属病院開院後、新設医科大学が急速に各地に設置された。医療の専門分化、拡大化により看護需要はさらに伸び、特に看護管理者の需要が急増した(2004〈平成16〉年の国立大学法人化後、80ほどの医科大学中、これら新設医科大学の多くは合併統合されて「医学部」となり、附属看護短期大学等は4年制教育に切り替えられ、大学教育の「医療人」としての共通基盤が成立した)。1985(昭和60)年末の医療法第一次大改正では「各都道府県は二次医療圏を設定」し、5年ごとに見直すことが法に明記された。しかし、これを契機に駆け込み増床が起こり、1990年代当初は再び看護婦不足が顕在化し社会問題に発展した。

　「21世紀までにすべての人々に健康を！ Health For All in the 21st Century（HFA）」運動が1978(昭和53)年にWHOにより提唱され、臨床重視から予防重視へ教育の力点をシフトすることと、看護の最善の寄与が要請された。20世紀中に実現できなかったHFA運動は、2020年までの実現を努力目標に、国の「健康日本21」を始め各県、各市町村ごとのスローガンを掲げて取り組まれている。

　1987(昭和62)年、国の国民医療総合対策本部は、高齢化への対応として、長期入院の是正、老人医療の見直し、大学病院の整備の他、老人保健施設などとの連携を充実強化することを要請した。1995(平成7)年、大学病院など三次医療を「特定機能病院」、高齢者の療養を主とする「長期療養病床群」を、さらにその後「地域支援型病院」など、医療施設の類型化とその連携が図られた。1994(平成6)年に改正された地域保健法が、1997(平成9)年に全面施行されたことにより、保健所は二次医療圏ごとに再配置されることとなり、地域保健医療計画に基づく活動が、特に地域包括支援センターの設置により、保健と医療との縦割り行政の是正、地域生活に密着した連携強化が図られつつある。

12 看護サービスの場の拡大と専門性の拡大

　少子高齢社会が世界一の速さで進んでいるわが国では、昭和時代のシステムを急速かつ大きく変革して、高齢社会を乗り切る必要がある。このため、平成時代は保健医療福祉制度に限らず、さまざまなシステムが改革され、また新たに創設されることになった。看護師等も、この激動する変化の中に当然、巻き込まれてきた。この結果、看護サービスの場は大きく拡大した。振り返れば、昭和時代は総じて、保健師は保健所、助産師は病院や助産所、看護師は病院・診療所において、看護サービスを提供している職種であった。

1）保健師によるサービスの変遷

　保健師は昭和時代の初期、国の「健民健兵政策」の一翼として、結核、赤痢などの伝染病予防、寄生虫予防、栄養改善、母子保護などのために、東京市京橋区と埼玉県所沢につくられた保健館で活動が開始された。第二次世界大戦後、保健師は国民病とまで呼ばれた結核対策や母子保健水準の向上のために、また経済の高度成長期には脳卒中対策、精神保健対策なども含めた活動を保健所を拠点として展開し、いずれも目覚ましい成果を残した。

　一方、1961（昭和36）年の国民皆保険の成立に寄与した全国市町村国保組合の国保保健婦は、過密過疎の時代の流れの中で、地域の健康問題に取り組み国保医療費の適正化に貢献した。その後、産業振興による市町村国保の被保険者の減少により、1978（昭和53）年の「国民健康づくり」政策（HFA）を背景に、国保保健婦は市町村衛生課に身分移管された。

　1994（平成6）年に保健所法が「地域保健法」に改正されたことにより、保健師の活動は大きく変化した。地域保健法においては、保健所は危機管理を含む健康に関する市町村間の調整や専門的・技術的な助言を主に担うことになり、住民に身近な母子保健、老人保健、精神保健などのサービスは、市町村が担うことになった。このため、市町村で活動する保健師の需要が増大した。

　2000（平成12）年から施行された介護保険法は市町村が保険者であるため、市町村保健師には、介護予防サービスの提供が求められるようになった。2008（平成20）年度からは、生活習慣病・メタボリック症候群の予防に向けて、特定健診・保健指導が導入され、食事・運動などの生活習慣の変容、体重減少など国民の健康づくりに大きく貢献している。

2）助産師によるサービスの変遷

　昭和20年代前半の子どもの出生場所は、95％以上が自宅であった。その後、施設内分娩が急速に拡大し、1960（昭和35）年には施設内分娩が自宅分娩を上回った。

　このような変化は、助産師のケアのあり方にも影響を与え、助産所中心の時代に比べ、助産ケアは医療的な色彩の濃いものになった。本来、分娩は生理的な過程であることから、正常産は助産師が独立して行うことができるものとして保助看法で位置づけられおり、医療法上でも助産所の開設が許可されている。

　一時、病院・診療所での出産は安全であるという考えが肥大化する風潮の中で、助産所は減少していたが、最近は微増しており、2011（平成23）年末の助産所開設者は947名となっている。

　なお、2008（平成20）年に助産所の嘱託医師制度が60年ぶりに一部改正され、産科・小児科を専門

とする嘱託医師と24時間の緊急対応の可能な嘱託医療機関を定めておくこととされた。これは、助産所においても緊急対応が必要な事例があり、安全で安心できる出産環境の確保のためである。

助産師のケアは、近年では妊娠・出産期に限らず、小学生への命の教育、思春期の子どもたちへの性教育、不妊家族へのケア、「誕生死」を経験した家族へのケア、育児期家族へのケア、更年期女性へのケアなど、リプロダクティブ・ヘルスの概念に基づいた幅広いサービスが行われるようになってきている。

近年、産科医師不足が社会問題化したことを契機に、病院・診療所に就業している助産師たちの中には、「院内助産所」において正常産を自分たちの手に取り戻す動きが出てきた。また、妊婦検診や保健指導・相談などを「助産師外来」で行う動きも活発化している。政府は、こうした活動を推進すべく補助金を措置していることから、今後の発展が期待されている。

3）看護師によるサービスの変遷

看護師の働く場は、この65年間余で最も顕著に拡大した。看護サービス提供の場の拡大、看護の役割拡大の直接的な引き金は、厚生省の「看護制度検討会報告書」（1987〈昭和62〉年）と言えようが、これに先んじて、日本の看護界に大きな影響を与えた3つの国際的な会議のことを忘れてはならない。

その一つは、1977（昭和52）年の第16回国際看護婦協会（ICN）東京大会の開催である。この大会では、地域看護・プライマリーヘルスケアと卒後教育・継続教育の強化が重要であるという認識が世界の看護指導者共通のものとなった。

また、1978（昭和53）年には、WHOとUNICEF共催のプライマリーヘルスケアに関する会議において、アルマ・アタ宣言が発せられ、"Health For All（HFA）すべての人に健康を！"の実現に向けて、看護に最善の寄与が求められることとなった。

このような世界の看護の動きに加えて、1986（昭和61）年には、WHO主催の「世界看護指導者会議」が東京で開催され、HFA推進には看護職のリーダーシップが大切なこと、リーダーシップの強化方策などが議論されたのであった。

このような世界の動きを敏感に感じつつ、「看護制度検討会報告書」の提言では、当時わが国に存在しない専門看護師と訪問看護師の育成の必要性、活動に対する期待が述べられている。これを契機に、専門看護師は日本看護協会において検討が開始され、訪問看護師は厚生省が1992（平成4）年の老人保健法の改正において、老人訪問看護ステーション制度として確立するに至った。

（1）訪問看護サービス

1994（平成6）年の診療報酬改定により、訪問看護の対象者は、老人のみならず青壮年期のがん終末期の患者や難病患者などにまで拡大し、すべての在宅療養者が訪問看護サービスを受けることが可能となった。1992年に行われた第二次医療法改正において、新たに患者の居宅も医療の提供の場として位置づけられていたこともあり、訪問看護サービスは確固とした制度となった。訪問看護ステーションの設置数は、2000（平成12）年の介護保険制度の開始までは毎年順調に伸びたが、介護保険制度下では介護サービスとの競争が必至となり、伸びは鈍化した。しかしながら、慢性期から終末期までの療養者にとっては、生活の質を維持・向上させるという点から在宅医療のニーズは高く、医療機能の分化・連携の強化など医療政策の面からも在宅医療を支える訪問看護ステーションは重要な位置を占めており、社会からの期待は大きい。

この訪問看護制度の特徴は、看護師が管理者となることとされており、診療報酬や介護報酬を直接

受け取ることができる点である。被雇用者としての歴史しか持てなかった看護師にとっては大きな前進と言える。ただし、規模が小さい場合は経営的には赤字になっていることも多いと報告されており、規模の拡大が課題となっている。

(2)専門看護師・認定看護師育成制度の始まり

　専門看護師については、日本看護協会がその実現に向けた積極的な取り組みを行った。アメリカでは高度実践看護師には大学院修士課程修了者であることが求められていることから、わが国においても「専門看護師」は大学院で教育することとされた。一方、わが国の臨床で働いている看護師には、専門学校卒業生が圧倒的に多いという実態を踏まえると、他の名称による専門性の高い看護師の育成も必要と考えられ、「認定看護師」の制度も創設された(**表1**)。

　専門看護師は1996(平成8)年に初めて精神看護とがん看護の分野で認定され、以後、地域、老人看護など13の専門看護分野に広がり、1,266名(2014〈平成26〉年3月現在)が認定されている。認定看護師は、感染管理、皮膚・排泄ケア、緩和ケア、不妊症看護など21の認定看護分野、1万2,452名(2014〈平成26〉年3月現在)に上っている。診療報酬では、2004(平成16)年の外来がん化学療法ケア加算、2006(平成18)年の褥創ハイリスクケア加算、2012(平成24)年の感染防止対策加算などで認定看護師の配置が求められ、評価されている。

　こうした専門的な看護が評価されるようになってきた背景には、看護研究者による明確なエビデンスが中央社会保険医療協議会を説得できたという事実がある。これはさらに、外科医・内科医とともに看護系学会等社会保険連合(看保連)としての活動に発展している。

　2007(平成19)年からは、病院等の医療機関の情報提供を推進する観点から、専門看護師と認定看護師の配置を広告に掲載できるようになった。看護管理の面からも広告の解禁を上手に活用し、国民が看護の専門性を理解する機会となっている。専門看護師は、テレビや新聞紙上などで取り上げられたことにより、国民の関心も高まってきている。

　本項では訪問看護師と専門看護師、認定看護師について述べてきたが、これ以外にも医療安全管理者、治験リサーチナース、地域連携担当ナース、移植コーディネーターナースなど、多様な領域で看護師が活躍しているが、今後さらに多様化するヘルスニーズに対応していくことが求められよう。

表1　専門看護師・認定看護師の養成分野(2013年4月現在)

専門看護師 (13)	1)がん看護 2)精神看護 3)地域看護 4)老人看護	5)小児看護 6)母性看護 7)慢性疾患看護 8)急性・重症患者看護	9)感染症看護 10)家族支援 11)在宅看護 12)遺伝看護	13)災害看護
認定看護師 (21)	1)救急看護 2)皮膚・排泄ケア 3)集中ケア 4)緩和ケア 5)がん化学療法看護 6)がん性疼痛看護	7)訪問看護 8)感染管理 9)糖尿病看護 10)不妊症看護 11)新生児集中ケア 12)透析看護	13)手術看護 14)乳がん看護 15)摂食・嚥下障害看護 16)小児救急看護 17)認知症看護 18)脳卒中リハビリテーション看護	19)がん放射線療法看護 20)慢性呼吸器疾患看護 21)慢性心不全看護

13 チーム医療と看護の役割拡大の動向

「チーム医療」という用語は、1960年代の病院ストを契機に、国が設置した「病院経営管理改善懇談会」において、病院組織の近代化を図るための改善策として、看護管理の重要性、看護部の設置などに加えて、チーム医療の必要性が示されたとされる[8]。しかし、チーム医療の概念が根づく前に、新しい医療関係職種が次々と誕生した昭和時代には、深く意識されないままに長い時間が経過した。

2010(平成22)年3月、厚生労働省「チーム医療の推進に関する検討会」報告書において、ようやくその概念が明確に、「チーム医療とは、医療に従事する多種多様な医療スタッフが、各々の高い専門性を前提に、目的と情報を共有し、業務を分担しつつも互いに連携・補完し合い、患者の状況に的確に対応した医療を提供すること、と一般的に理解されている」と示された。

わが国の医療は歴史的には医師・歯科医師の一人開業から始まったが、今日の高度化・専門化した医療現場では、多くの医療専門職の連携・協働がなければ安心で安全な質の高い医療を提供することはできない。このためチーム医療は今日の医療提供におけるキーワードとさえ言えよう。しかし法制面から見ると十分なものとはなっていない。医療提供の理念や場を規定した「医療法」においてさえ、チーム医療の考え方がわずかに反映されたのは1992(平成4)年の改正によってであった。医療法第1条の2には「医療提供の理念」が定められているが、この条文中に医療の担い手として医師、歯科医師に加えて、薬剤師、看護師の職種名が初めて明示されたのである。しかしながら、この条文からは前述した医療専門職の連携・協働という、今日的な活きたチーム医療をイメージすることはできない。

1990年代の終わり頃から名だたる大学病院等での重大な医療事故が報道され、社会問題化した。医療安全への国民の強いニーズが明らかになるに従い、患者の身近で24時間活動し、与薬などの多くの医療行為の最終実施者となる看護師の立場と役割の大きさ・重さが再認識されるようになり、やがて、医療安全や感染管理等のチームの中で、組織横断的に活動する看護師の役割が拡大し、脚光を浴びるようになったのである。

看護師の役割拡大は時代の要請であったとも言える。日本の医療水準を上げるためには、看護師が主体的にできる業務が少なすぎる、看護師が自分の判断でやれることを明確にすべき、と医師でもある坂口力厚生労働大臣が著書『タケノコ医者』(光文社刊、2001年)に記したのである。このような背景から、2002(平成14)年に開催された「新たな看護のあり方に関する検討会」(座長：川村佐和子)では、「療養上の世話」は看護師の責任で判断すべきものであること、包括的な医師の指示の下で、在宅がん終末期患者の疼痛緩和ケアにおける麻薬等の適時・適切な投与、在宅で死を迎えた患者への対応など、医師との連携のあり方が示された。また、本検討会の中間報告書では、1951(昭和26)年以来、法的にそれまで明解にされてこなかった「静脈注射」を診療の補助に含むよう法律解釈の変更が提言され、これに基づいて静脈注射は50年ぶりに看護師も行えるようになったのであった。

一方、わが国の社会経済の活性化を意図して、政府ではさまざまな規制の改革・緩和が進められてきたが、それは医療分野にも及んでいる。その中で、2007(平成19)年12月25日、内閣府の規制改革会議第二次答申がなされた。そこには、医師不足対策の一環として、医師が行うとされている医療行為のうち、看護師等医師以外の医療従事者でも実施可能なものについては、積極的に実施を認める方向を打ち出すことに加え、諸外国の状況を踏まえてナース・プラクティショナーなどの職能の導入についても言及されているのである。この答申の3日後、「医師及び医療関係職と事務職員等との間等で

の役割分担の推進について」(厚生労働省医政局長通知 2007年12月28日)が出された。内容としては、医師の事前の指示の範囲内での薬剤投与量の調節、救急医療等における診療の優先順位の決定、診療前の看護の情報収集と補足説明など、医師と患者の意思疎通の調整など8項目にわたる看護師の役割が示されており、看護師の業務の拡大と責任がより大きくなることを実感させる内容であった。

看護師の役割拡大については、"学者の国会"とも言われる「日本学術会議」においても積極的な議論が展開された。2008(平成20)年6月、「医療のイノベーション検討委員会」は、要望「信頼に支えられた医療の実現―医療を崩壊させないために」を公表した。その中で、「現在医師のみが実施し得るとされている医療行為の一部について、看護師など、適切な教育を受け、必要な知識と能力を有する他の職種に移譲していくことについて、速やかに検討すべきである。高度の専門性を有する他職種にこのように業務を委譲していくことは、医療の質の向上とともに医療の効率化にも寄与し得るであろう」と述べ、「日本の医療制度は、職種による業務制限の大幅な見直しを含む、本当の意味でのチーム医療への体制変換が求められている」と指摘している。

続いて同年8月、日本学術会議健康・生活科学委員会看護学分科会(委員長：南裕子)では、提言「看護職の役割拡大が安全と安心の医療を支える」を公表した。提言の一つは、専門看護師は大学院修士課程において、看護学の視点でキュアとケアを統合させて治療過程を推進する系統的な教育を受けていることから、アメリカ等の高度実践看護師(Advanced Practice Nurse：APN)を含む海外の実績を参考にしながら、専門看護師教育課程の見直しを行い、その上で裁量の幅を拡大できる制度を整えるべきということであり、もう一つは、認定看護師や助産師の役割拡大についてである。特に医療過疎地域、在宅医療の場、助産関連機関、精神病院、高齢者施設、小児救急への対応などにおける看護師等の役割拡大についてはできるだけ早く検討を行うべきこと、認定看護師の行う医療処置については、その能力に沿って裁量の幅を広げることを検討すべき、というものであった。

専門看護師の教育課程の見直しについては、日本看護系大学協議会高度実践看護師制度推進委員会において検討が重ねられ、2009(平成21年)3月に改正案が公表され、2011年には総会で承認されている。その内容は、従来の教育課程26単位を、高度なフィジカルアセスメント、病態生理学、臨床薬理学の教育などを追加した38単位とするよう提案しており、これによりキュアとケアを統合した看護の提供の可能性が拡大すると考えられたのである。

日本学術会議看護学分科会はさらに、2011(平成23)年9月、提言「高度実践看護師制度の確立に向けて―グローバルスタンダードからの提言―」を公表した。ここでは、①グローバルスタンダードを念頭においた高度実践看護師制度の創設、②適切な認証制度の確立、③医療行為の規制緩和による各医療専門職の高い専門性を活かしたチーム医療の推進が提言されており、真の意味でチーム医療を実現するためには、各職種の裁量の拡大と自律的な判断が可能なように規制を緩和すべきとしている。

冒頭に述べた「チーム医療の推進に関する検討会」の報告書(2010年)では、"看護師はチーム医療のキーパーソン"として大きな期待が寄せられているとして、看護師の役割拡大のあり方として、特定の医行為を行うことができる特定看護師(仮称)の提案がなされた。引き続いて開催された「チーム医療推進会議」では、約3年にわたる長い議論の結果、2013(平成25)年3月、「特定行為に係る看護師の研修制度」(案)として報告された。現在、関係者からの最終的な意見を求め、同案を踏まえた法制化がなされるところである。

看護師の役割拡大のあり方は、医療の高度化・専門化、超高齢社会、医師・看護師等の不足、看護教育の高等教育化、グローバル社会など多様な事象を背景として、政府はもとより職能団体、学術団体、教育団体、さらには国民世論などを巻き込んだ大議論となっており、今後の推移が注目される。

14 国際機関との連携

　1952(昭和27)年4月末のGHQの撤退とともに、わが国の自立・自律が進んだが、それは国際連合を始めとする国際機関への加盟・復帰をも果たすことになった。看護の観点からは、WHO(世界保健機関)やILO(世界労働機関)への再加盟が1951(昭和26)年に実現し、その後の国際的な連携が進んだ。

1) WHO西太平洋地域事務局

　WHOでは、1953(昭和28)年に西太平洋地域事務局(WPRO)において「看護教育と看護管理に関するセミナー」が開催され、これに当時の厚生省の金子光看護課長が参加している。これを契機として、1955(昭和30)年から3年間、わが国の看護教育の技術援助のため、キャサリン・ライマン女史がWHOから派遣された。彼女は、国立公衆衛生院(現国立保健医療科学院)において、保健婦・助産婦・看護婦学校の専任教員の育成に関して指導を行った(本書4章参照)。保健婦の研修しか行っていなかった公衆衛生院において、看護の質向上のために最も重要な人材の育成を、助産婦、看護婦に拡大して取り組んだことは意義深いことであった。その後、1961(昭和36)年には、WPROによる看護管理セミナーが東京で開催され、「看護管理の定義」が定められたことは、本章4項に述べた通りである。

2) WHO世界看護指導者会議の開催とWHO協力センターの指定

　すでに述べたように、1978(昭和53)年には、WHOとUNICEF共催のプライマリーヘルスケアに関する会議において、アルマ・アタ宣言が発せられた。そして"Health For All：HFA(すべての人に健康を！)"の実現に向けて、看護にも最善の寄与が求められることとなった。さらに1986(昭和61)年には、WHO主催の世界看護指導者会議が東京で開催され、HFA推進には看護師のリーダーシップが大切なこと、リーダーシップの強化方策などが議論されたのであった。また同年12月、HFAの推進に向け、西太平洋地域事務局(WPRO)主催「プライマリーヘルスケアにおける看護の役割」に関するワークショップがマニラで開催され、日本から草刈淳子(当時千葉大学看護学部看護実践研究指導センター助教授)が参加した。このような事柄を通じて、日本の看護師にとってWHOは身近で強力な存在になっていった。

　WHOではさまざまな専門領域ごとにWHOの活動を研究面で協力するセンターの指定を行っているが、1990(平成2)年、日本で初めての看護のWHO協力センター(WHO Collaborating Centers for Nursing & Midwifery)が誕生した。プライマリーケアに関する協力センターとして聖路加看護大学、千葉大学看護学部、東京大学医学部保健学科および国立公衆衛生院看護学部の4施設が連携・共同した形で指定されたが、2004(平成16)年からは聖路加看護大学単独での指定となった。2007(平成19)年には、兵庫県立大学地域ケア研究所が災害看護に関するWHO協力センターとして2番目の指定を受けた。看護に関するWHO協力センターは現在、世界に約40あり、これらはグローバルネットワークを形成している。

　毎年5月に開催される世界保健総会(WHA)には、世界の看護リーダーがジュネーブに集まる。特に「看護・助産の強化」が議題となっている年には、国際看護師協会(International Council of Nurses：ICN)、国際助産師連盟(International Confederation of Midwives：ICM)などの非政府組織(NGO)も参加して、さまざまな規模の集会が開催される。従来、世界保健総会に出席する日本政

府代表団に看護職が入ったことはなかったが、2003(平成15)年には厚生労働省の田村やよい看護課長が初めてのメンバーとして、また南裕子日本看護協会長が顧問として参加している。「看護・助産の強化」の議題に関して日本の現状および課題等について報告がなされ、世界の保健・看護行政担当の看護師や看護協会長たちとの意見交換、ネットワークづくりが行われた。これは2005(平成17)年のICN会長選挙において、東洋から韓国に次ぎ2人目の会長となった南裕子が当選する素地になったとも言えよう。

3) ILO条約(149号)・勧告(157号)

国際労働機関(ILO)は看護職員の雇用、労働条件の改善などに関してWHOおよびICNと連携してその改善を図ってきた。1958(昭和33)年には「ILO看護婦の労働・雇用条件に関する特別専門家会議」に湯槇ます日本看護協会長が出席するなど、わが国の看護師は労働関係の国際舞台でも活躍してきた。その中で、1977(昭和52)年の第16回ILO総会において採択された「看護職員の雇用及び労働・生活条件に関する条約(149号)・勧告(157号)」は、「低賃金と劣悪な労働条件の改善」を掲げて病院ストを経験してきた日本の看護職員に、大きな希望と衝撃を与えた。

このILO総会には、厚生省から清水嘉与子看護課長が出席している。日本看護協会や労働組合は、政府にこの条約・勧告の批准を強く働きかけてきたが、条約第6条にある「教育休暇」がないなど、日本は労働法制上における諸条件が異なることから、批准されないまま今日に至っている。やむなく、別途県条例によって県職員を対象に「教育休暇」を制度化した所もある。

4) 看護職に関わる国際的NGO ― ICNとICM

職能に関わる代表的な国際機関としては、前述のICNとICMがある。日本の看護に対して、これら国際的NGOが与えた影響は極めて大きい。

1977(昭和52)年には、ICN第16回4年毎大会が東京で開催された。この大会はアジアで初めてであり、79カ国の参加があった。日本看護協会の大森文子会長を中心として、都道府県支部挙げて大会を大成功に導いた。この大会はアルマ・アタ宣言が出される前年ということもあり、大会の成果として、地域看護・プライマリーヘルスケア(PHC)の重要性と、継続的な看護の発展には卒後教育・継続教育の強化が重要という認識が世界の看護指導者共通のものとなった。また、大会の最後にドロシー・コーネリウスICN会長が掲げた合言葉は"accountability"であった。当時は「責務」と訳されたが、専門職としての「説明責任」の意味が強いものであり、PHCにおける看護師の役割の拡大に応えるものと考えられた。

また、1990(平成2)年には、第22回ICM学術大会が前原澄子(当時千葉大学看護学部母性看護学教授)ICM会長の下、日本看護協会(会長:大森文子)、日本助産婦会(会長:伊藤隆子)の共催で行われた。この大会では世界の助産師たちの研究活動の交流を通じて、日本の助産師の活躍を国内外に広くアピールすること、専門職の実践を裏付ける助産学の確立を確認することであった。

ICNにおいては、2005(平成17)年5月、日本人初の会長として南裕子が就任した。大規模な自然災害、テロ・紛争、新興感染症、飢餓・貧困など、世界の健康問題にICNとして貢献するために、「harmony：調和」の合言葉を掲げ、世界の看護職の結集と努力を訴えた。2007(平成19)年には、南ICN会長、久常節子日本看護協会長の下で、横浜においてCNR会員代表者会議と学術集会が開催された。「最前線の看護者たち：予期せぬ事態に立ち向かう」のテーマの下に121カ国3,900名が集い、人材確保、規制、医療安全、災害など看護現場の課題の検討がなされた。

15 経済連携協定と外国人看護師の受け入れ

　看護職者の国家間移動は、最近始まったことではない。第二次世界大戦後、多くの日本人看護師がアメリカに留学したように、その契機は教育や結婚、就労など多様である。しかし、近年は、経済のグローバル化の進展とともに、看護師の国家間移動はより顕著となっており、労働力の流動化は避けられない現象となっている。今世紀になって、わが国は経済の活性化を図るために、東南アジア地域を中心に2国間の貿易協定を結ぶ動きを活発化させてきた。これは経済連携協定(EPA)もしくは自由貿易協定(FTA)と呼ばれ、日本は2012(平成24)年11月時点で13カ国との協定を締結している。その中には、看護師および介護福祉士を送り出すフィリピン、インドネシアおよびベトナムが含まれている。インドネシアからは2008年、フィリピンからは2009年に受け入れたが、ベトナムからの受け入れは2013(平成25)年2月現在、実現していない。

　外国人看護師の受け入れに当たってのわが国の基本的な方針は、以下のようである。①国の雇用基本計画にあるように、社会・経済の活性化のため専門的・技術的な労働力は積極的に受け入れる。②看護師免許・資格の相互認証は行わない。看護師として就業するには、日本の看護師国家試験合格を求める。合格までの間は看護補助者として就業する。③雇用条件は、日本人の看護師および看護補助者と同等以上とする。④看護師の需給は基本的に日本人によるものとし、外国人看護師の受け入れを看護師不足の解消手段とはしない。

　外国人看護師は、入国後6カ月間の日本語やわが国の看護、医療、文化等の研修後、各地の病院で看護助手として就業しながら国家試験の受験準備をする。国家試験に合格すれば、在留資格の更新をしつつ半永久的に在留が可能となる。しかし、受験機会は3回までとされており、この間に看護師国家試験に合格できなければ帰国することとなっている。しかし、これまでの結果では国家試験合格率は芳しくなく、社会からの批判もあったため、厚生労働省ではさまざまな対策を取りつつある。具体的には、「試験問題の漢字にふりがなを振る、病名に英語表記を加える、試験時間を延長する、3回目の試験で一定以上の点を取った者に在留の延長と4回目の受験を可能にする」などである。また、保助看法上は外国で看護師教育を受けた者は准看護師試験を受験することが可能なことから、准看護師免許を取得する者も現れている。これは、経済連携協定の当初の趣旨とは異なるため、今後、問題化する可能性を含んでいる。

　外国人看護師を受け入れた病院では、職場の活性化や職員のコミュニケーション能力の向上などの好ましい評価がある一方、受け入れ自体に伴う経済的負担に加え、国家試験準備のための教育や日本語教育などの新たな負担増となっているという実態も明らかにされてきている。また、国家試験に合格しても本国に戻る者もおり、受け入れた病院関係者には戸惑いが広がっているとの報告もある。

　一方、外国人看護師自身の日本での体験についての研究では、看護補助者として就業することによって、看護師としてのアイデンティティの揺らぎや専門技術が低下することへの不安、自国では未経験の認知症高齢者ケアについての驚き、日常生活習慣や動作の違いによる戸惑いなど、日本語だけではない困難が明らかになっている。

　外国人看護師たちが日本人とともに働く光景は徐々に拡大している。わが国の看護師にとっても異文化に触れることで、多くの刺激があり学びもあろう。国際交流の観点からも相互に意義のある制度として機能することが期待されている。

4 看護教育の変遷

執筆担当：氏家幸子／福本 恵

4

1 はじめに/第二次世界大戦終戦まで（明治・大正・昭和前期）の看護教育

いま、看護教育は大きな変革のときを迎えている。つまり、看護を取り巻く環境の急速な変化の中で、看護職者には人々に適切な看護を提供することが求められており、看護教育には、この適切な看護ができる人材を育てることが期待されているからである。今日、200を超す勢いの看護系大学設置の動向が、それを物語っている。

わが国における看護教育は、1885（明治18）年に東京で、1886（明治19）年に京都で始められた。「看護教育」については種々の概念があるが、本章では、看護教育を保健師助産師看護師法（以下、保助看法）による保健師・助産師・看護師（准看護師を含む）の資格を得るための教育として述べる。

まず、保助看法制定に至るまでの旧制度と称されている三規則、すなわち1899（明治32）年公布の産婆規則、1915（大正4）年公布の看護婦規則、1941（昭和16）年公布の保健婦規則による制度と内容を、現在の看護教育の前提として記述する。旧制度の看護教育が、どのような医療事情や社会の中で存在していたかを知ることは、現在の看護教育に活かす資料としてだけでなく、看護の本質を思考する上でも欠かせないと考えるので説明する。

現在行われている看護教育は、旧制度の教育から保助看法による教育へ、すぐに変更されたのではなく、終戦後の混乱した中での連合国軍最高司令官総司令部（General Headquarters Supreme Commander for the Allied Powers：GHQ/SCAP；以下、GHQ）の指導や日本の看護職者の努力によるものである。

そして、高等学校卒業者に3年の教育をして、国家試験合格者に看護師免許を交付する教育制度は、保助看法制定の前年、1947（昭和22）年の「保健婦助産婦看護婦令」公布から始まった。

現行の看護教育のカリキュラムの出発となった「保健師助産師看護師学校養成所指定規則」は、1951（昭和26）年8月に制定された。この指定規則に基づくカリキュラムは、看護教育の発展や人々の看護へのニーズにより、数次にわたって改正されてきている。直近の教育内容に係る大きな改正は、2011（平成23）年4月から実施されたものである。このカリキュラムは、看護をめぐる環境に配慮した質の高い看護を提供するために、学生の看護実践能力を強化する教育を求めている。

以上のことを勘案して、本章では看護教育の変遷を、保助看法制定以前（旧制度）の教育は職種別に述べ、保助看法制定後は医療・社会の変化も加えて看護教育の内容を述べる。また、近年の大学急増と、それに関連する大学院での専門教育や、公的な認定教育について説明を加える。他方、看護教育発展の道程を人材育成の方法として見れば、教育方法の多様化のプロセスとも重なる。このような多様化への対応や、さらなる看護学教育・研究の充実、発展を目指す方向性を探究する糸口になるであろう。

1）産婆教育

（1）「医制」と産婆教育

わが国の看護教育制度と言えるものは、産婆（助産婦）に関するものが最初である。1874（明治7）年「医制」が制定された。この「医制」の中に産婆に関する規定が定められ、翌1875（明治8）年に「産婆免許規則」が訓令されて、産婆教育が開始されることとなった。医制によって、産婆はその資格内容が明文化され、養成が始まったが、その教育の近代化は、1899（明治32）年7月19日に勅令として制定された「産婆規則」からと言える。「産婆規則」では、地方長官（政府から任命された府県知事）が行う試

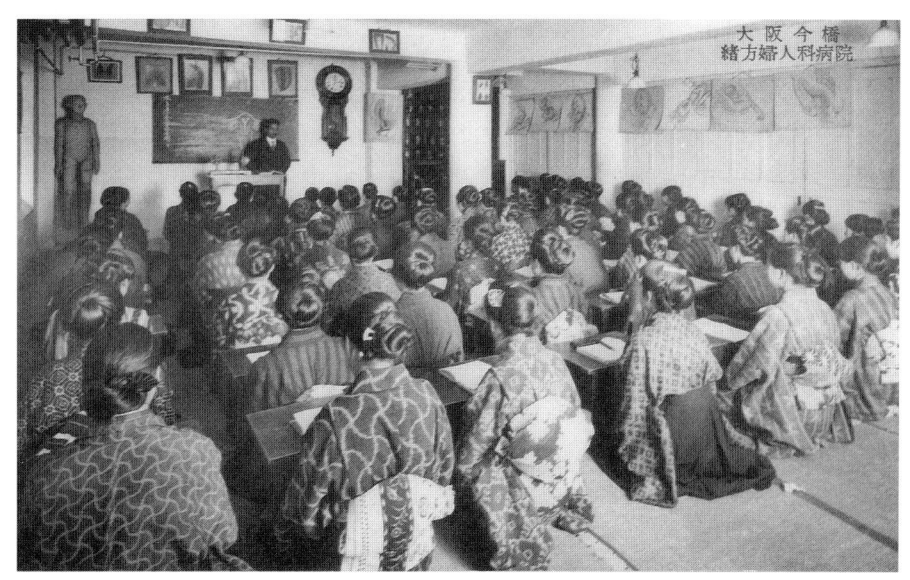

1 1921（大正10）年当時の産婆授業風景 産婆試験受験者のための講習。一生懸命に講義を聴く若い女性たちの正座した姿勢（財団法人洪庵〈緒方洪庵〉記念館所蔵）

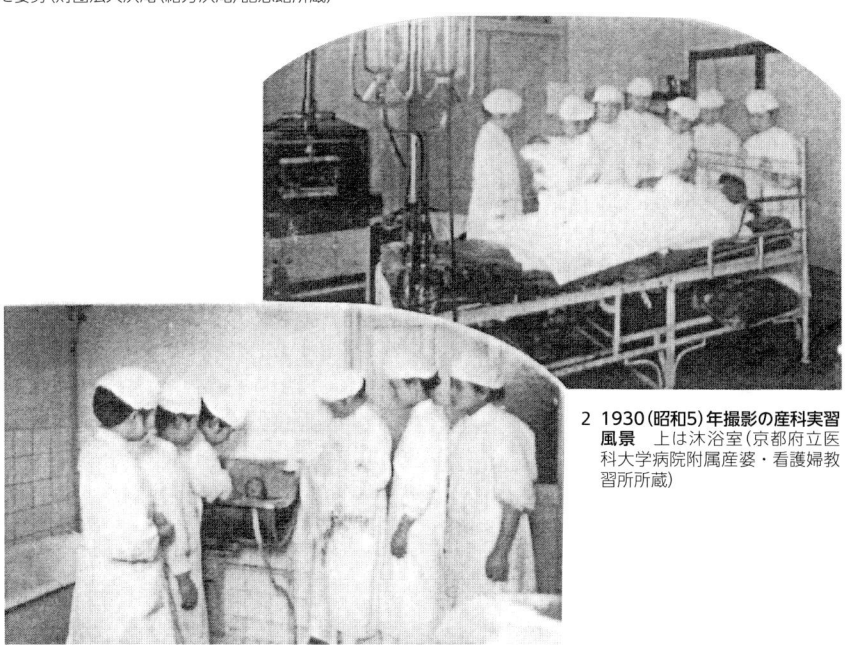

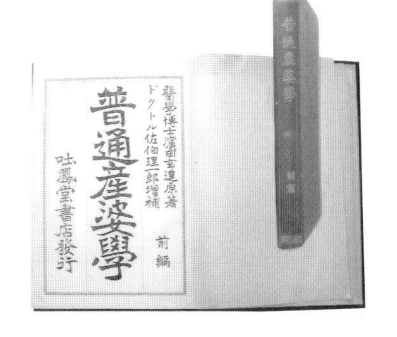

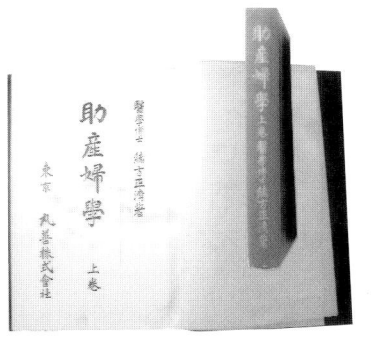

2 1930（昭和5）年撮影の産科実習風景 上は沐浴室（京都府立医科大学病院附属産婆・看護婦教習所所蔵）

3 「産婆規則」制定に伴う教科書 左は、産婆養成所を大学内に解説するようにと、意見書を出した帝国大学医科大学教授・濱田玄達原著、京都産婆学校を創設した佐伯理一郎増補の『普通産婆学』。右は、緒方助産婦教育所を拓いた緒方正清著の『助産婦学』。緒方は自説の「助産婦」を書名に記している。どちらも講習所生徒、産婆試験受験者講習会および独学にも使用された（財団法人洪庵〈緒方洪庵〉記念館所蔵を撮影）

看護教育の変遷 75

験、つまり1年以上産婆の学術を修業した人に学説試験をし、その合格者に実地試験が行われ、合格した20歳以上の女子が産婆名簿に登録することによって、産婆業務が実施できた。

さらに、1910(明治43)年の同規則改正によって、産婆資格取得は、①内務大臣の指定した学校または講習所を卒業した人、または、②産婆試験(いわゆる、検定試験)に合格した人となっている。①の学校または講習所は、入学資格を高等小学校卒業者として2年間の教育を行った。当時は、尋常小学校6年までが義務教育で、女子の高等小学校への進学はわずかであり、産婆学校・講習所の卒業生は当時としては高学歴女子と言えよう。検定試験については尋常小学校卒業でも受験可能であった。

その後、産婆の教育制度においては、1912(明治45)年に「私立産婆学校産婆講習所指定規則」ができている。なお、産婆規則による産婆には看護婦業務を行う資格はなかった。

(2)教育施設と教育内容

産婆の養成施設数は、1914(大正3)年までに1道3府33県で合計127校(公立16校、私立111校)が設立された(緒方正清の調査による)。そのうち、内務省令指定規則による産婆養成施設は9校、他は検定試験を受験するための短期の講習所であった。

これらの養成施設は、その名称に「産婆」を用いていたのに対し、「助産婦」の名称を用いた教育の始まりは、1892(明治25)年に大阪で設立された緒方助産婦教育所である。設立者の緒方正清は、わが国の新しい産婆教育に貢献した医師の一人で、彼は「産婆とは学術の素養なき老婆を示し、助産婦とは素養あり規定の試験を終へたるものの名称を表す」と記し、「助産婦」と改めるよう提唱した[1]。当時は名称の改正はされず、助産婦という名称が公称されたのは、1942(昭和17)年の「国民医療法」であり、正式な名称改正は1947(昭和22)年の「保健婦助産婦看護婦令」からである。また緒方は助産婦教育所設立後の1896(明治29)年、産婆改良に関して内務省に意見を開陳し、同時に『助産之栞』を発刊し、助産婦学会を起こし、卒後教育にも努めた。

産婆講習所の専門科目は医師によって教授された。内容は、解剖学大意、生理学大意、衛生学大意、食事療法大意、細菌学大意と消毒、産婆学(妊娠分娩および産褥の各期において、母体および胎児または新生児に起こる諸種の正常および異常の現象とその取り扱い)、臨床実習(産婆のなすべき妊婦産婦褥婦の実際について、診察および取り扱い並びに分娩介助の実際)、一般患者の取り扱いおよび患者の運搬法、婦人科臨床実習、婦人科手術介助、産科手術大要等である。また、普通科目には、修身、作法、家族、経済等があった。

(3)検定試験のための講習

検定試験を受験する人の教育は講習所等で行う他、産婆規則に医師の指導の下でと記載されているので、開業医の下で1年以上見習いとして働き、試験科目のほとんどは独学して、医師の証明書を得て試験を受けた人も多い。また看護婦規則制定後は、産婆と看護婦との教育を併せて3年で行う教育施設もあり、この場合は地方長官の認定によっていずれかの試験を受ける等のことがあった。

「産婆規則」から1947(昭和22)年の「保健婦助産婦看護婦令」制定までの間、産婆の教育制度に大きな変化はなかったが、「産婆規則」成立後から大正時代には、資格を持った産婆がそれぞれの地域で定着するようになり、人々の意識も資格を持った産婆に助産を依頼する方向に変化し、需要も増えていった。このため、優秀な人材が養成所に入学、あるいは講習を受けて検定試験を受験した。戦前は自宅分娩がほとんどであった。産婆は身近な存在として、出生児の母親や祖母から信頼され、各地方の女性のリーダーとしての役割を果たした人が多く、自立心のある女性の憧れる職業の一つであった。

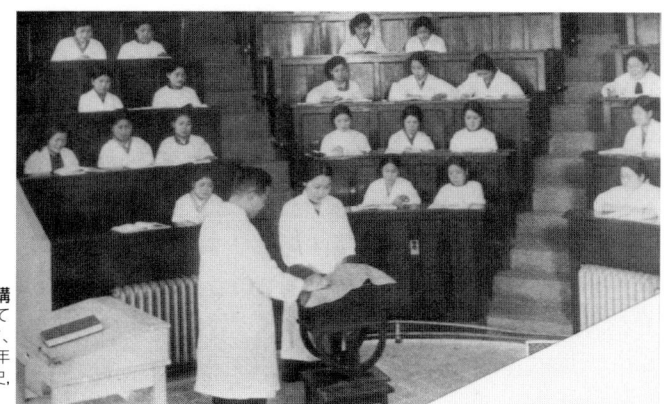

4 1934(昭和9)年頃の大学病院産婆講習所の講義　ファントームを使っての実技指導を受けている。階段教室は医学部の教室。着物にハカマ、和服用白衣姿（出典：大阪大学助産婦教育百年史編集委員会編，大阪大学助産婦教育百年史，1980）

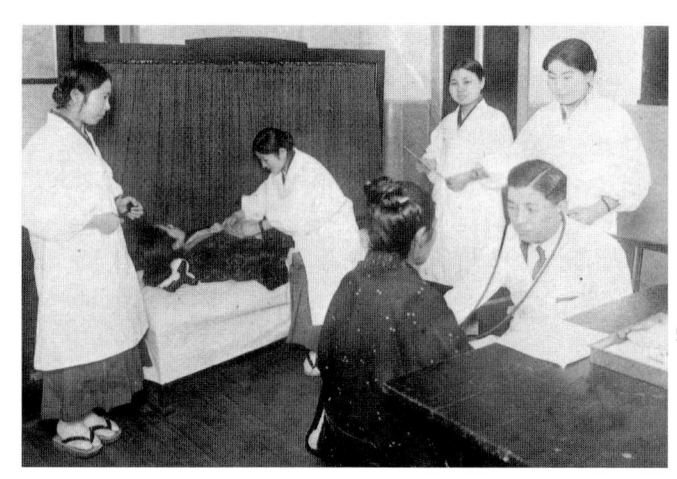

5 1932(昭和7)年頃の外来での妊婦診察実習風景　実習生徒の役割は左から、トラウベで児心音を聞く、腹部の診察と腹囲測定をする、医師の診療の介助。いずれも医師の監督の下に行われる。着物にハカマ、和服用白衣に草履姿（出典：大阪大学助産婦教育百年史編集委員会編，大阪大学助産婦教育百年史，1980）

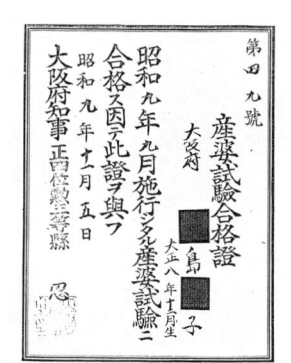

6 産婆試験合格證（検定試験）　当時の知事は政府任命の地方長官。知事の名前の上に官位の「正四位勲三等」を記している（個人所蔵）

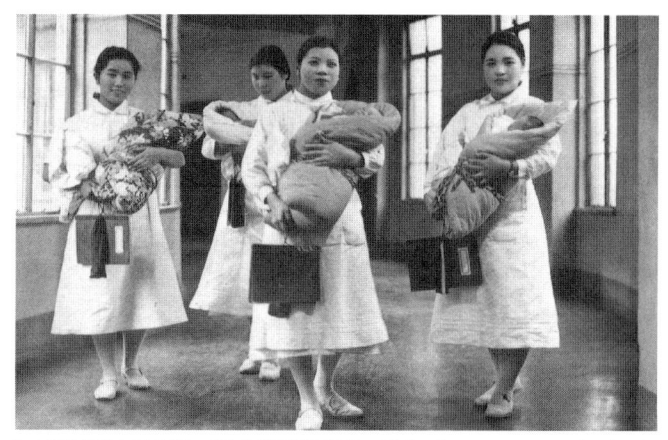

7 1938(昭和13)年頃の新生児沐浴送り迎え　当時は綿入れのおくるみ布団（正方形）を足元で折りたたんで巻いた。産婆講習所生徒は手に記録を持っている（出典：大阪大学助産婦教育百年史編集委員会編，大阪大学助産婦教育百年史，1980）

看護教育の変遷

2）看護婦教育

(1)看護教育の始まり

　わが国における看護教育の始まりは、1887(明治20)年前後である。高木兼寛らによる有志共立東京病院看護婦教育所(後の慈恵会付属看護婦講習所)、櫻井女学校付属看護婦養成所(東京)、新島襄らによる京都看病婦学校(同志社)が創設、続いて1889(明治22)年には帝国大学医科大学附属第一医院看病法講習科、日本赤十字社(以下、日赤)の看護婦養成所を挙げることができる。これらの学校の創設にあたっては、日赤を除いてキリスト教宣教看護師の直接的指導あるいはイギリスのナイチンゲールによる看護教育などを模範とする女子教育・西欧文化の受け入れとして開始された。良妻賢母が求められたこの時代に、女性として自立した生き方を求め、看護師という職業を選び取り、病める人々に対して看護に尽くし、先駆的に道を切り開いた人たちがいた。詳しくは、本書12章「看護の草創期」を参照されたい。

(2)国による看護婦教育の制度化

　1915(大正4)年6月に「看護婦規則」が内務省令として制定された。この規則によると、看護婦免許を取得するには年齢18歳以上(満16〜17歳)で、①地方長官の指定した看護婦学校または講習所を卒業した者、②地方長官の行う看護婦試験(いわゆる検定試験)に合格した者の2通りのコースとなった。該当者に地方長官から看護婦免状が下付され、この看護婦免許を所持しなければ看護婦と称して業務することができなくなった。この2コースによる資格取得方法は産婆に準ずるものであり、1900(明治33)年7月1日に出された「東京府看護婦規則」やその後の各府県の規則も同じである。検定試験受験の要件は、義務教育であった尋常小学校卒業以上で、医師の下で1年以上看護を学んだという医師の証明が必要であった。開業医の下では診療の介助やお手伝いさん的な仕事をし、試験科目の勉強は受験用学習書による独学が多く、高等小学校卒業以上を基礎学歴とする指定校卒業生との学びの差は大きかった。当時のわが国の医療の形態が開業医制を基盤としていたこと、つまり医療が私的な小企業として行われたという背景を押さえておく必要がある。

(3)教育課程の標準化

　看護婦規則制定の2カ月後、1915(大正4)年8月28日に「私立看護婦学校看護婦講習所指定標準ノ件」内務省訓令が定められた。それまで各都道府県別に定められていた看護婦学校または看護婦講習所における教育内容が全国的に標準化された。すなわち、①必要な校舎・実習病院を有し、適当な設備・器具を備えていること、②寄宿舎を設けること、③教育内容は、人体の構造及主要器官の機能、看護方法、衛生及伝染病大意、消毒方法、包帯術及治療器械取扱法大意、救急処置という看護婦試験科目に修身を加えた科目を教授すること、④生徒の入学資格は高等小学校または高等女学校2年以上の課程を終えた者、⑤修業期間は2年、⑥主要科目は医師が担当すること、⑦授業を3分の1以上欠席した者は卒業できず、という要件に該当する学校講習所が指定を受けることができた。指定の取り消し等は内務大臣に報告されるようになった。この学校講習所の修了者には無試験で免状が与えられた。

　さらに、この訓令の取り扱いについて「看護婦規則並私立看護婦学校看護婦講習所指定標準」が通達された。「看護婦規則」制定以前、看護婦に関する取締規程のない道府県において、官立・公立または日赤の学校講習所、修業2年以上の適切な設備を有する学校講習所の修了生、また他府県の看護婦試験に合格し免許を取得した18歳以上の者に対しては、この規則による免許が与えられた。言い換えると、看護婦規則制定までに府県で看護婦に関する規定があって府県の看護婦免許を得ていた者は看護

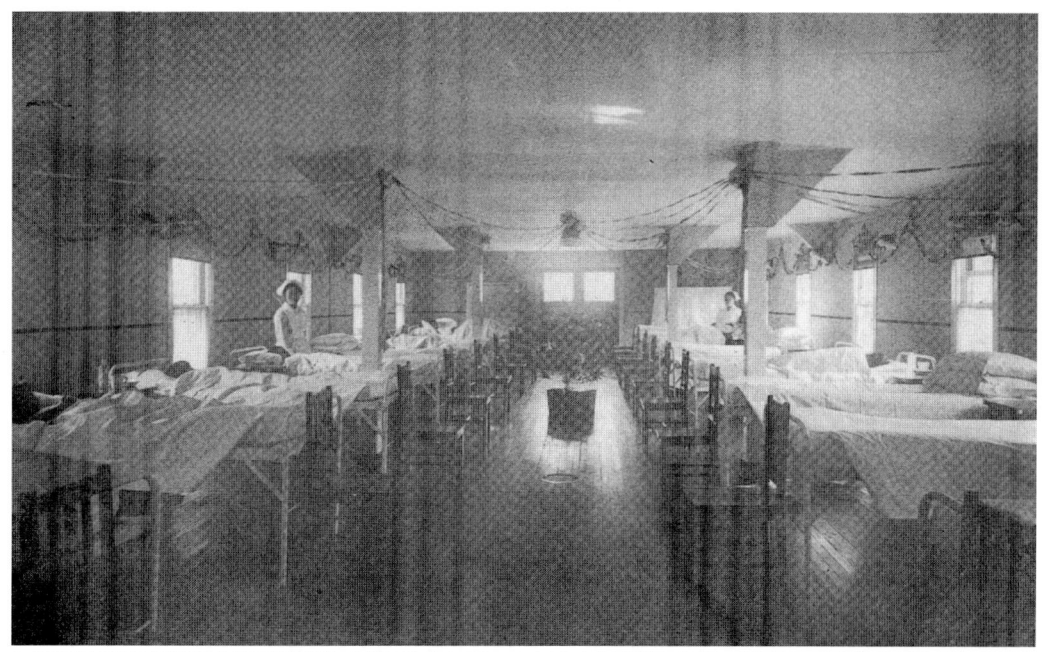

8 1925（大正14）年当時の生徒の実習病棟　昭和30年代までは、このような大部屋（20床くらい）は日赤・大学病院を始め当時の一流病院にもあった。処置や看護はプライバシー確保のためスクリーン（つい立）を立てて行った。個室は家族や派出看護婦が付き添うことが多いので、生徒の実習は大部屋で患者の身の回りの世話をしていた。大学病院では、学用病棟と称されていた医学研究や医学生も診療する医療費無料の大部屋が看護生徒の実習病棟であったことも多い（出典：50年史編集委員会編，聖路加看護大学50年史，1970）

9 昭和10年頃の包帯法の授業風景　看護婦規則の制定前およびその後も看護婦養成機関の中心は、日赤と医科系大学の看護婦養成所であった。授業はほとんど医師によって行われた。看護法は包帯法、罨法、担架法（患者運搬法）、消毒法が教えられ、罨法は、温湿布・冷湿布や湯たんぽ等の他、肺炎に「からし湿布」が終戦頃まで実施されていたので、授業として学んでいた（出典：大阪大学看護教育七十年史編集委員会，大阪大学看護教育七十年史，p.42, 1968）

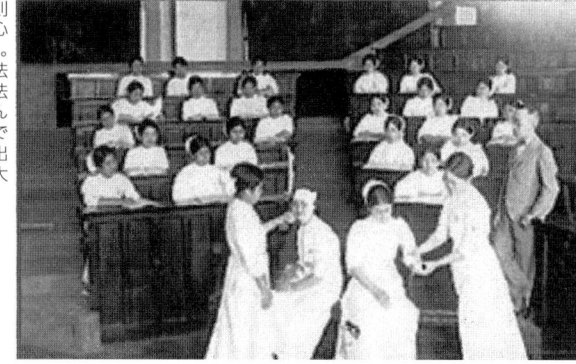

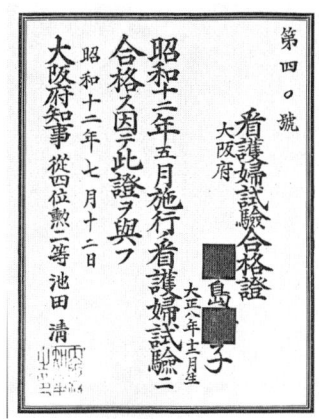

10 地方長官の試験に合格した人の合格証　いわゆる検定による看護婦試験である。統計資料はないが、養成所の卒業生よりも多い。戦時中の軍病院では、日赤出身の看護婦が婦長等の責任者になり、スタッフはほとんど検定合格者であった（個人所蔵）

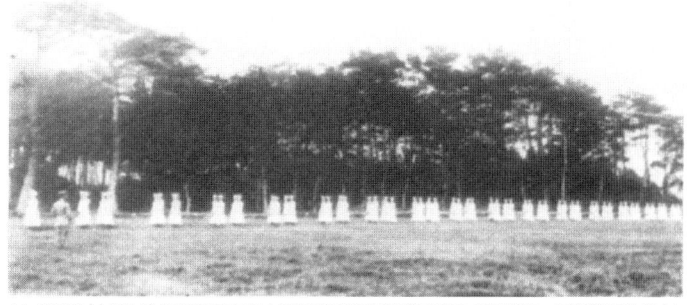

11 1925（大正14）年頃の日本赤十字社救護看護婦養成所の担架訓練　軍服姿の教官（左端）が指導している。日赤病院の敷地内に3万3,000㎡にも及ぶ「担架が原」と呼ばれる広い担架教練場が設けられた（出典：高橋政子，写真でみる日本近代看護の歴史，p.57, 医学書院，1984）

婦規則では地方長官による看護婦免許であるのでそれを適用し、それ以外のこれに類する看護の教育を受けて看護婦となった者も同じ既得権が適用されるとするものである。官立・公立の看護婦学校講習所の指定にも、この指定標準が準用された。なお、従来の看護婦養成所は、規則制定後に地方長官指定看護婦学校講習所として認可されたものと、指定標準に満たない学校とに分けられた。

　看護婦規則発布の翌1916(大正5)年に指定認可を受けた学校は日本全国で75校であり、医学校附属病院、日本赤十字社病院、府県立病院の学校講習所が主で、都市に多く集中していた。1926(大正15)年には152校に増えたが、地方には指定養成施設が少なく、私立病院や医院、派出看護婦会に住み込み見習い看護婦として働きながら短期の講習所に通う者や、独学で看護婦検定試験に挑戦し、免許を取得して看護婦になった者が多かった。検定試験の内容は、前述の「私立看護婦学校看護婦講習所指定標準の件」の記載③である。

(4) 戦時体制下の教育年限短縮による資格取得

　その後の看護婦教育は、看護婦規則によって行われた。しかし、日中戦争の戦局を反映して1941(昭和16)年10月3日に看護婦規則が改正され、免許取得年齢の18歳以上は17歳(満15～16歳)以上と繰り下げられた。同年12月8日に太平洋戦争に突入し、1943(昭和18)年12月18日には戦況急迫による看護婦増員の目的で「女子中等学校卒業者に対する看護婦免許に関する件」が文部省・厚生省共同で通達され、高等女学校で600時間、看護に関する科目の授業を行った学校は看護学校の指定を受け、卒業生には免状が与えられた。続いて1944(昭和19)年3月14日には、免許取得年齢が16歳(満14～15歳)に引き下げられた。また、看護婦学校講習所の教育年限を2年から1年半に短縮するなど、他の学校教育同様(高等女学校は5年が4年に)短縮された。さらに同年、10月3日の看護婦規則改正で検定試験受験資格特例として、医師の下での経験は女子中等学校卒業者が3カ月以上、その他は6カ月以上となった。当時の状況から見ると、中等教育は実業学校等で3年のところもあり、尋常小学校卒業後6カ月でも看護婦試験を受験し、合格者に看護婦免許が出された。

　このように看護教育も中等学校教育も教育年限が短縮した。また、中等学校教育では3年生以上は軍需工場などに動員され、1・2年生も多くの時間を勤労奉仕に行き、学業困難であった。終戦間際の1945(昭和20)年6月5日に帝国大学系と官立医科大学系の看護婦養成所は、勅令によって看護婦と高等女学校卒業の資格が取れる修業年限3年の厚生女学部となった。

(5) 看護教育の高等教育が始まる

　これら看護婦規則による教育機関の中で、先駆的な存在は聖路加である。1900(明治33)年1月に聖公会宣教医師として来日したルドルフ・トイスラー(Dr. Rudolf B. Teusler)は、医療の効果を上げるためには、医師と協力して働くことのできる看護婦が必要であるとして、1920(大正9)年、高等女学校卒業生に3年間の看護教育をする聖路加国際病院付属高等看護婦学校を設立した。カリキュラムや教育方法はアメリカとカナダの看護教育をモデルとし、看護教育の責任者をアメリカ人のナース、ミセス・セント・ジョン(Alice C. St. John)として、看護は看護婦が教育した。生徒は病院の看護要員ではなく、看護を学ぶ実習生であった。1927(昭和2)年に旧制専門学校の聖路加女子専門学校となり、ここに看護を学ぶ文部省認可の高等教育学校が出現した。また、この影響もあってか、看護婦養成所の入学志願者に高等女学校や実科女学校卒業者が多くなった日赤では、志願者の学歴の高まりに応えて学力の均質化を図るため、1933(昭和8)年に日本赤十字社救護看護婦生徒・救護看護婦長候補生養成規則を制定し、入学資格を高等女学校卒業者としている[2]。

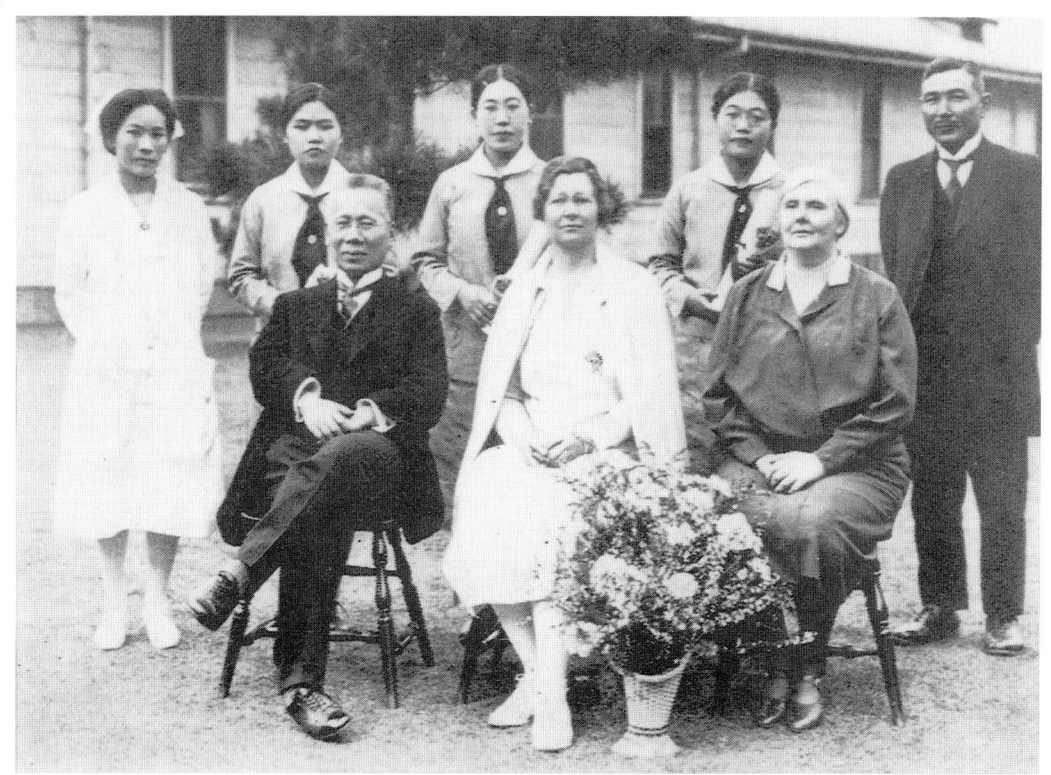

12 1931（昭和6）年研究科第1回生3名が卒業した　わが国の看護教育で初めての旧専門学校である聖路加女子専門学校1回生卒業者13名中、3名が研究科に進学して卒業した（写真後列中央の3人）。わが国の保健婦教育と活動の中心となった前田アヤ（左から2人目）、田島基（右から2人目）、四宮たけ（中央）である。前列中央は主事アリス・C.セント・ジョン、右は公衆衛生教育担当クリスチン・M.ヌノである（出典：50年史編集委員会編，聖路加看護大学50年史，1970）

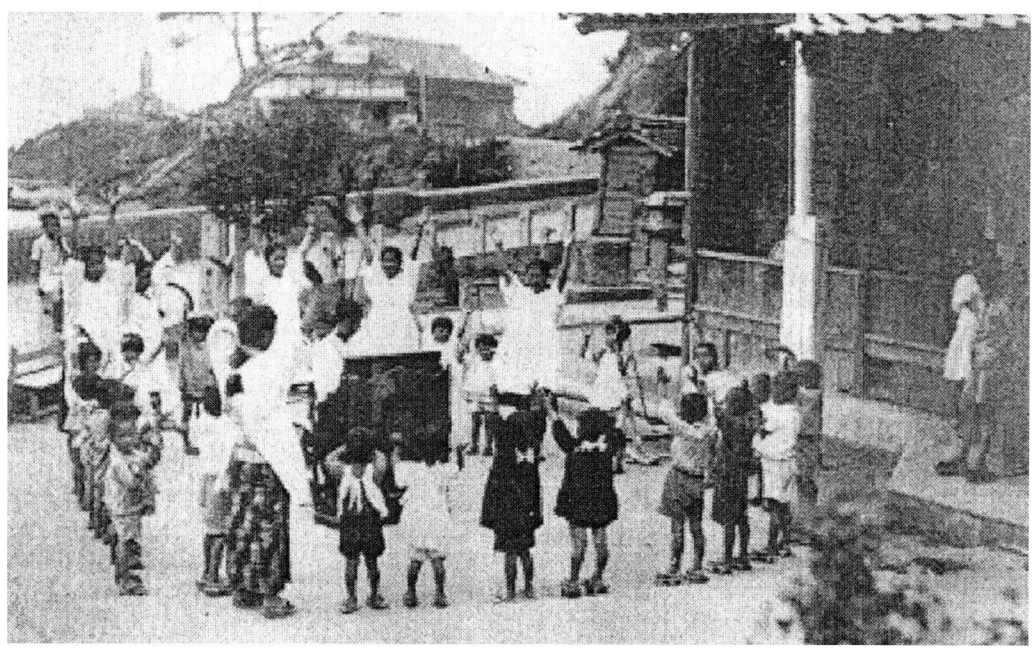

13 保健婦養成所の農村実習の風景　島根県社会事業協会松江・浜田社会保健婦養成所は、県立松江・浜田高等女学校に併設、開校されたコースである。第1期生から7期生まで197名が卒業している（出典：草分けの保健婦養成, 島根県立保健婦専門学院, 1985）

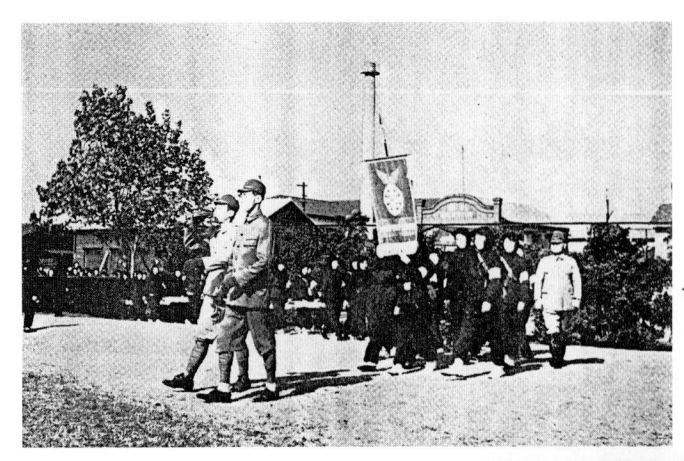

14 1943(昭和18)年当時の戦時救護訓練風景
戦時体制に入り、聖路加女子専門学校は校名を1941(昭和16)年7月から「興健女子専門学校」と改称し、軍人が学校に来て救護訓練を行い、体育の授業は担架法等が主であった。空襲が来ると、生徒が小児入院患者を1人か2人抱いて6階から地下へ走り下りたという(出典：聖路加看護大学50年史, 1970)

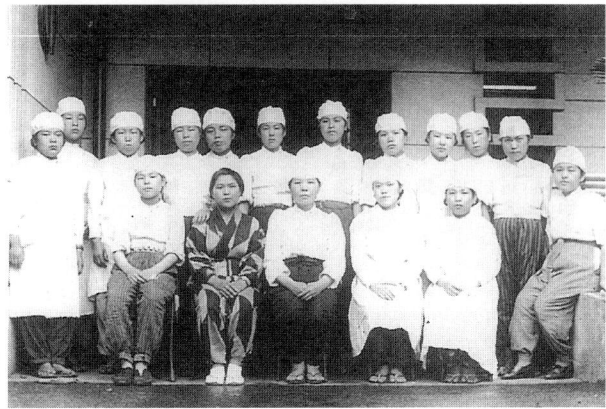

15 1944(昭和19)年頃の白衣にモンペを着た生徒たち
(出典：看護のあゆみ展実行委員会編, 看護のあゆみ・京都の看護教育, p.24, 2001)

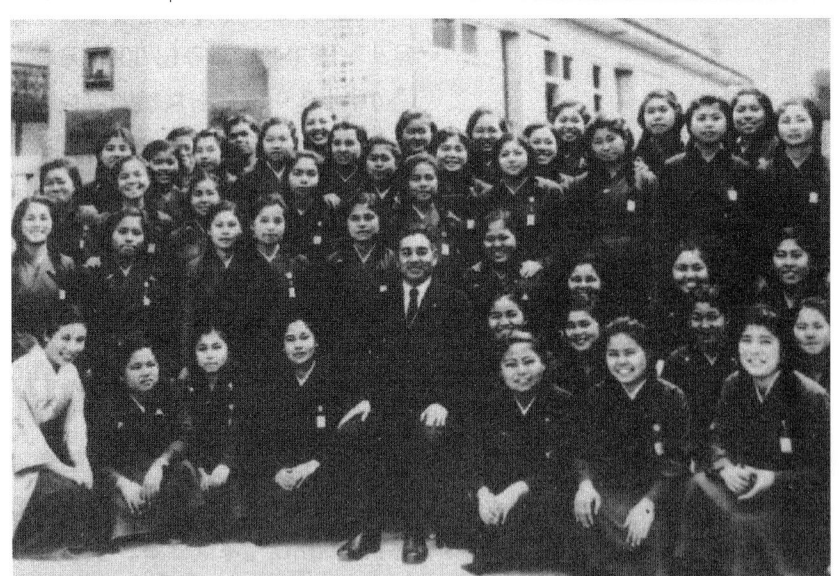

16 「ひめゆり学徒隊」と言われる沖縄県立第一高等女学校と女子師範学校の卒業生たち　1943(昭和18)年、学徒戦時動員体制確立要綱の中に、女学生を看護要員として動員する方針が打ち出された。一方で看護婦の資格年齢の引き下げなど、戦時特例の準備がなされ、女学校で3カ月以上の看護学を学んだ者に対しても看護婦免許が与えられることとなった。沖縄の各女学校の生徒たちは、1945(昭和20)年になり、卒業と同時に看護婦として動員された。沖縄全土が戦場となり、最も犠牲者を出したのが「ひめゆり学徒隊」と言われる県立第一高女と女子師範学校の卒業生たちであり、322名中190名が戦死した。写真は県立第一高女の生徒たち(出典：日本看護歴史学会, 近代看護婦発祥100年記念, 看護婦100年のあゆみ, p.9, 1990)

3）保健婦教育
(1)地域の健康問題からの出発

　わが国の近代化の道筋にあって、保健婦は、看護職が健康と社会的状況に対応する活動の中から生まれた。この健康と社会的状況としては、自然災害、飢饉や凶作や経済恐慌、都市化と貧困、感染症の流行や蔓延、不衛生な生活環境、戦時体制下の母子や勤労者の健康管理等々があった。そして、この地域で活動した看護職は1920年代後半頃から社会看護婦、公衆衛生看護婦、訪問看護婦その他の名称で呼ばれ、保健・医療・社会福祉従事者として児童の集団感染予防、結核療養指導、母子保健・福祉活動を中心に健康生活支援を担う役割を果たしていた。

　保健婦の名称は、1928(昭和3)年に設置された大阪市の小児保健所で働く訪問婦を保健婦と称したのが始まりである。この保健婦たちは、旧制の女子専門学校の卒業者でかつ日赤大阪支部病院で乳幼児保健や看護の指導を1カ月程度受けた、当時としては高学歴の知識人であった。制度的には、1937(昭和12)年の保健所法施行以降で、保健所職員の定員の中に保健婦の職名があるのが最初である。

　地域で活動する看護職教育の始まりは、日赤と聖路加女子専門学校である。日赤は、1928(昭和3)年に「社会看護婦養成規則」を制定して3カ年の看護教育修了者に1年の教育を開始した。社会看護婦の養成は1937(昭和12)年まで実施され、修了者は109名であった。また聖路加女子専門学校は、1927(昭和2)年入学の1期生卒業と同時に1930(昭和5)年に研究科を設けて、希望者に1年の教育を実施し公衆衛生看護婦とした。研究科の卒業生は3期生までの13名であった。4期生からは、4年制で本科カリキュラムに入った。なお、公的機関が最初に開設した保健婦養成所は、1937(昭和12)年の大阪府立社会衛生院である。1942(昭和17)年に大阪府立厚生学院と改称した。

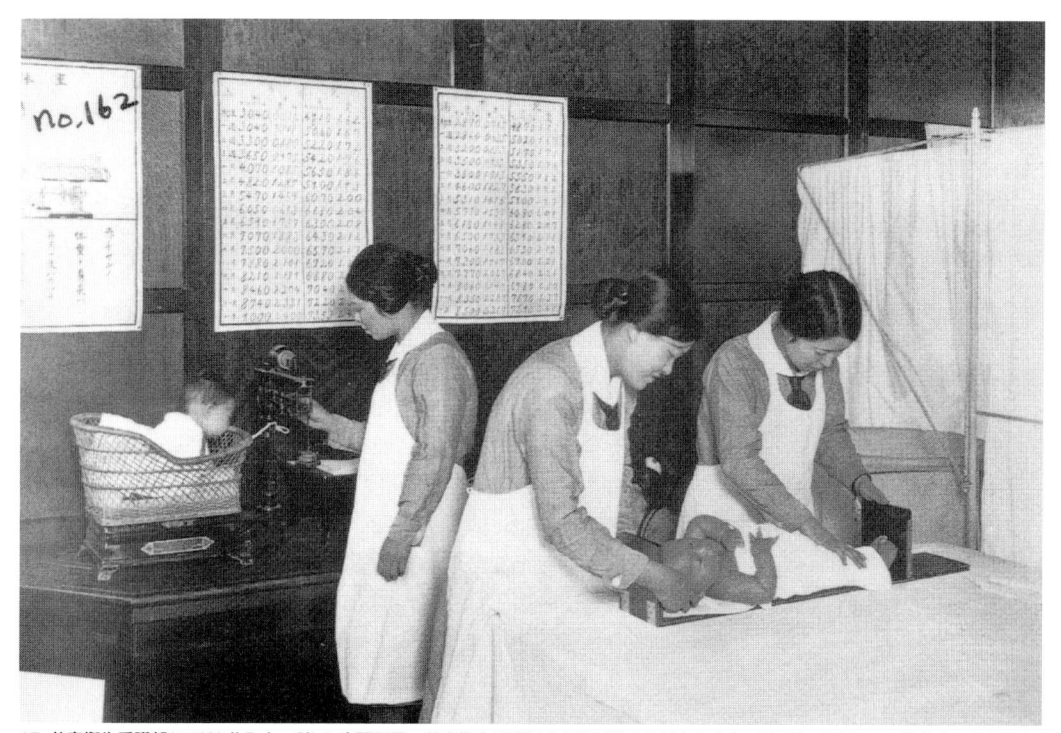

17　公衆衛生看護部でのWell Baby Clinic実習風景　公衆衛生看護婦の任務は従来の個々の病人の看護とは異なり、一般公衆の疾病予防、健康の増進を図ることを目的としている(出典：聖路加看護大学創立70年記念誌編集委員会編、聖路加看護大学の70年, p.7, 1990)

(2)国による保健婦教育の制度化と教育内容

　保健婦教育における国の制度は、1941(昭和16)年7月10日に保健婦規則が公布され、同年7月16日に厚生省から告示された私立保健婦学校保健婦講習所指定規則が始まりである。保健婦免状は地方長官(知事)が授与し、その資格は18歳(満16〜17歳)以上の女子であり、2通りの取得方法があることは助産婦や看護婦と同様である。

　まず、①地方長官による試験(いわゆる検定試験)に合格し、その後3カ月以上保健婦としての業務を実施した者となっている。なお、この試験の受験者は、1年以上看護または産婆の学術を修業した者となっている。次いで、②厚生大臣が指定した学校または講習所を卒業した者である。私立保健婦学校保健婦講習所規則による学校講習所には、第1種、第2種、第3種があり、いずれも厚生大臣の指定が必要と規定された。

第1種：高等女学校卒業又は同等以上の学力を有する者、修業年限2年以上、うち1,200時間以上の臨床看護の実習と3カ月以上保健所法による保健所その他適当なる施設において保健婦業務の臨地訓練に従事する。

第2種：看護婦有資格者、修業年限は学説及び臨地訓練等を通じ6カ月以上、うち3カ月以上保健所法による保健所その他適当なる施設において保健婦業務の臨地訓練に従事する。

第3種：産婆有資格者、修業年限は学説及び臨地訓練等を通じ1年以上、うち600時間以上の臨床看護の実習と3カ月以上保健所法による保健所その他適当なる施設において保健婦業務の臨地訓練に従事する。

　保健婦養成校数は、1942(昭和17)年12月現在で、第1種6校定員470名、第2種11校定員490名、第3種2校であるが、そのうち1校では、第2種と第3種の合併教育が行われた。

　保健婦業務が疾病予防の指導、母性または乳幼児の保健衛生指導、傷病者の療養補導、その他日常生活上必要な保健衛生指導であるため、これに必要な教育科目として、解剖学・生理学大意、結核その他慢性伝染病予防ならびに寄生虫病予防大意、急性伝染病予防大意、母性・乳幼児衛生大意、栄養大意、救急処置、治療器械取り扱い方大意、看護方法、衛生法規・社会事業・社会保険大意などで、ほとんどに大意がついていることより、概説的な要素が多く、看護婦教育内容に付加して伝染病や母子の指導と社会事業が強調されたものと言える。

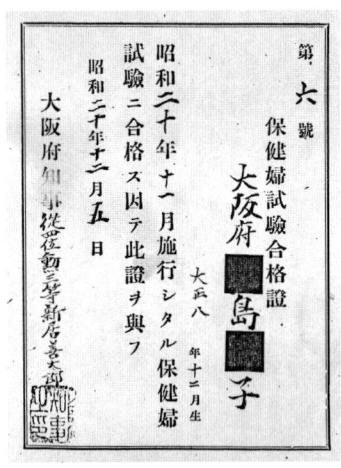

図18 保健婦試験合格證(検定試験) 終戦(1945〈昭和20〉年8月)後も検定試験は続けられた。終戦直後の試験受験者は規定実習も講義も受けていない(個人所蔵)

(3)第二次世界大戦中の教育

　1941(昭和16)年12月8日、第二次世界大戦に突入した。その1年後の1942(昭和17)年12月に、衛生行政は警察部から内政部に移管され、看護職の就業届は警察署でなく府県庁の担当課に提出されるようになり、医療や衛生問題は取り締まり行政から指導行政へと変化した。

　1944(昭和19)年1月19日、保健婦規則の一部改正があり、養成所指定の権限は行政事務簡素化の目的で厚生大臣から地方長官に委譲(昭和19年2月7日訓令第49号)された。また、昭和19年度から府県立養成所に国庫補助金(設置・運営費3分の1補助)が交付されるようになり、府県立の保健婦養成所の設置が進んだ。

　この、国から地方への養成所指定の権限委譲は、戦時体制

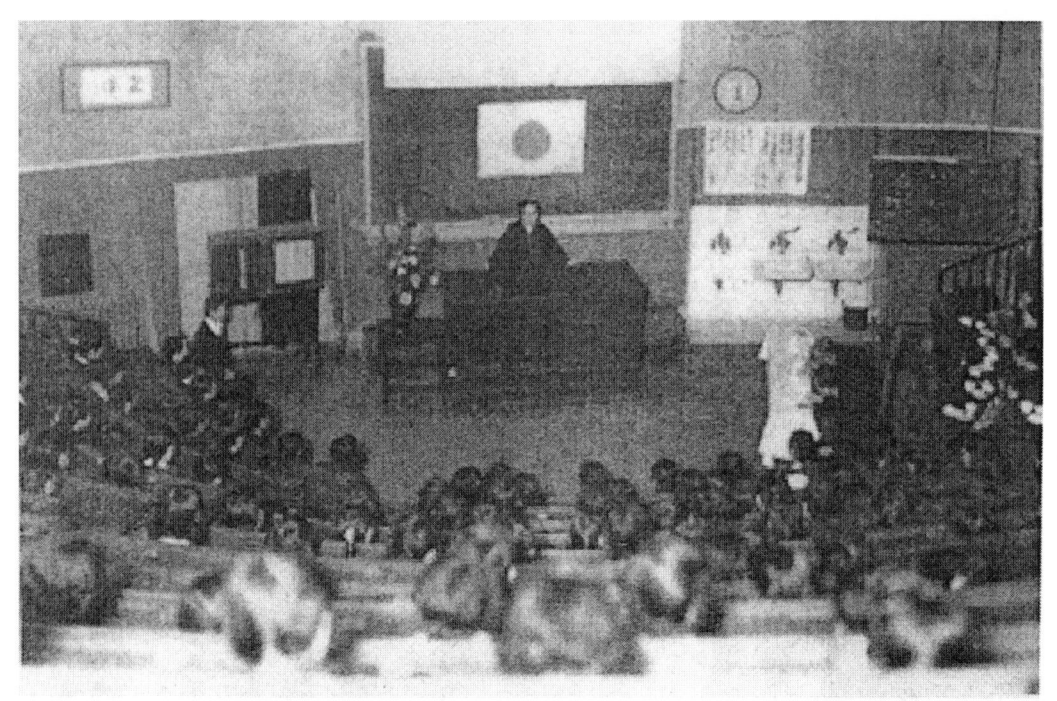

19 東京女子厚生専門学校は、終戦の前年1944（昭和19）年4月に開校された修業年限3年の第1種の保健婦学校であった。学校長は創設者の吉岡弥生（東京女子医学専門学校長兼）。教育目的は、中等学校教員、養護訓導および保健婦等を育成する、とある。1期生から5期生まで309名が卒業している。写真は入学式（出典：花宴―東京女子厚生専門学校史・厚友会史，2003）

ともあいまって多岐にわたる教育や試験の受験資格を生み出した。これには、1941（昭和16）年10月の看護婦規則の改正による免許取得年齢の引き下げから始まり、戦時体制としての多岐にわたる看護婦教育や資格取得方法が影響している。

　教育や受験資格の変化として挙げられることは、まず保健婦規則による教育開始後、間もなく、教育期間は第1種の2年が1年半となり、第3種の1年が10カ月になったことである。その後も戦況急迫によって、授業内容の変更や時間の短縮などを来している。さらに高等女学校に専攻科を設け、女子専門学校の家政科等で短期の教育によって検定試験を受ける資格に読み替えるなど、保健婦の増員が図られた。

　一方、生徒のほうも戦時体制への協力だけでなく、1943（昭和18）年頃からの女性の軍需工場等への強制動員を避けるため、当時の中等・高等教育の中で、看護職として保健婦を選んだ傾向もある。当時の詳細な記録はないが、新制度保健婦として保健所に初めて配属された保健婦は、当時の同僚保健婦に各種の資格取得者がおり、複雑な事情を見聞きしている。

　そして、終戦直前の1945（昭和20）年5月、厚生省規則に代わり、国民医療法に基づく「保健婦規則」が新たに公布された。これに伴い、厚生省通達の「私立保健婦学校保健婦講習所規則」は「保健婦学校保健婦講習所規則」になった。この「保健婦学校保健婦講習所規則に基づく保健婦養成」は、1954（昭和29）年8月31日まで存続した。

　当時の養成所の全容把握は、前述の多岐にわたる免許取得方法とともに困難である。これは、終戦前の戦災等、社会全体が緊迫した状況にあったことに加えて、養成所指定の権限が地方に移譲されたことや、短期日の間に規則改正がなされたことなども一因と言えよう。

4-2 第二次世界大戦後の看護教育

1) 混乱の時期

　1945(昭和20)年8月15日に日本は終戦を迎えた。沖縄は占領されており、8月に入っての広島と長崎の原爆被害、終戦直前までの東京・大阪を始め全国の戦災による被害、その後の復員や外地からの引き揚げ、食糧難、占領軍への恐怖等々、社会も医療も混乱を極めた。このような中で、看護教育制度においては、1947(昭和22)年に「保健婦助産婦看護婦令」が公布され、また翌1948(昭和23)年7月に保助看法が制定された。しかし、現行の看護教育制度が確立したのは、1951(昭和26)年4月14日の保助看法改正によると言えよう。

　終戦とともに、看護教育機関は戦災や食糧難、その他の混乱を避けるために、最高学年は9月早々に卒業させ、在校生は一時帰宅させたところもあった。しかし、当時の看護婦養成所は病院付属であり、看護生徒は看護要員でもあったので、終戦後も入院中の傷病者の治療補助・看護や外来での業務を行った。また、開業医の下で看護婦免許の試験を受けるため通称「見習い看護婦」として仕事を行っていた者もいた。保健婦養成所の生徒の中には、広島の原爆被災者の救護に、看護婦に代わって看護要員として終戦直後の8〜9月に派遣された府県もあった。これは、政府や広島県から看護婦の派遣が要請されても派遣できる看護婦がおらず、保健婦や保健婦生徒が志願して救護に派遣されたものである。そして、ほとんどの看護教育機関が再開されたのは、翌1946(昭和21)年に入ってからである。

2) GHQによる改革

　終戦間もなくの1945(昭和20)年8月末には、アメリカ軍を中心とする占領軍が日本に上陸し、同年10月2日にGHQが設置された。GHQは、日本の看護事情を厚生省の資料と現場視察による実態調査で把握し、看護改革の必要性を認め、公衆衛生福祉部に看護課を設置した。1945(昭和20)年暮れから翌年にかけて、看護制度と教育に関して、GHQの指導の下、厚生省の医療・看護の関係者および当時の代表的な医師・看護職者・病院管理者による審議会が開催された。その結果、重点事項の一つとして看護教育制度の整備と水準を高めることが挙げられた。そして、看護制度改革として、中等教育卒業者を対象に保健婦助産婦看護婦を総合的に教育する"保健師法案"も考えられたが、当時の一般教育制度や社会状況から反対も多く、成立しなかった。

　新制度教育の先駆けとして1946(昭和21)年6月21日に発足したモデルスクールは、東京看護教育模範学院(Tokyo Demonstration School of Nursing)と称し、GHQ看護課が聖路加の看護教育者の力と、日赤の臨床看護能力と設備を仲介・併合して設置したものである。

　聖路加国際病院と聖路加女子専門学校は、占領軍が上陸して間もなく駐留軍の病院と職員宿舎として接収された。学校は終戦直後に休校し、学生は自宅待機となったが、10月に隣接の東京都中央保健所を教室とし、松屋デパート(百貨店)の従業員宿舎を寄宿舎として授業を再開した。しかし実習病院がなく講義と学内実習の状態であった。一方、日本赤十字社中央病院救護看護婦養成部は甲種3年制であったが、戦時体制の中で2年制となっていた。そこで、教育体制の異なる2校が共同教育をするため、日赤は専門学校にする準備を進めて認可され、1946(昭和21)年6月1日に日本赤十字女子専門学校として開校式を行った。なお、聖路加が日赤に引っ越したのは同年5月のことであった。

　看護モデルスクールは、この他に2校がGHQから指定された。国立東京第一病院附属高等看護学院

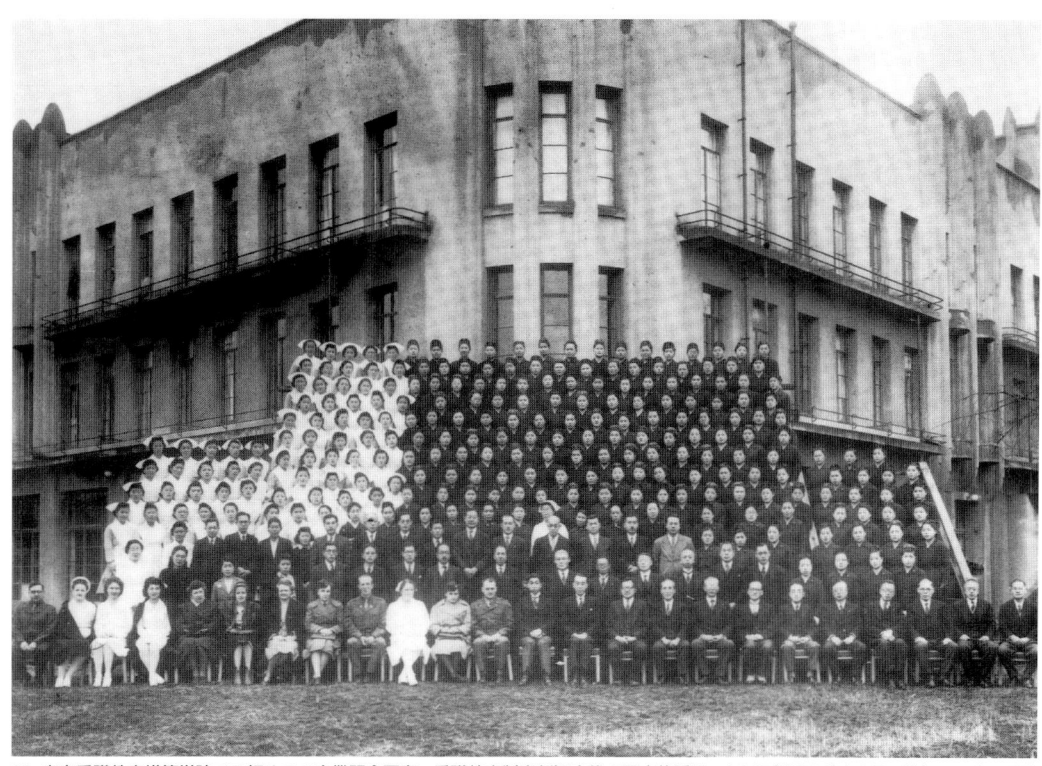

20 **東京看護教育模範学院での初めての卒業記念写真―看護教育制度新旧交代の歴史的瞬間**　1947(昭和22)年3月、前年に日本の看護モデルスクールとして出発した東京看護教育模範学院の卒業式が行われた。また、聖路加女子専門学校と日本赤十字社甲種救護看護婦養成所の卒業式も別々に行われた。この写真は、東京看護教育模範学院の生徒として卒業した聖路加女子専門学校の厚生科(3年課程)39名と日本赤十字甲種救護看護婦養成所(2年課程)149名、そして聖路加の本科(4年課程)24名の卒業生の計212名。写真中央は、高松宮殿下、その左側はGHQメンバー、右側は日赤と政府など日本側高官。卒業生は、左から聖路加の本科生、厚生科生、日赤生徒の順。聖路加はブルーと白の縞の綿仕立てのワンピースに白スカートを重ねて、ビブと襟、ナースキャップのユニホーム。日赤は看護婦の制服である紺のワンピースと帽子姿(出典：50年史編集委員会編，聖路加看護大学50年史, 1970)

21 **日赤中央病院職員との合同運動会での生徒たち**　東京看護教育模範学院の運動場となった日赤の担架教練場(p.79写真11参照)で行われた1952(昭和27)年の運動会。写真は学院2年生のユーモア溢れる仮装行列衣装。日赤・聖路加の生徒の協力よろしく、厳しさの中にも若人の自由な発想がうかがえる(個人所蔵)

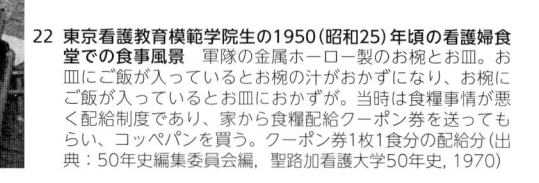

22 **東京看護教育模範学院生の1950(昭和25)年頃の看護婦食堂での食事風景**　軍隊の金属ホーロー製のお椀とお皿。お皿にご飯が入っているとお椀の汁がおかずになり、お椀にご飯が入っているとお皿におかずが。当時は食糧事情が悪く配給制度であり、家から食糧配給クーポン券を送ってもらい、コッペパンを買う。クーポン券1枚1食分の配給分(出典：50年史編集委員会編，聖路加看護大学50年史, 1970)

看護教育の変遷

が1948(昭和23)年5月15日、国立岡山病院附属高等看護学院が1950(昭和25)年10月22日である。旧陸・海軍病院は国立病院となり、各地の中核病院になって看護教育のモデル的な役割を果たした。モデルスクールの看護教員は、GHQからの派遣の他、日赤や聖路加の卒業生であった。

看護教育の改革のために、モデルスクールと併行して、GHQの指導の下で厚生省が主催する、看護学校の教務主任となるための講習会が1946(昭和21)年5月から日赤新講堂で開催された。講習期間は、最初は4カ月であったが、受講希望が多く、回数を増やすために期間を短縮して3カ月となり、東京都の主催する講習会も2カ月から1カ月となった。宿泊所も食料も不足な時代であったが、全国各地を代表する受講者の意欲と熱意は大変なものであった。また、1948(昭和23)年には全国の大病院の総婦長や看護学校教務主任の講習会も模範学院で行われ、看護原理と看護学校運営を中心に講義があり、新制度教育での看護職による看護の教育と実習への準備が強調された。

これらの教育制度の水準を高めるための準備として、看護教育のモデルスクールの設置、および教務主任や看護管理者となる看護婦への講習の果たした役割は大きい。

3) 保助看法の制定と看護教育

主として医師の業務に従属した看護の教育から、看護職による看護教育への変革は、GHQ 看護課の指導によるところが大きい。しかし、当時の厚生省の看護担当者や模範学院教師たちの教育に対する主張と実践、そしてGHQの指示でも納得できないことには意見を述べる聖路加の湯槇ます主事の教育への姿勢、そして関係者の理想と現実との調整努力があったことを忘れてはならない。

現在の看護教育制度の第一歩は、1947(昭和22)年7月3日の厚生省令「保健婦助産婦看護婦令」であり、教育機関や内容は同年11月4日に「保健婦助産婦看護婦養成所指定規則」として出された。看護婦は甲種(高校卒業後3年の教育)と乙種(中学卒業後2年間の教育)の2種類となった。当時、甲種看護婦養成所として発足したのは、模範学院構成校の聖路加女子専門学校と日本赤十字女子専門学校に加えて、国立病院(元軍病院)附属甲種看護婦養成所17校の計19校であった。翌1948年(昭和23年)7月30日に「保助看法」が看護職の身分法として制定された。甲種看護婦養成所の卒業生は国家試験を受け、合格者に厚生大臣による国家免許が交付され、乙種看護婦養成所卒業生は都道府県試験を受けて、合格者は知事免許を交付された。

保健婦と助産婦の新制度教育は、1951(昭和26)年の「保助看法」改正後に始まった。また、旧規則による検定試験は、終戦前後の講習や養成短縮も含めて、同年の法改正まで存続した。

4) 現行看護教育課程に向かう保助看法の改正

1948(昭和23)年7月に制定された保助看法は、1951(昭和26)年4月に大幅に改正された。看護婦教育はもちろんのこと、保健婦・助産婦教育を含めて、新制度教育のすべてが本格的に改正・実施されるようになった。

看護婦は、甲種看護婦・乙種看護婦の区別をなくして「看護婦」に一本化され、高等学校卒業者に3年間の看護教育を行い、国家試験合格により厚生大臣(現厚生労働大臣)から免許を得て国家登録をし、看護業務を行うことになった。一方、看護婦不足を補うために「准看護婦」制度が新設された。准看護婦は、中学校卒業者が2年間の准看護婦課程の教育を受け、都道府県知事が実施する准看護婦試験に合格し、都道府県知事から准看護婦免許を取得して都道府県登録をし、業務に従事する。

乙種看護婦は、甲種看護婦の指示で看護業務を行うと規定され、甲種看護婦と比べて業務制限があった。しかし、准看護婦には業務制限はなく、医師・歯科医師・看護婦の指示によって看護婦と同じ

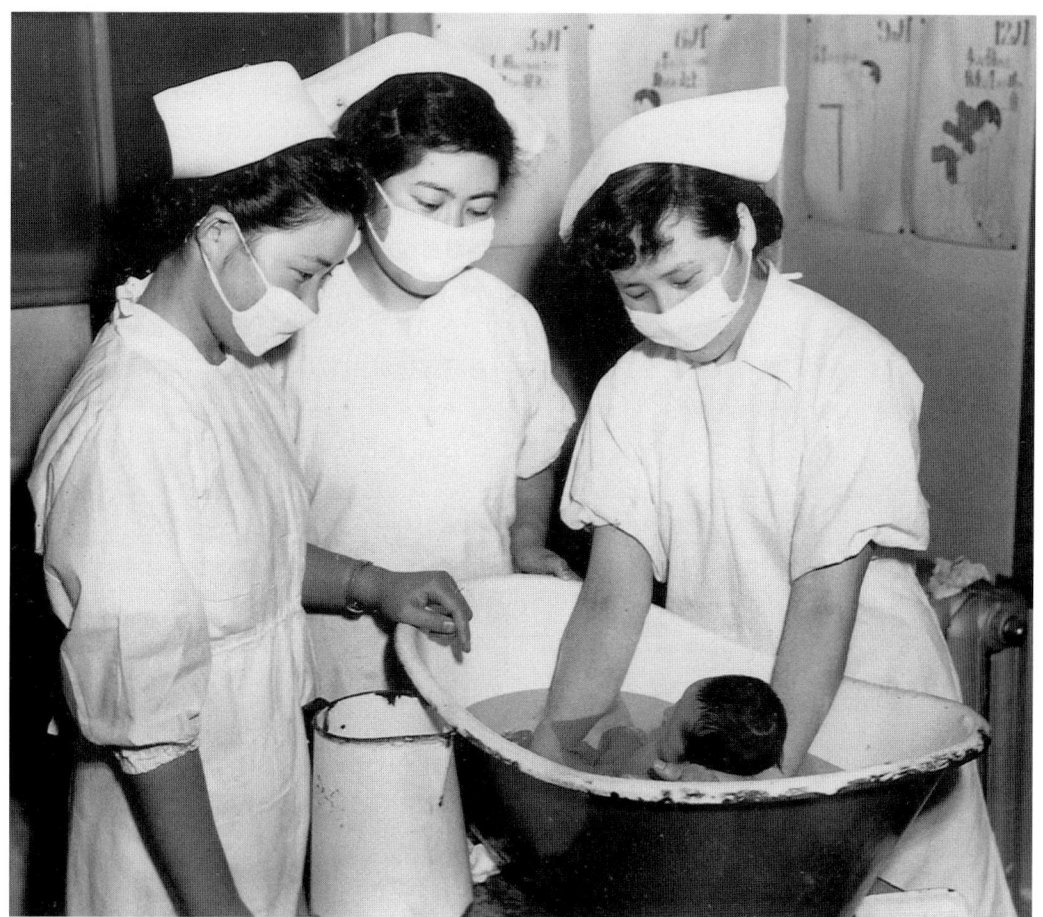

23 1952(昭和27)年頃の東京看護教育模範学院での臨床実習風景　実習はduty(勤務)と称された。朝7時から夕方7時までの間に、授業と実習の合計で1日8時間をこなした。夜勤のときは実習8時間に授業がプラスαであった。3年生になると日曜日も実習のある日もあり、他の日に代休(授業は出席)を取った(個人所蔵)

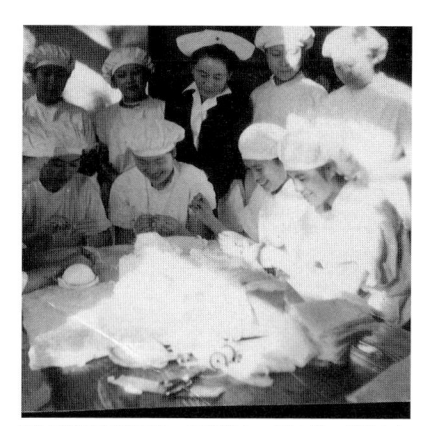

24 手術室実習では、看護婦と一緒にガーゼをたたみ、綿棒や綿球をつくった。現在使われているディスポ製品の綿棒や綿球より使いやすいものができたが、最初はひどいものばかりだった。ヘルニアや虫垂炎などの手術の介助は学生が行った(個人所蔵)

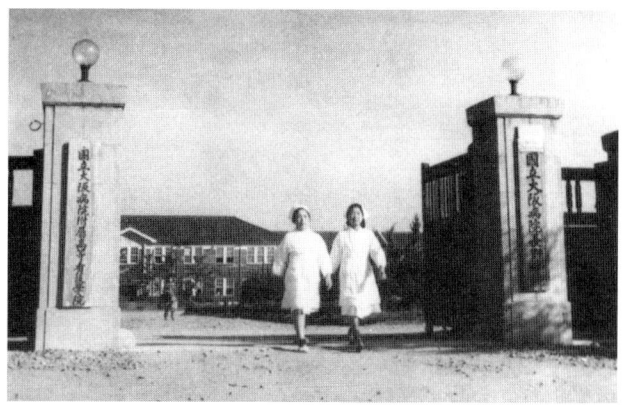

25 国立大阪病院附属高等看護学院は、保健婦助産婦看護婦令による国立病院附属高等看護学院(甲種看護婦養成所)17校の一つ。1947(昭和22)年9月1日に開校した。この時点で日赤・聖路加を含めて、甲種看護婦養成所は19校になった。初代教務主任は、看護婦で看護史の教科書を著した雪永政枝(出典：国立大阪病院附属看護助産学校創立四十年史, 1988)

看護教育の変遷　89

業務を行うこととなった。准看護婦は、乙種看護婦と基礎学歴も看護教育年数も同じで、看護婦と同じ業務を医師・歯科医師・看護婦の指示の下に実施する。このことは、看護業務の専門性という視点から見ると矛盾を生じ、現在も問題として残っている。准看護婦制度が新しく設けられたことについては、戦後の看護婦の大量退職や医療施設の増加による看護婦不足に加えて、甲種看護婦数の不足や、医師にとって看護指示ができない乙種看護婦、さらに看護婦既得権者の考え方など、当時の関係者の持つ看護への考え方が反映している。看護婦教育は看護婦課程と准看護婦課程になったが、看護婦課程は甲種看護婦課程の教育を引き継ぎ、准看護婦課程の教育は保助看法改定の1951(昭和26)年9月から開始された。なお、乙種看護婦の教育は1952(昭和27)年の入学生が最終となった。また、准看護婦から看護婦になるための教育課程として、2年間の看護婦課程が1957(昭和32)年7月から発足した。ここで看護婦課程は、3年課程(通称レギュラーコースともいう)と2年課程(准看護婦が看護婦になるため入学するので通称進学コースともいう)の2課程となった。准看護婦課程は初年度で9校あった。この1期生卒業後、看護婦2年課程の教育が始まるまでに4年を要した。看護婦2年課程への入学は、准看護婦としての経験3年以上または高等学校卒業を要件としており、当時の看護婦不足の状況や高等学校は定時制(4年)に入学したことが理由に挙げられよう。また2年課程は、准看護婦では働きながら進学することが多いので、全日制に加えて定時制(3年)の教育機関が設けられた。

　保健婦課程と助産婦課程については、保助看法制定時は看護婦学校養成所の卒業生を入学生として1年間の教育であったが、保助看法による教育開始直前の1951(昭和26)年改正で6カ月以上となった。保健婦教育は改正と同じ同年9月から、全国を5ブロックに分けて、北海道・東北は青森、関東・上信越は所沢、東海・北陸・近畿は京都、中国・四国は岡山、九州は福岡に創設された。これは、保健婦業務は行政と関係が深く、特に保健所の充実という観点からGHQと厚生省の指導で始められた。新制度の助産婦教育は、翌1952(昭和27)年4月から始まっている。

5) 教育内容と教育方法

　教育内容であるカリキュラムを、保助看法制定時の1948(昭和23)年と改正時の1951(昭和26)年を比較すると、看護婦課程では、看護学が595時間から690時間と大幅に増加している。これは「公衆衛生看護概論」と「理学療法」が新設されたこともあるが、「内科学と看護法」が60時間から90時間になるなど、各臨床医学と看護法が増えたことも要因である。

　教育担当は、「看護原理と実際」など、現在の基礎看護学に近い学科目は専任教員が教え、他は病院等の医師と看護婦長など臨床実習にも関係する非常勤講師が担当した。また授業時間数は、外科以外は看護職よりも医師のほうが1.5～2倍多い。看護の専門性よりも、当時の病院での看護の実際が中心の教育であった。

　臨床実習は週単位で、病院の各科病棟と外来および手術室・調理室を順次回るものである。週数算定のため、授業の多い週は実習時間が少なく、授業の少ない週は実習時間が多い。准看護婦課程と看護婦2年課程は、看護婦3年課程に準じていたが、時間数の差は教育内容に影響した。

　保健婦・助産婦課程は、看護婦課程を基礎として各々の専門領域の教育を実施した。保健婦課程は公衆衛生および予防医学と公衆衛生看護を中心の教育、また助産婦課程は産科学、新生児学、助産の原理と実際、母子衛生行政を中心とした教育を実施した。

6) 看護教育の大学化

　学校教育法が、1947(昭和22)年3月31日に公布され、看護婦学校・准看護婦学校は、同法第83条

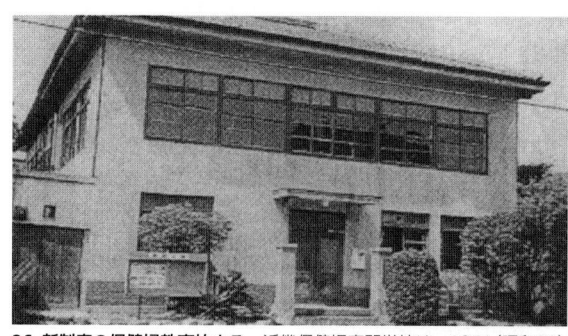

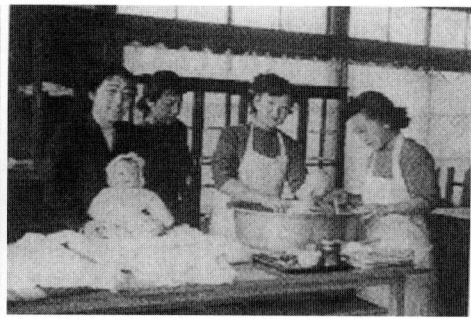

26 新制度の保健婦教育始まる 近畿保健婦専門学校は、1951（昭和26）年4月に設置された。当初は、近畿2府4県が出資し、運営は京都府に委任された。その後、各府県立養成所の設置により、1965（昭和40）年に京都府立保健婦専門学校と改めた。第1回入学は1951年9月、修業年限8カ月、定員50名で養成を開始した。写真は、当初の校舎全景と実習風景（出典：京都府立保健婦専門学校40周年記念誌）

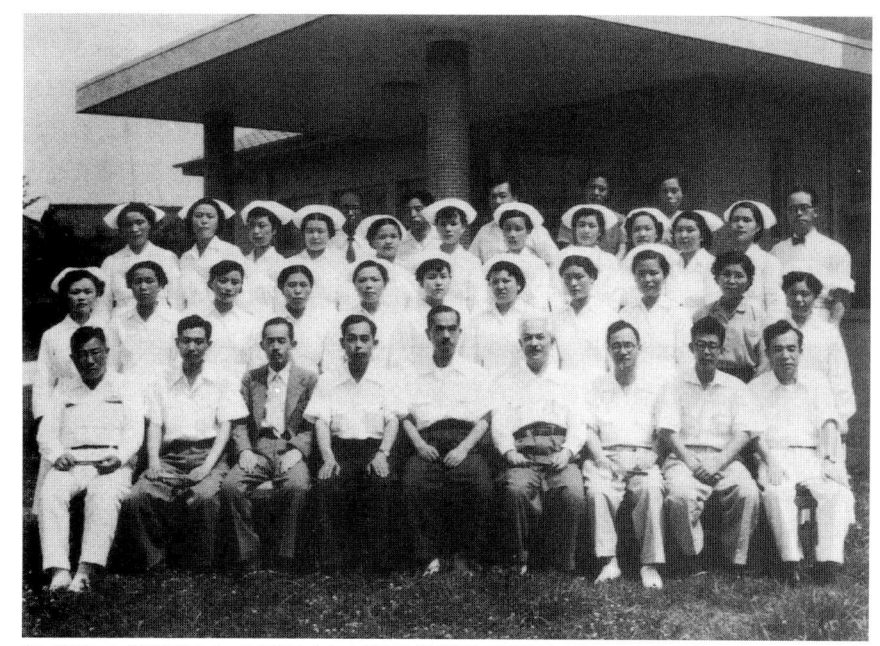

27 看護の大学教育始まる 高知県立女子大学家政学部衛生看護科（定員20）は、1952（昭和27）年4月にわが国最初の看護系大学として発足した。同年9月には看護婦学校の指定、1955（昭和30）年9月には保健婦学校指定を受けている。1期生の卒業者は3名、2期生は13名であった。写真は、1953（昭和28）年の1期、2期の学生と教室（出典：看護学科30年史，高知女子大学家政学部看護学科，p.37, 1984）

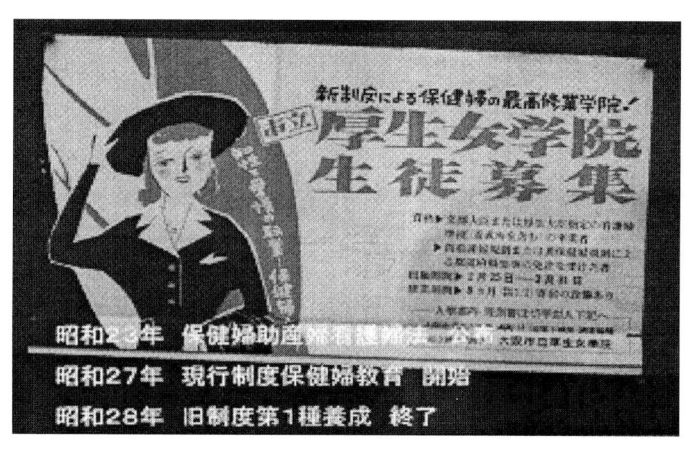

28 大阪市立厚生女学院は、新制度保健婦養成を始めた6校の一つと記載されているが（井上幸子：保健婦教育の変遷,保健婦雑誌, 23(1), p.98, 1967）、同校の閉校記念誌（2005）や大阪市保健指導研究会創立30周年記念号（1970）によると、1951（昭和26）年まで旧規則の保健婦養成を実施しており、新制度の保健婦養成は1952（昭和27）年から開始されたとされている。いずれにせよ、市立の新制度保健婦養成所としては初めての学校であり、しかも旧規則から引き続き新制度の保健婦教育を実施した学校の一つでもある。写真は、同校の保健婦学生募集ポスター"知性と愛情の職業─保健婦"とあり、伝統を踏まえた同校の保健婦への熱情が感じられる（出典：閉校記念誌 絆, 大阪市立保健学院, 2005）

看護教育の変遷

に定める各種学校に位置づけられていた。3年課程の看護婦学校・養成所が増加する中で、学校教育法第1条に定める短期大学や大学で看護教育を行う教育機関が誕生した。1950(昭和25)年に学校教育法の一部が改正され短期大学が制度化されると、天使女子短期大学と聖母女子短期大学が看護系初の短期大学となった。また1954(昭和29)年には、旧制の専門学校であった聖路加女子専門学校と日本赤十字女子専門学校が短期大学に改組され、京都市立看護短期大学が公立で初めての短期大学となった。国立の看護系短期大学の発足は遅く、1967(昭和42)年に至って大阪大学医療技術短期大学部看護科が国立初の短期大学としてスタートした。

　看護大学は、1952(昭和27)年に高知県立として高知女子大学家政学部に看護学科が設置され、看護初の4年制大学教育が始まった。高知県は、第二次大戦末期に医師不足対策として創設された高知県立女子医学専門学校を1947(昭和22)年に廃校、その後、4年制の女子専門学校を再発足させた。そして、学校は学生のためだけでなく県民全体の教育機関であること、また、新制度の看護婦・保健婦養成は新制大学で行うことが適切との認識から、同校の一学科として看護学科を新設することについて検討が続けられ、最終的に文部省からの了解を得てスタートしたものである。看護学教員は、和井兼尾講師(1967年に教授)他で構成し、有識者の集中講義や外国人講師の招聘などによって大学教育のレベルを保つ努力がされた[3]。

　次いで翌1953(昭和28)年に東京大学は、文部省の1大学1看護学校の方針もあって、小石川分院と附属看護学校を廃止、これに代わるものとして看護婦・保健婦の大学教育を目的に、医学部に衛生看護学科を発足させた。設置申請時の目的は「保健学、育児学、看護学に関する指導的女性の養成[4]」となっており、看護学に特化したものではないことがわかる。看護学教員には、聖路加女子専門学校の主事、湯槇ます助教授(1965年に教授、退官)が就任、学生とともに教員も看護学を生む苦しみの中で基盤を築いていった。1965(昭和40)年に保健学科に変わり、看護婦・保健婦の教育は看護学講座の単位を取得した学生のみとなった。しかし1986年、見藤隆子看護学教授が就任、以降、関係者の懸命の努力によって、1992(平成4)年に「健康科学・看護学科」として看護の柱を再構築した。

　また、聖路加がGHQから校舎の全面返還を受けた後に改修し、校地面積を拡大し、設備などを整備・充実して、短期大学から聖路加看護大学に移行したのは1964(昭和39)年である。教育目的は「基督教精神を基盤として、女性に対し、看護保健の職域に従事する看護専門指導者の育成(後略)[5]」とある。なお、同大学は、保健婦・看護婦に加えて、選択制であるが助産婦の教育を取り入れた看護の単科大学として発足した。

　このように大学や短期大学での看護教育が始まり、これまで職業訓練的な各種学校による教育一色であった看護教育に、わずかながら高等教育機関として学問的視野に立った教育の気運が醸成されてきた。

　他方、高等学校のあり方の一つとして、文部省は教育の多様化と看護婦不足対策として、高等学校教育と准看護婦教育を併せて行う高等学校衛生看護学科を新設した。最初の設置は1964(昭和39)年の神奈川県立二俣川高校である。この高等学校で看護を教える教員は、発足時は看護職資格があり高等学校教諭の保健等の免許を持つ人があたった。その後、看護を教える高校教員養成機関として、1966(昭和41)年に熊本大学教育学部に特別教科(看護教員)養成課程が設置され、次に1967(昭和42)年に徳島大学、1968(昭和43)年に弘前大学、1969(昭和44)年に千葉大学に同様の看護教員養成課程が開設された。これらは通称、教育系大学と言われている。

　以上のように、保助看法の1951(昭和26)年の改正から次の1967(昭和42)年11月の改正までの時期は、現行の看護教育制度の出発となり、また教育機関が多様化した時期でもある。

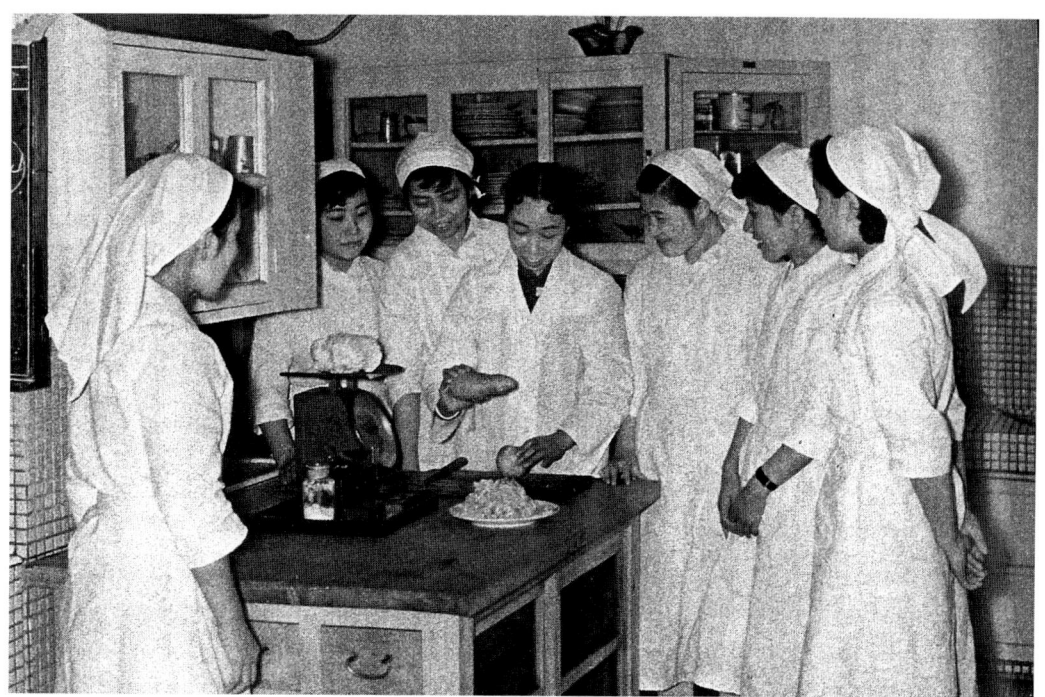

29 **新制度の助産婦授業始まる**　1952(昭和27)年から始まった。保健婦養成は行政色が強かったが、助産婦養成は大学産婦人科との関係で大学病院に附属する養成所等、伝統のある産婆養成所から始まっている。写真は、1954(昭和29)年当時の調理実習風景(出典：大阪大学助産婦教育百年史編集委員会編，大阪大学助産婦教育百年史，1980)

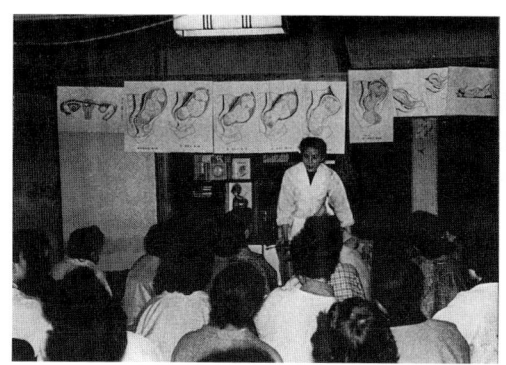

30 同じく、1958(昭和33)年当時の助産所実習風景(出典：大阪大学助産婦教育百年史編集委員会編，大阪大学助産婦教育百年史，1980)

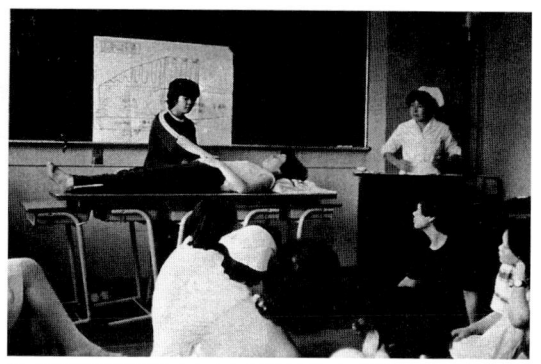

31 旧制度の助産を主としたものだけでなく、妊婦指導のグループ指導の実習も(出典：大阪大学助産婦教育百年史編集委員会編，大阪大学助産婦教育百年史，1980)

32 **3年制看護短期大学の教育が始まる**　天使女子短期大学1期生の1951(昭和26)年の写真である。マリアの宣教者フランシスコ修道会が1908(明治41)年に札幌に設立した天使病院に1924(大正13)年看護婦養成所を付設し、戦後高度な看護教育を目指した修道院長の計画で、1947(昭和22)年に札幌天使女子厚生専門学校となり、短期大学制度がスタートした1950(昭和25)年に聖母女子短期大学とともに、いち早く看護の3年制短期大学になった(出典：天使女子短期大学　創設から56年間の記録，天使大学，2004)

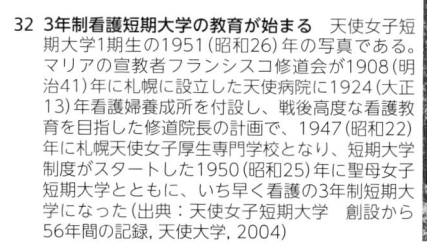

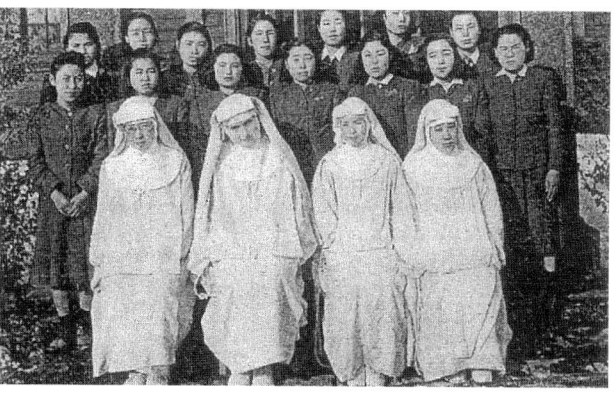

看護教育の変遷

3 看護学教育の確立へ

1）看護学を4専門分野に体系化した教育が始まる

　看護教育制度は、保助看法の制定により戦前の教育制度から大幅に改革され、さらに1951（昭和26）年の同法改正によって、保健婦・助産婦教育を含めて新制度教育のすべてが本格的に実施されるようになった。しかし、1960年代の半ばまでの看護婦・准看護婦教育は、病院附属の開設による教育機関が多いため、各病院のための看護婦養成の色合いが濃厚であった。専任教員は「看護原理と実際」（現在の基礎看護学に類する内容）の教育と講師依頼や実習調整に加えて、事務的な業務に追われ、他の学科目の講義は病院の医師・看護婦に依頼し、実習は病院看護責任者が中心となって指導していた。

　1963（昭和38）年3月の「医療制度調査会答申」の中の基礎看護教育に関する内容を受けて、文部省大学局は「看護学校等教育課程改善に関する会議」を1963（昭和38）年9月に開催した。この会議には厚生省看護課長も委員として出席した。翌1964（昭和39）年3月に「看護学校（3年制）教育課程の改善について」として、授業科目・時間・教育内容の基準が公表された。そして同年9月には「看護学校教育課程改善に関する調査研究会」が発足した。

　調査研究会のメンバーは1966（昭和41）年3月、カリキュラムの教授項目案を作成して発表した。これは文部省学術局から「看護学校（3年制）看護学教授項目案」（通称、文部省改善案）として公表された。この案を基に、厚生省医務局は看護婦養成所の教育担当者や関連講習会受講者から意見を聴取し、また調査・検討委員を委嘱して検討し、厚生省意見を発表した。

　これら文部省改善案と厚生省意見との大きな相違は、2点あった。

　一つは、一般教育に対する考え方である。文部省改善案では、人間形成のための一般教養として"当時の大学の一般教養科目と同様の考え方"を示したのに対し、厚生省の意見は、人間形成に果たす役割を重視しつつも"看護専門科目を受けるための基礎教育的要素"に重点を置いた考え方であった。

　もう一つは、成人看護学に関するものである。文部省改善案が近い将来の医学の専門性を予測した"臓器系統別"であるに対し、厚生省意見は医師の専門性と治療の現実と教育から"診療科別の疾患と看護（例：内科疾患と看護、外科疾患と看護）"であった。その結果、一般教育科目は折衷案、成人看護学は厚生省意見を、他は文部省改善案を中心としたカリキュラム編成となった。

　このような経緯を経て、看護職教育の基礎である看護婦課程は、4専門学科目「看護学総論」「成人看護学」「母性看護学」「小児看護学」に体系化され、各分野に専任教員を置き、看護学と看護の専門性を追求する教育へ第一歩を踏み出した。「保健婦助産婦看護婦学校養成所指定規則」は1967（昭和42）年11月に改正され、翌1968（昭和43）年4月の入学生から施行された。

　保健婦課程と助産婦課程は、改正カリキュラム卒業生である1968（昭和43）年入学生が卒業した1971（昭和46）年2月に改正され、4月から教育が始まった。その内容は、いずれも看護婦課程での総合看護の概念で教えられた内容を受けたものである。保健婦課程では公衆衛生看護を体系化し、保健統計や疫学を取り入れた地域の健康問題を科学的視点で捉えることが強化された。また助産婦課程では、母子保健と助産論を中心とした体系化がなされ、病院実習を中心とするが保健所の他、地域の助産所実習を加えるなど、独自の助産業務のあり方を学ぶ内容となった。

　なお、看護婦2年課程は1968（昭和43）年12月に改正され、1969（昭和44）年4月入学生から施行された。しかし、准看護婦課程の改正は行われなかった。

2) 社会ニーズへの対応と看護の独自性を求めたカリキュラム改正

　1967（昭和42）年のカリキュラム改正は看護学体系化の起点となったが、その後の医療や社会の変化は著しかった。しかし、次の看護教育カリキュラムの改正は、22年後の1989（平成元）年3月で、翌1990（平成2）年4月から施行された。すべての看護教育の課程が同時に改正された。

　看護婦課程の前回改定で課題となった基礎科目は、一般大学と同様に人文・社会・自然科学の三分野の教養科目とし、選択制になった。しかし、施行を始めた翌1991年には大学設置基準の大綱化など大学の大改革によって、科目構成の考え方は変わり、看護教育の基礎科目は後追い的な感が否めない。専門科目については、「看護学総論」は「基礎看護学」となり"臨床看護総論"が加わった。また、成人看護学は臓器系統別になり、「老人看護学」が成人看護学から独立した。そして、各看護学は概論・保健・臨床看護に大別され、看護教員が中心となって看護の独自性を追求した理論と実践への教育が求められた。また選択必修科目150時間は、各教育機関独自の特色が求められるようになった。

　准看護婦課程は、1951（昭和26）年8月の公布以降、初めての全面改正となり、講義時間905時間、実習595時間、計1,500時間に改正された。内容は、医師・歯科医師・看護婦の指示の下に療養上の世話または診療の補助を行うことのできる基礎的な知識と技術の教育としての位置づけを明確にするものとされ、看護婦に準じて、従来の診療科目名ではなく「基礎看護」「成人看護」「老人看護」および「母子看護」と、それぞれ臨床実習が専門科目となった。准看護婦課程については、主として個人病院や開業医を基盤とした医療のあり方を背景に人材が供給されたことや、勤務を実習と連動させるなど、見習い看護婦的な側面が残されていて、長い期間、改善が図られなかった。高等学校進学率が高くなって以降、入学生のほとんどが高卒以上という現状にもかかわらず中卒を基礎資格とした看護教育が行われ、共通看護業務を担う資格の二重性の継続という矛盾を解消するに至らなかった。

　保健婦課程では、プライマリーヘルスケア・ヘルスプロモーションの理念に基づき援助ができることを教育の目標とし、精神保健指導や産業保健指導も強調された。助産婦課程については少産少子化等社会的背景の中で、助産の対象者を全人的に捉えて対応する助産学を中心に助産診断論、助産技術学を強化した教育が図られた。

　しかし、その後の看護をめぐる環境の変化はさらに大きくなった。医療制度の変化、地域保健法の制定、新看護体系、専門看護師や認定看護師に向けての動き、加えて阪神・淡路大震災での災害時の看護活動など、看護職としての専門性が問われた。また、18歳人口の減少と高学歴志向の中での優秀な人材確保などが諸会議で議論された。その結果、1996（平成8）年8月に指定規則が一部改正され、翌1997（平成9）年4月から施行された。この改正で、1単位の授業時間は講義・演習・実習ともに教育機関独自で裁量された。また看護婦（3年）課程と、保健婦課程または助産婦課程の統合カリキュラムができた。さらに、看護婦課程に「在宅看護論」と「精神看護学」が加わり、看護学は7分野となった。これらの看護学の専門化は、社会や医療・福祉のニーズの対策として老人保健法や介護保険法、さらに精神保健福祉法が成立し、その看護活動の分野としての関わりも大であると言えよう。保健婦課程は公衆衛生看護と継続看護から構成される「地域看護学」として教育が進められることとなった。助産婦課程では前カリキュラムを整理統合して、より「助産学」が強調されたカリキュラムとなった。

　1996（平成8）年の指定規則改定から10年を経て、2006（平成18）年3月から「看護基礎教育の充実に関する検討会」が始まり、2007（平成19）年4月に報告書が出された。これを基に2008（平成20）年1月に指定規則が改正され、2009（平成21）年4月から適用される。大きな改正の一つとして、保健師や助産師の資格取得の条件として、看護師国家試験合格が必須となった。

　さらに保助看法は2010（平成22）年4月に改正され、指定規則は2011（平成23）年1月に改正、同年4

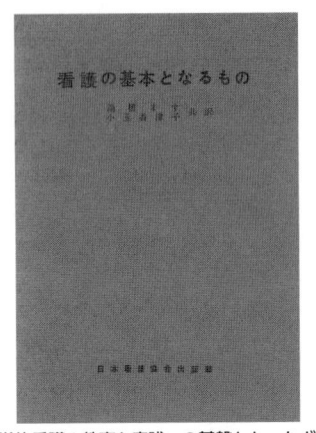

33 科学的看護の教育と実践への基盤となったヴァージニア・ヘンダーソンの『看護の基本となるもの』訳書　ヴァージニア・ヘンダーソンが国際看護師協会（ICN）のために書いた「基本的看護」の訳であり、「看護とは」「看護過程」等の看護の基本となる考え方をこの本から学んだ。1961年10月発刊（個人所蔵）

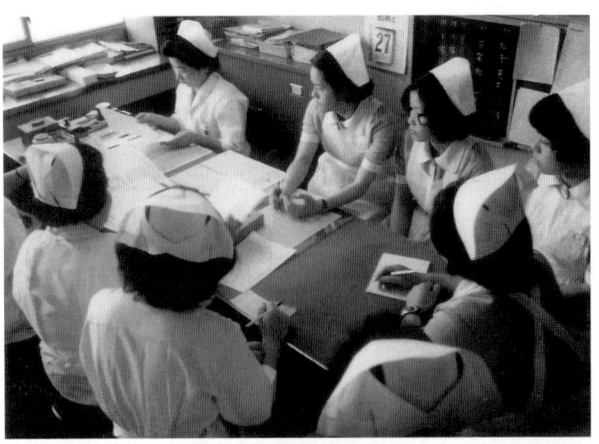

35　1970（昭和45）年過ぎの朝の申し継ぎ風景　机の向こう側の学生も看護婦と一緒に聞き、看護カンファレンスにも参加した。カリキュラムの改正の成果は、臨床場面の考える看護教育の指導ともなった（個人所蔵）

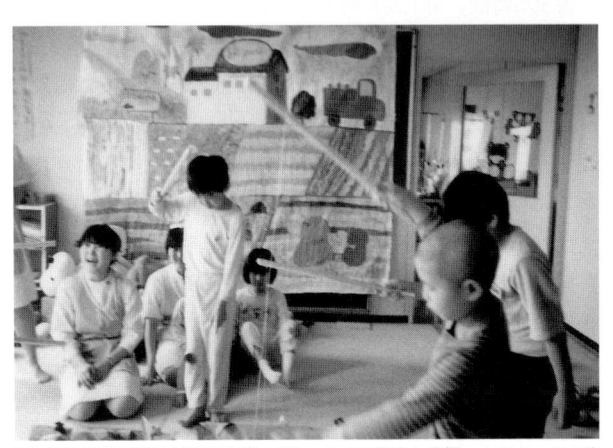

36　小児看護実習の小児病棟プレイルームでの学生と患児　カリキュラム改正によって小児病棟では、看護通院学習や児の生活を考えた看護ができるように、プレイルームを設けた病院も多い（個人所蔵）

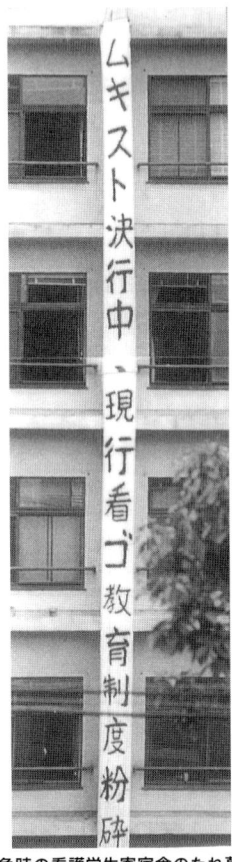

34　大学紛争時の看護学生寄宿舎のたれ幕　1968（昭和43）年～1970（昭和45）年頃まで、全国で大学紛争があり、看護の学生も大学生や大学医学部附属看護学校では影響を受けた。スト決行やオルグ活動があった。このことは看護教育の変革に寄与した面も多かった。一つは寄宿舎の強制入寮から厚生施設としての寄宿舎へと変化したことも多い。荒っぽい封建的な事情の打破にも役割を果たした（出典：看護のあゆみ・京都の看護教育, p.29, 2001）

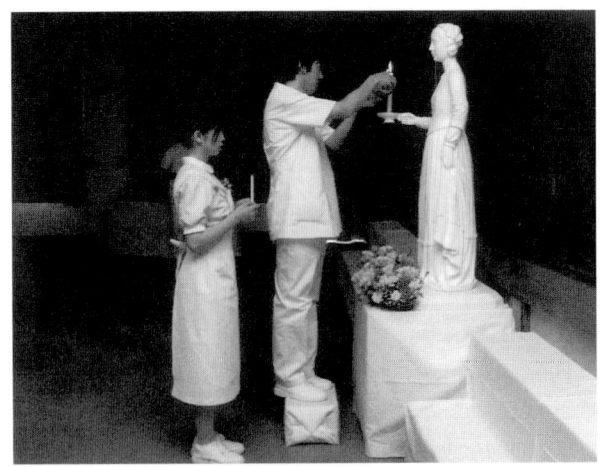

37　ナイチンゲール像から看護の灯を受け継ぐ　新制度の看護教育が始まってから、戴帽式が行われていたが、男子学生の増加やキャップの細菌付着や患者への安全性から、1990年頃からキャップを着用しない学校や施設が増加した（敦賀市立看護専門学校所蔵）

96　看護教育の変遷

月より実施された。主な改正点は、保健師および助産師の基礎教育修業年限を、それぞれ「6ヵ月」以上から、「1年」以上に延長したことである。保健師教育課程では、保健師の役割と専門性をより明確化する観点から「地域看護学」を「公衆衛生看護学」に改め、専門科目を強化し、総単位数を「23単位以上」から「28単位以上」とした。また、助産師教育課程では、専門科目や実習単位が増やされ、総単位数を「23単位以上」から「28単位以上」とした。さらに、看護師国家試験科目に、「看護の統合と実践」が加えられた。

　これらの改正は、改めて専門的な看護実践能力の強化と統合能力を求めている。その背景として、国民の医療への安全意識の向上の中で、学生は看護技術の修得範囲や機会が制限され、一方で医療技術の進歩や少子高齢社会の中で、質の高い看護が期待されている。このため、看護師・保健師・助産師教育の中で専門性の高い授業や臨地実習の単位を増やし、各看護学の統合とともにチーム医療の中で協働する看護メンバーへの教育が強調されている。統合教育の一つとして、阪神・淡路大震災を契機とした災害看護に関する基礎知識の理解が挙げられ、災害看護教育の体系化が進んでいる。

　他方、小児科医・産科医不足、救急医療機関の減少等々の現状に加え、医療経済の問題等、看護をめぐる環境は、看護教育の内容に新たな課題を投げかけている。

　現行の看護基礎教育制度を簡略に示したものが図1である。なお、看護師等学校養成所の1学年定員の35年間の推移は図2(p.98)に示している。3年制短期大学と大学は看護師3年課程に入っている。3年課程の急速な増加と准看護師課程の減少がわかる。

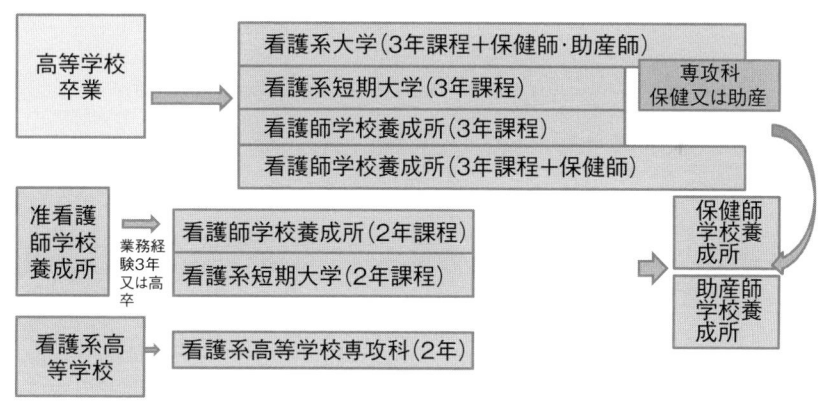

図1　現行の看護基礎教育制度図（2012年4月現在）

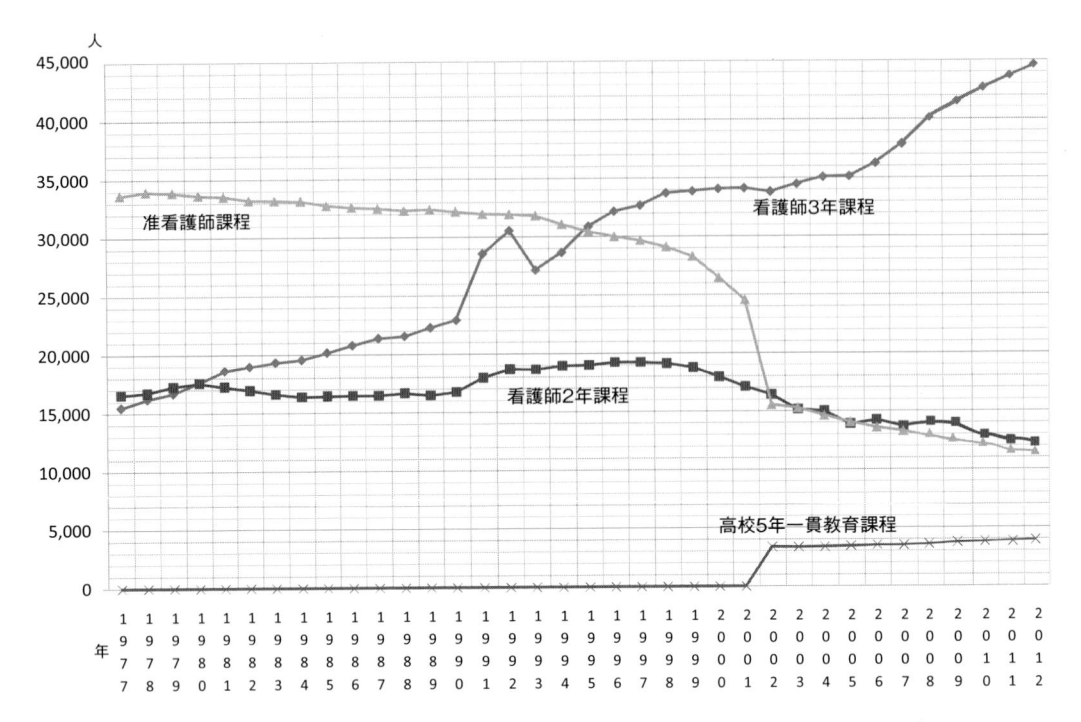

出典：日本看護協会出版会編，看護関係統計資料集，1987，1990，2000，2007，2010，2013より作成．

図2　看護師等学校養成所の1学年定員の推移

4 大学院、大学教育の進展と資格認定制度

1) 大学教育の出発と現在の急増

　1952(昭和27)年に看護系大学が誕生して以降、大学における看護教育は、質の高い看護師、保健師、助産師または看護学教育者・研究者など指導者の育成を目指してきた。前述した高知女子大学家政学部看護学科、東京大学医学部衛生看護学科、聖路加看護大学に続いて、1968(昭和43)年には名古屋保健衛生大学(現藤田保健衛生大学)衛生看護学科ならびに琉球大学保健学部、1975(昭和50)年には千葉大学看護学部が設置され、看護系6大学と通称された時期が11年間続いた。その後、1986(昭和61)年には日本赤十字中央女子看護短期大学が日本赤十字看護大学となり、北里大学看護学部が創設された。1989(平成元)年、東京医科歯科大学医学部保健学科看護学専攻が設置され9大学となった。

　なお、先に述べた通称教育系4大学は、看護高校の減少等により、1982(昭和57)年に千葉大学に新設された文部省の全国共同利用施設「千葉大学看護学部附属看護実践研究指導センター」に順次移行し、2007(平成19)年3月の卒業生で教育を終了した。

　1991(平成3)年の大学設置基準大綱化によるカリキュラム編成の弾力化や、翌年の看護師等の人材確保の促進に関する法律の施行等を契機に、看護系大学設置の機運が高まり、その後も新設が続き、2013(平成25)年4月現在、210校となった。設置者で見ると国立42校、公立47校、私立121校となっている[6]。

　看護系大学設置の推移を見ると、看護系短期大学を大学に改組していく流れが起こり、並行して公立私立を問わず医学部を有する大学においては看護学科または看護学専攻として開設、公立総合大学では看護学部または看護学科を増設、あるいは看護系単科大学として設置されていった。また、医療・福祉系大学においても看護学部または学科の増設が続いた。さらに、2000(平成12)年頃からは、医療や福祉と関係のなかった大学にも看護学部が設置されるようになり、この現象は続くと見られる。

　看護教育の大学化の背景については種々の見解があろうが、主なものとして、①医療需要の変化と医療技術の発達・専門化への対応、②人口の高齢化による保健・医療・福祉への住民のニーズと政策、③疾病構造・医療の変化による在宅医療・看護の役割の増大、④大学教育として専門技術習得を希望する学生の増加、⑤1995(平成7)年の医学部入学定員削減による大学運営上の問題、⑥少子化による大学の学生減少対策に看護の魅力、⑦その他が挙げられる。

　大学における看護教育の進展は、看護実践の科学的検証など看護研究の発展や看護学の確立とともに、看護職の社会的位置づけを高めることにも寄与していると言える。しかし、大学の急増は、大学教員や実習施設の慢性的不足を招き、専門教育のあり方に課題をもたらしている。

2) 大学院教育と認定制度

　わが国の看護学専攻の大学院修士課程は、「千葉大学大学院看護研究科看護学専攻」が1979(昭和54)年に設置されたのが最初である。次いで、1980年(昭和55)年に「聖路加看護大学大学院看護学研究科看護学専攻」ができた。看護系大学大学院博士課程は1988(昭和63)年、聖路加看護大学大学院に、1990(平成3)年には千葉大学大学院に設置された。

　そして、看護界が望んでいた専門看護教育の実施は、文部科学省の大学審議会(1987年9月～2001年1月)の答申により、実現する機会を得たと言える。看護系大学の増加を基盤に、大学院設置の気運

を一気に高めた。

　また、2004(平成16)年4月から、専門職大学院制度による教育として、天使大学大学院助産研究科助産専攻が認可され、助産師課程としての教育を始めた。翌2005(平成17)年には、聖路加看護大学に「ウイメンズヘルス・助産学専攻」が開設されるなど、各大学院の研究と教育の独自性を発揮する専攻ができるようになった。2012(平成24)年4月現在、修士課程は148専攻、博士課程は71専攻で[7]、今後も増加が予測される。

　また、日本看護協会は資格認定制度として「専門看護師」「認定看護師」「認定看護管理者」の各制

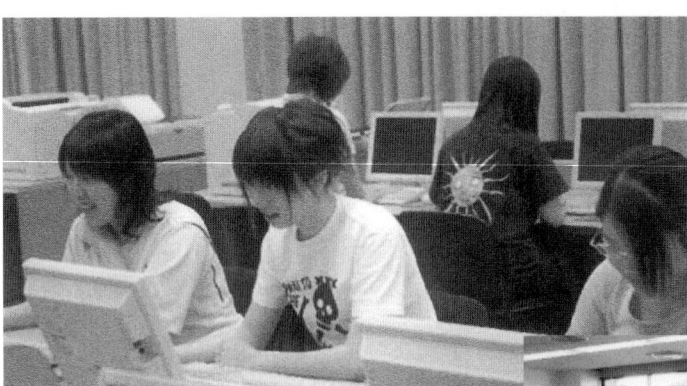

38 **情報化時代に対応する看護教育**　1990年前後から、看護系大学ではパソコンを導入した情報科学の教育が実施されるようになった。その後、医療記録や医学機器の発達や医療チーム活動は看護の教育に情報科学は欠かせないものとなった（敦賀市立看護専門学校所蔵）

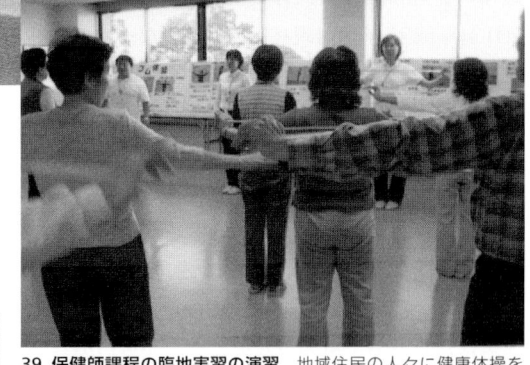

39 **保健師課程の臨地実習の演習**　地域住民の人々に健康体操を指導する保健師学生。糖尿病患者やメタボ予備軍の人々などへの健康教育指導が活発に行われている（京都府立医科大学医学部看護学科所蔵）

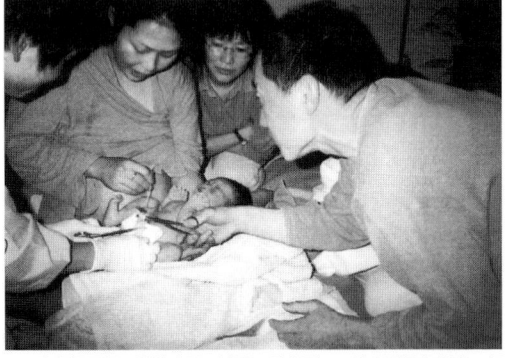

40 **助産師課程の臨地実習の演習**　助産所での助産師教育実習。親子の絆を大切にと分娩直後の母親に父親が協力して生まれ出た赤ちゃんの臍帯を切る指導をする助産師。地域での助産師教育の実習風景（個人所蔵）

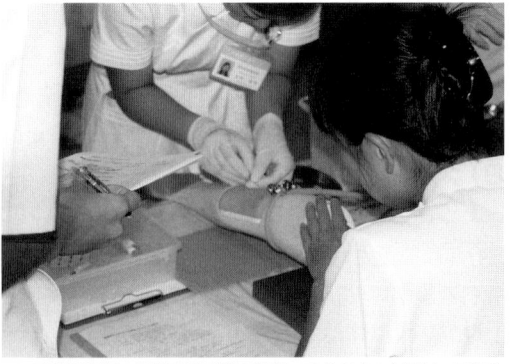

41 **看護師課程の基礎看護技術の演習**　患者の安全を図り、正確な技術ができるように学内で演習する。採血用の上肢モデルを用いた演習（京都府立医科大学医学部看護学科所蔵）

度を発足させ、「専門看護師」の教育は大学院修士課程がその役割を担い、2013(平成25)年4月現在で11専門分野の教育を88大学院228課程[8]で行っている。専門看護師認定審査を受けられるのは看護職免許所有者で、日本看護系大学協議会が定めた専門看護分野看護師カリキュラム総計26単位を看護系大学修士課程で取得すること、さらに実務についても、5年以上の看護経験を要し、そのうち3年以上は専門看護分野の実務研修となっており、理論とそれに基づく実践が要求されている。

2008(平成20)年7月の厚生労働省の「看護基礎教育のあり方に関する懇談会」で、看護師教育を将来は大学教育に移行することが望ましいとの意見もあり、「認定看護師」と「認定看護管理者」の教育・研修についても、「専門看護師」と同様に大学院修士課程での教育を期待したい。

3) 大学における国家試験受験資格取得教育の多様化

2012(平成23)年1月、保健師助産師看護師学校養成所指定規則の一部改正が行われた。大学教育における看護教育を振り返ると、1952(昭和27)年の発足当初から、施設内看護(臨床看護)と施設外看護(公衆衛生看護、地域看護)の総合的な看護実践能力の育成という観点から行われてきたもので、看護師・保健師教育は統合して実施し、医療行為を伴い実習分娩件数の制約のある助産師教育については選択(設けない大学もある)という方式が取り入れられてきた。

大学の急増が顕著になった2000年以降、特に保健師教育において教育運営上の諸問題を生じた。すなわち、保健師教育を行う大学は、1991(平成3)年では9校であったが、200を超える大学が保健師教育を行うとしたため、教員不足は慢性化し教育は停滞した。また、保健師志望の有無にかかわらず卒業要件である必修科目として履修させるため、学生指導上の問題も明らかになった。保健師養成定数を見ると、直近20年で8.5倍(1992年2,528人→2011年1万7,209人)と急増している。ちなみに同じ20年間の国家試験受験者数で比較すると保健師6.4倍、助産師1.6倍、看護師1.5倍である[9,10]。このような学生数の増加と反比例して、主な実習施設である保健所・市町村は、保健・医療・福祉施策の変化を背景に統廃合による減少等が進み、物理的、人的に実習生の受け入れが困難な状況になった。都道府県によっては受け入れ制限や条件づけを行うなど実習教育上の問題が深刻化し、改善が求められた。

助産師教育は、1997(平成9)年4月のいわゆる統合カリキュラム実施当初から、一定人数の助産師志望者を対象にした選択制で進められてきたが、その後は大学専攻科・別科、大学院修士課程における教育へ移行するところも出てきた。

このような流れの中で、文部科学省は、従来の保健師・助産師・看護師資格は学士レベルの教育で行うという方針を変え、保健師・助産師教育のあり方は大学院修士レベルを含めて、大学が自主的に選択できるとの見解を示すに至った。

現在の大学における看護師等国家試験受験資格取得コースの現状は、図3のとおりである。2012(平成24)年4月1日現在の203大学における看護師208課程、保健師192課程、助産師98課程の位置づけを示したものである[11]。この図から、看護師課程のみのコースが出始めたこと、保健師課程は選択制への移行が顕著であること、助産師課程は、大学専攻科の増加が多くなっていることがわかる。このように大学教育においても、保健師、助産師の国家試験受験資格取得教育を選択制、専攻科・別科、大学院で行うなど、教育方法の多様化が見てとれる。

看護教育の後期高等教育化の進展、大学教育としての看護教育の充実は我々看護職の望む方向であることは論を待たない。現在の大学化の機運を活かし、看護学のさらなる発展のために大学・大学院を保健師・助産師・看護師国家試験受験資格取得のための教育とそれぞれの専門性を継続・発展させ得る研究機関として機能させることに、看護職の総意をもって取り組むことが肝要と考える。

＜報告書に基づく見直しイメージ＞

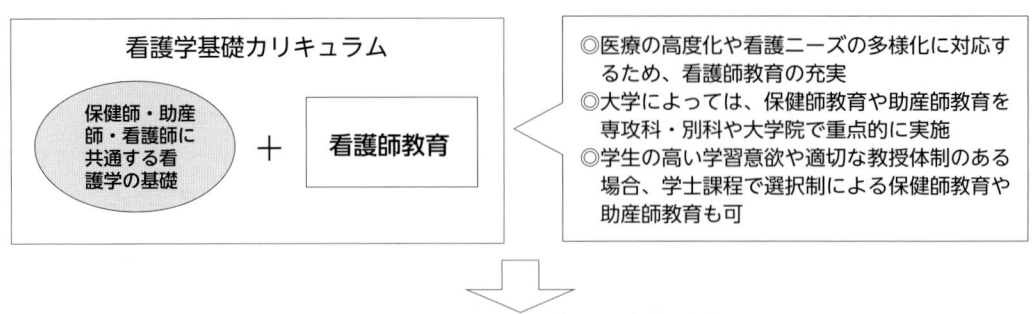

看護学基礎カリキュラム

保健師・助産師・看護師に共通する看護学の基礎 ＋ 看護師教育

◎医療の高度化や看護ニーズの多様化に対応するため、看護師教育の充実
◎大学によっては、保健師教育や助産師教育を専攻科・別科や大学院で重点的に実施
◎学生の高い学習意欲や適切な教授体制のある場合、学士課程で選択制による保健師教育や助産師教育も可

＜保健師・助産師・看護師教育の現状＞

大学院 修士課程
- 保健師教育 1課程
- 助産師教育 20課程
- 専門職課程 助産1課程
- 看護学専門教育

大学専攻科・別科
- 保健師教育
- 助産師教育 25課程

大学　学士課程

| 看護師教育 16課程 | 保健師教育 160課程 | 看護師教育 保健師教育 32課程 |

上段：保健師教育 160課程／助産師教育 56課程　　助産師教育 17課程

看護学基礎カリキュラム

各区分に：保健師・助産師・看護師に共通する看護学の基礎

注1：保健師教育、助産師教育、看護師教育とは、それぞれの職種の養成に特化した教育をいう。
注2：大学院博士課程は掲載していない
注3：資料「大学における看護系人材養成の在り方に関する最終報告(平成23年3月11日)」を基に作成
注4：数値は、平成24年6月18日　日本看護系大学協議会定時社員総会「大学における看護学教育の動向」文科省看護教育専門官講演資料から引用：同年4月1日現在の203大学における看護208課程、保健192課程、助産98課程の内訳を示している大学（専攻科・別科は含むが大学院は含まない）

図3　2012年保健師助産師看護師学校養成所指定規則一部改正後の大学における国家試験受験資格取得教育の多様化

5 男性看護職の近現代史

執筆担当:山崎裕二

1 戦前の男性看護職

　明治維新によって日本の近代化が開始された時、西洋医学に基づく近代看護は、軍隊、病院・診療所、地域・家庭などにおいて必要とされた。それらの場で男性看護職はどのような活動を行ったのであろうか。以下、日本赤十字社、精神病院、ハンセン病療養所、公衆衛生における男性看護職について概説する(軍隊における看護については本書11章を参照)。

1) 日本赤十字社
(1) 戦時救護

　西南戦争(1877〈明治10〉年)での傷病兵救護のために佐野常民らによって設立された博愛社は、男性看護人を雇用し戦地に派遣した。戦後もしばらくは看護人を準備したが、日本赤十字社(以下、日赤)と改称後、ドイツなどの赤十字社にならい看護婦養成を開始することにし、これに先立つ1886(明治19)年に博愛社病院を設立した。翌年、社名の改称に伴い日本赤十字社病院となる。同年、篤志看護婦人会(皇族や貴族、高級武官等の婦人を会員として発足)の活動などを通して看護事業の価値を高め看護婦養成への社会の理解を求めようと図った。後に、1890(明治23)年から救護看護婦養成を開始した。もとより戦時における看護を行う救護員の養成であったが、日赤看護婦の戦地派遣が認められたのは、日清戦争(1894〈明治27〉年)から20年を経た第一次世界大戦(1914〈大正3〉年)以降で、それまでは国内の陸軍予備病院や病院船(患者輸送船)での救護活動が中心であった。それは陸軍が「戦地において立派な戦功を立てた名誉の傷病者が、女の看護を受けるため万一何か風紀上の悪評でも立ったら、せっかくの戦功を傷けるに至るおそれがある」[1)]ことや戦地での「凌辱」を恐れたためである。

　日赤は、この陸軍の方針に従い、看護婦養成開始6年後の1896(明治29)年から看護人養成を開始した。これは日清戦争時に戦地で看護兵が不足したことが背景にあった。1922(大正11)年までの看護人養成数は1,553名であり、同期間の看護婦養成数6,740名の23％に相当する(**表1、写真1**)。

　養成開始後の1900(明治33)年、看護人生徒から日赤の支部長に次のような就職斡旋の要望が出された。「十ヶ月の養成終わり卒業の暁にはその修業せし技量をもって他の需要に応ずるの途あらざるをもって、やむを得ず他の業務に転じ、(略)卒業後における看護人をして広くすべての衛生機関に従事せしめられん」[2)]。

　しかし、時代はすでに医療の近代化が進み、軍隊以外では医師(男性)と看護婦による診療体制が進展していた。戦時救護においても、戦地ではまだ看護人が必要とされたが、病院船や国内の陸軍予備病院などでは看護婦の救護が高い評価を得ていた。戦時・平時や国内外を問わず看護人が看護を職業にできる場は限られてきていた。その結果、1920年代に入ると、日赤看護人の養成は行われなくなり、1930年代以降、中国での事変・戦争や太平洋戦争には救護看護婦だけの派遣となったのである。

(2) 平時救護

　日赤は、1911(明治44)年に災害救護規則を制定し、それまで以上に平時救護活動を推進していった。災害救護に派遣された救護員全体に占める割合で一番多いのは看護婦であり、1910年代で約50〜60％であったが、看護人も約10〜20％を占めた。震災、火山爆発、風水害、火災、汽車・船舶遭難、流行病などの多様な災害に派遣されている。看護人派遣の主なものを紹介すると、1911年4月の東京市

浅草区新吉原町大火災、1912(明治45、大正元)年9月の明治天皇大葬、1914(大正3)年1月の桜島噴火、同年3月の秋田仙北地震、1917(大正6)年10月の東京湾風水害、同年11月の岩手県内列車衝突事故、1918〜1922年の陸軍海軍病院での「スペイン風邪」(インフルエンザ)大流行、1923(大正12)年の関東大震災などがある。

また、1932(昭和7)年、日赤大阪支部は救護自動車を備えた路上救護所(救急所)を市内2カ所に開設し、病院で救急法の教育を受けた看護人2名を配置した。彼らは今日の救急救命士の先駆け的活動を行った(**写真2**)。1934(昭和9)年には東京支部も同様な路上救護活動を開始した。

表1　日本赤十字社の救護看護員養成の男女別比較

		看護婦	看護人
養成開始年		1890年	1896年
入学資格年齢		20歳以上30歳未満(1890年〜) 18歳以上30歳未満(1897年〜) 16歳以上30歳未満(1909年〜)	20歳以上30歳以下(1896年〜) 20歳以上35歳以下(1900年〜) 20歳以上40歳未満(1909年〜)
修業年限		1年半(卒業後2年の病院実務)(1893年に3年半、1896年に3年に変更)	10カ月(前期5カ月は学科、後期5カ月は実務)
養成場所		本社病院、支部病院(または養成委託した地方病院)	(前期)同左 (後期)最寄りの陸軍衛戍病院
学科目(当初)		(1期)解剖学大意、生理学大意、消毒法大意 (2期)看護法、治療介輔、繃帯法 (3期)救急法、傷者運搬法、実施温習	解剖及生理、看護法、治療介輔、手術介輔、繃帯法、救急処置、患者運搬法、衛生法大意
養成数		1890〜1907年(18年間)　2,875名 1908〜1922年(15年間)　3,865名 1923〜1935年(13年間)　5,779名 1936〜1945年(10年間)12,873名	1896〜1907年(12年間)809名 1908〜1922年(15年間)744名 1923〜1935年(13年間)　　8名 1936〜1945年(10年間)　　0名
養成後の戦時救護の派遣先および派遣人数(救護員全体に占める割合)	日清戦争	国内予備病院、649名(47%)	国内予備病院、陸軍患者輸送船、戦地兵站病院、475名(34%)
	義和団事変	国内予備病院、日赤病院船、197名(45%)	陸軍患者輸送船、日赤病院船、戦地兵站病院、156名(36%)
	日露戦争	国内予備病院、陸軍患者輸送船、日赤病院船、2,874名(56%)	国内予備病院、陸軍患者輸送船、日赤病院船、戦地兵站病院、1,384名(27%)
	第1次大戦(日独戦争)	国内予備病院、日赤病院船、戦地兵站病院、151名(68%)	日赤病院船、2名(1%)
	シベリア出兵	戦地兵站病院、134名(44%)	戦地兵站病院、76名(25%)
	日中・太平洋戦争	国内外の陸海軍病院、病院船他、31,450名(95%)	なし

(『日本赤十字社史稿』等により作成)

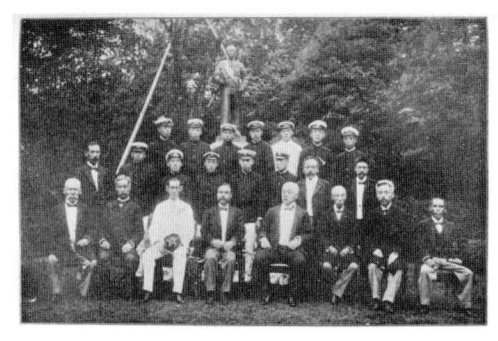

1　日本赤十字社本部第12回卒業準備看護人と社長、その他役員(出典：日本赤十字, 127, 1903)

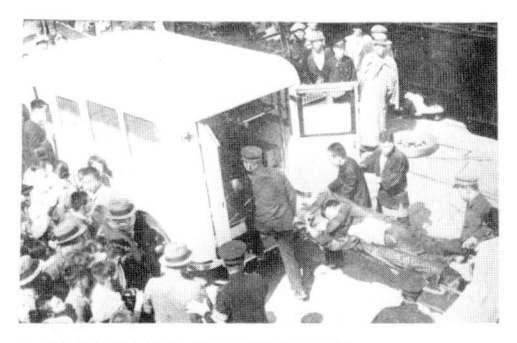

2　日本赤十字社大阪支部の路上救護と看護人(出典：博愛, 549, 1933)

男性看護職の近現代史

2）精神病院

　1879(明治12)年、東京府癲狂院が東京府養育院癲狂室の患者と跡地を引き継いで開設された。その初期の患者処遇は養育院時代と同様で、看護とはほど遠いものであったという。その様子を呉秀三は、「患者ハ或ハ鎖ニツナガレ或ハ手錠ヲ施サレタルアリ（略）病室内ニ於テ自殺者頻繁ニアリ又看護夫ガ患者ニ通ジテ之ニ孕胎（妊娠：引用者注）セシメシコトナドモ旧記中ニ見エタリ此時代精神病者ノ看護ハ男子看護人ニ委ネラレシカ」[3] と記している。

　東京府癲狂院が東京府巣鴨病院と改称され院長に就任した呉秀三は、非拘束主義による病院改革の一環として看護改革に着手した。1902(明治35)年、看護人採用時に学術試験を実施し、1903年に普通看護法講習規則を定め男女看護人への講習を始めた。巣鴨病院時代の看護長には清水耕一、磯田庄太郎、前田則三の3名がいた[4]。清水は、日赤救護看護人養成所1期生で日露戦争などの戦地救護に参加し、1908(明治41)年、看護人として初めて一般看護学書『新撰看護学』を著した。

　1919(大正8)年の巣鴨病院から松沢病院への移転時、看護人たちが院長に待遇改善を要求し、病院の回答を不満として初のストライキを実施した。その後、しばしば松沢病院では看護人ストライキが起きた。また、待遇改善だけでなく、厩橋病院(群馬県)の古賀鹿吉のように、精神看護法の改善や精神病院看護人の社会的地位の向上のために看護人協会設立を提唱した看護長がいた[5]。

　福岡医科大学(後の九州帝国大学)では、1909(明治42)年に看護員養成科規則を制定し、看護婦と男性の看護手の養成を行い、看護手は附属病院の精神科病棟に勤務した。

3）ハンセン病療養所

　陸海軍の看護兵経験者がハンセン病療養所に就職したケースがあった。1918(大正7)年、全生病院(後の多磨全生園)に看護手(後に看護長)として就職した川島盛昇は次のように回想している。「看護手の仕事のほとんどは医師の代行で、私は40年間、外科の手術ばかりさせられていましたよ」[6]。川島は看護兵出身で、1958(昭和33)年まで多磨全生園(東京都)に勤務した。また、栗生楽泉園(群馬県)でも「分館職員は海軍上がりが多かった、海軍の看護手上がりが」[7] という。

4）公衆衛生

　1915(大正4)年、看護婦に関する初の法令である看護婦規則(内務省令)が制定された。しかし、看護人に関しては附則で「男子タル看護人ニ対シテハ本令ノ規定ヲ準用ス」と規定されただけであった。また、大正時代以降に発展していった公衆衛生看護活動が保健婦規則(1941〈昭和16〉年)に制度化されたが、保健婦は女性に限定された。その事情を金子光(元厚生省看護課長)は次のように証言する。「保健婦の仕事は病院ではなくて地域の中ですからね。地域の中で特に国民生活の基盤である農村地帯に広げていこうとしていました。農村で保健指導をしていくためには家庭訪問しますよね。もう戦争が始まってるから（略）地域や家庭に残っているのはお母さんと年寄りと子どもだけ。そこに入っていって具体的に細かく指導するということになると、男性ではまずいねってことになった」[8]。

　しかし一方で、1930(昭和5)年に開設された聖路加女子専門学校の公衆衛生看護科では、「公衆衛生の仕事、保健指導というのは何も女に限ったことではないはずだ、場所によっては男のほうがいい場合がある」[9] と、遠洋漁業の小規模船団や山奥のダム工事現場などを例に挙げて語る教授がいたという。実際、明治末期に、日赤栃木支部が県下鬼怒川上流の工事現場で伝染病が発生した時、看護婦では不適当と判断し、看護人をしばしば派遣している。また、この実績を基に1912(明治45、大正元)年、支部病院の外勤部(派出看護)の規程を男女両性で制定した[10]。

2 戦後の男性看護職

　戦前の看護婦規則に準ずる有資格者の看護人数は、1940(昭和15)年で553名であった[11]。そうした旧制度の看護人の中には戦後、看護婦国家試験や免許切り替えを経て新制度の看護人資格を得た者もいた。一方、戦後の新しい看護基礎教育を受けて看護人(准看護人)資格を得た者もいた。看護人(准看護人)の名称は看護士(准看護士)に変更され、保健士資格が認められ、そして看護師・保健師へと変化していった。以下、戦後の看護制度改革と男性看護職の拡大、男性看護職の組織化、カリキュラムの男女同一化、就業場所の多様化、男性看護職の今後について概説する。

1) 看護改革と男性看護職
(1) 男性看護師
　戦後の看護改革により戦前の看護婦規則(1915年)は廃止され、保健婦助産婦看護婦法(1948年：以下、保助看法)が制定された。養成教育に関しては保健婦助産婦看護婦学校養成所指定規則(1947〈昭和22〉年：以下、指定規則)が定められた。今日まで続く看護(教育)制度の基礎が1940年代後半に出来上がった。しかし、男性看護職に関しては、保助看法の附則における準用規定で、名称も看護人のままであり、戦前の扱いと変わらなかった。

　旧制度の看護人の中には1950(昭和25)年から開始された看護婦国家試験の受験者がいた。ハンセン病療養所勤務の40代の看護人は、当時を次のように回想した。「午後2時、試験場である大学の門をくぐった。千百数十名の受験者が集まっている。(略)男は4人、しかも頭が禿げた親爺である。眼鏡越しに年齢を忘れて一生懸命である。若い娘達に囲まれている珍風景だ。(略)合格、不合格はさておき、現在当面して居ることは健康のことである。妻と子供の生活、責任のことである」[12]。

　一方、「新職業への進出」という動機を持って、新制度の看護学校に入学した男子学生の中には、女性社会への適応に悩んだ者もいた。そのような学生から「男子学生は付録ですか」と質問された看護教員の岡本郁子は、「社会の認識が足らなくて、たとえ希望を削ぎ取るような声が聞こえようと、"自らを蔑むなかれ"」と励ましたという[13]。

　新制度の教育を受け、国家資格を取得し、病院に勤めた男性看護職にとって、資格名称や呼称が看護人のままであることへの不満は強かった。そこで、全日本看護人協会(後述)を前身とする日本精神科看護(技術)協会や日本看護協会が名称変更の運動を行い、1968(昭和43)年に保助看法準用規定の名称が看護人から看護士に変更された。その後、雇用の分野における男女の均等な機会及び待遇の確保等女子労働者の福祉の増進に関する法律(1985〈昭和60〉年：以下、男女雇用機会均等法)、看護制度検討会報告書(1987〈昭和62〉年)、男女雇用機会均等法の改正(1997〈平成9〉年)、男女共同参画社会基本法(1999〈平成11〉年)などの男女平等政策推進の流れを受けて、2001(平成13)年に保助看法が改正され、翌2002(平成14)年から看護婦・看護士の男女別名称は看護師に統一された。

　2010(平成22)年の男性看護師就業者数は5万3,820名(看護師全体の5.4％)、男性准看護師就業者数は2万3,123名(准看護師全体の5.9％)であり、増加傾向が続いている(表2)。

(2) 男性保健師
　日本看護協会の昭和54年度通常総会(1979年)で、看護士から「保健婦国家試験を受験できるようし

表2 男性看護職の就業者数と看護職全体に占める割合の年次推移

年次	1978	1982	1986	1990	1994	1998	2002	2006	2010
男性看護師	2,357 (1.0%)	3,895 (1.3%)	6,595 (1.9%)	9,436 (2.2%)	13,023 (2.6%)	17,807 (2.9%)	26,160 (3.5%)	38,028 (4.5%)	53,820 (5.4%)
男性准看護師	7,155 (3.1%)	10,493 (3.7%)	12,971 (4.0%)	14,702 (4.1%)	16,792 (4.2%)	20,489 (4.9%)	22,726 (5.4%)	23,462 (5.7%)	23,123 (5.9%)
男性保健師	–	–	–	–	44* (0.1%*)	86 (0.2%)	189 (0.4%)	341 (0.7%)	582 (1.1%)

(日本看護協会出版会『看護関係統計資料集』により作成、*1996年次データ)

てほしい」との要望が出された。これを受けて翌昭和55年度通常総会(1980年)で、その実現に向けて運動することが決定され、1981(昭和56)年に保助看法改正の要望書が厚生省に提出された。

その後、厚生省の看護制度検討会は、1987(昭和62)年の報告書において、「保健婦の資格の男子への対象拡大等に伴う保健婦助産婦看護婦法の見直し」を提言した。

このような日本看護協会や厚生省の動きは、すでに千葉大学看護学部(1975〈昭和50〉年開設)などで男子学生が地域看護学を履修していたにもかかわらず保健婦国家試験を受験できない状況が背景にあった。そして、1993(平成5)年、保助看法が改正され、翌1994(平成6)年に保健士67名が誕生した。

なお、国家資格化された保健士とは別に、日本看護協会「保健婦・助産婦・看護婦会員実態調査(1965年度版)」によれば、当時の看護人会員137名の内5名が保健婦会に加入していた。大森文子(元日本看護協会会長)の証言によれば、「戦争中は人が足りない時ですから、看護人が保健所などにも勤務していて、戦後もしばらくそのまま勤務していたのかもしれませんね」という[14]。

今日、男性保健師が受けた健康相談の中に、「精神障害者の方が薬の副作用で勃起や射精異常の問題が出てきて、ずっと悩んでいるんだけれども誰にもいえなかった」[15]といった事例がある。セクシュアリティが関係するため、女性保健師には相談しづらいことが男性保健師には聞きやすかったと言える。2010(平成22)年の男性保健師就業者数は582名(保健師全体の1.1%)で、漸増している(表2)。

(3)男性助産師問題

日本看護協会は、昭和63年度通常総会(1988年)において「看護制度改正推進についての方針」を決議したが、その中に看護士への保健婦・助産婦資格拡大が含まれていた。そして決議直後、厚生省に陳情が行われ、また同年中に国会議員にも陳情が行われた。

一方、看護制度検討会(厚生省)は、その報告書(1987〈昭和62〉年)で、前述した保健婦資格の男子への対象拡大とは対照的に、「助産婦の資格の男子への対象拡大については、国民の性意識の変化を勘案し、関係者の意見も十分聴取しつつ、慎重に検討する必要がある」と提言した。

その後、保健士の誕生(1994年)や男女雇用機会均等法の改正(1997年)などを背景にして、1990年代に男性助産師論議が活発化した。そうした中、1998年と2000年に、看護三職の男女同一名称化と助産婦資格の性別撤廃を規定した保助看法改正案を議員立法化しようとする動きが起きたが、助産婦団体や女性団体などの反対運動により法案提出が見送られた。そこで、2001年、男女同一名称化に限って保助看法が改正されたのである。助産の対象が妊産褥婦という女性だけであること、分娩介助や乳房ケアなどのセクシュアリティに関係する抵抗感・羞恥心などが、男性助産師反対の理由であった。

しかし、この時期に正規の助産教育を受けた男性が管見では2名は存在する。東邦医療技術短期大学助産学専攻科の修了生(1998〈平成10〉年)と新潟大学短期大学部助産学専攻科の修了生(2002〈平成

14〉年）である。後者の宝田保光は「私はこの1年、助産学専攻科で助産師になるための勉強をしてきた。しかし、今回の法改正でも助産師は『女性のみ』と残されたため資格取得できなかった。（略）これからの助産教育には男性の視点も必要だろう。両性でお互いの感性や視点を生かした新しい助産を始める時ではないだろうか」[16]と問題提起した。

　男性助産師をめぐる議論は、男女平等（教育の機会均等、職業選択の自由）、専門職論、産む女性の人権・プライバシー尊重など多様な意見や立場が存在し、簡単には解決できない問題である。また、その問題は男性看護師や男性保健師が経験するセクシュアリティ問題とも関係している。

2）男性看護職の組織化

　前述した看護人協会結成の提唱（1933〈昭和8〉年）は、戦後の1947（昭和22）年に精神科の看護人だけで結成された全日本看護人協会として実現した。同協会結成のきっかけは、前年に国立武蔵療養所の成次和生看護長らが保助看法の草案の中に看護人についての規定がないことを知り、厚生省に何度となく陳情した結果、ようやく附則に準用規定が盛り込まれたことにあったという[17]。同協会は、看護人の社会的地位向上、看護技術の習得、生活安定などの実現を目的として、全国看護人再教育講習会の開催、『全看協ニュース』発行、無資格者の資格取得活動などを行った。

　その後、同協会は精神科看護の発展のため男女同一組織である日本精神科看護協会に改組し（1958〈昭和33〉年）、さらに日本精神科看護技術協会（1976〈昭和51〉年）に発展し今日に至っている。日本看護協会が1960（昭和35）年まで看護人の入会を認めなかった時代、全看協（日精看）が男性看護職の職能や社会的地位の向上に果たした役割は大きかったと言える。

　今日、精神科以外の領域で働く男性看護師の全国的組織は見当たらない。病院単位や地方単位でのグループが親睦的な活動を行っているケースはある。男性保健師に関しては全国組織化の動きがあり、2013（平成25）年に「第1回全国男性保健師のつどいin沖縄」が開催され、23都府県から70名の参加者があったという。

3）カリキュラムの男女同一化

　戦後の看護基礎教育において、男子学生は母性看護実習を精神看護実習に置き換えて履修してきた。男女同一カリキュラムになったのは1989（平成元）年の指定規則改正以降である。しかし、その20年ほど前に、男子学生に母性看護実習を履修させていた看護学校があった。それは、戦後いち早く男子学生を受け入れた国立国府台病院附属高等看護学院（1953〈昭和28〉年開校）である。当時、病院の産婦人科病棟に勤務していた坂尾藤江は次のように回想している。「実習で思い出すことは18回生（1970〈昭和45〉年：引用者注）から男子学生の母性看護の実習を開始したことです。当時男子の場合産婦人科は講義のみで実習はなく、国家試験の科目からも除かれていました。学校から実習の相談がありました時私は大賛成でした。理由は精神科病棟に入院中の患者さんの出産ケースが年2～3例あり、看護士にも妊産褥婦の看護が必要であることを痛感していたからです。又社会的にも妻の妊娠出産に夫の理解と援助が重要と言われるようになっていました。（略）最も心配した妊産婦さんからの苦情もなく、かえって励ましを受けることもあり胸を撫でおろしましたものです」[18]。

　カリキュラムの男女同一化とともに看護師養成機関の男女共学化が進み、男子にとって進学しやすい環境が整ってきた。2012（平成24）年の入学者に占める男子学生の割合は、大学10.3％、短大3年課程9.9％、看護師学校養成所3年課程12.6％、准看護師学校養成所20.2％である[19]。

4) 就業場所の多様化

　戦後、病院看護が拡大していく中で男性看護職の就業場所は精神科に限定されていた。日本看護協会「病院看護基礎調査」(1999〈平成11〉年)によれば、精神病院や一般病院精神科病棟に勤務する看護士の割合は看護士全体の44.0％であった。また、厚生労働省「病院報告」(2001〈平成13〉年)によれば、精神病院に勤務する看護士は看護士全体の36.5％(看護婦の場合5.9％)であった。看護婦・看護士から看護師に改称された2002(平成14)年以降のデータはないが、精神科以外の割合が増加していることが予想される。

　女子学生と同じように母性看護実習を履修し、同じ国家試験問題に合格した男性看護職が職場に登場してくると、先進的な病院では中央診療部での婦人科的処置を看護士に担当させる試みが行われた。その実践報告には、「乳房の創傷処置を患者自らが看護士に依頼してくるケースもあった」「子宮癌の腟内照射の介助については、治療の特殊性から、実施前に看護士が付くことを婦長が患者に説明し、嫌なら看護婦に代わることを話した。対象となった患者は、30代前半の独身者から80代前半の既婚者と幅広かったが、患者の誰からも拒否されることはなかった」[20]とある。

5) 男性看護職の今後

　戦後60年余を経て男性看護職が日本社会に定着してきた。精神病院だけでなく一般病院や地域、教育機関などの場で働く男性看護職も増え、看護師長や看護部長などの管理職や専門看護師・認定看護師になる男性看護職も出てきている。こうした中にあって、今後の男性看護職の課題は何であろうか。

　男性看護職の近現代史を振り返って言えるのは、やはり女性のケア対象者との間で起こりうるセクシュアリティに関係する問題である。この問題に対する消極的な解決策は、女性へのケアをしないか、女性看護職にケアを交代してもらうことであるが、それでは女性看護職の負担が増加するばかりである。そこで課題となるのが、女性のケア対象者に対する男性看護職のケアリング能力の向上である。こうした視点からの研究や教育開発はまだ少ないのが現状である。これまでの男性看護職の経験知(実践知)を看護学の知識と技術の体系につなげ、それを後進たちが学ぶシステムを基礎教育や継続教育の場でつくることが課題であると考える。

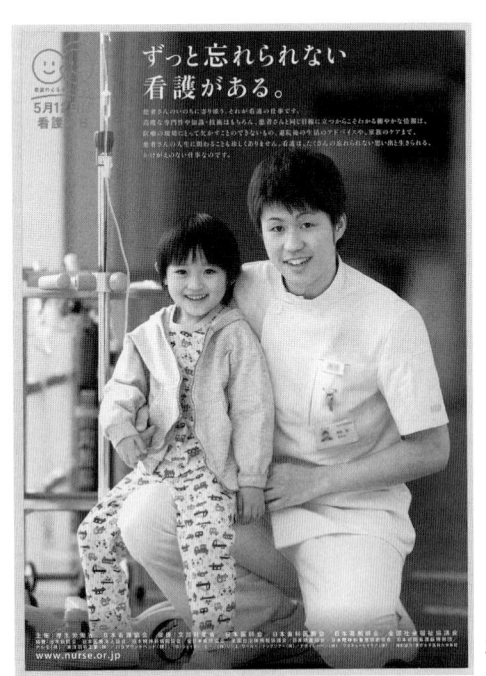

　また、少子高齢化がさらに進む将来、看護職不足はより深刻化する。リクルートの間口を広げるために、看護職が男性にとっても魅力的な職業であることを看護界が社会や国民にアピールすることも課題であろう。日本看護協会の「看護の日」ポスターに男性看護職が初めて単独で登場したのは2011(平成23)年である(写真3)。看護における男女共同参画推進のために、看護(教育)団体の果たす役割は大きいと考える。

3 初めて男性看護職が単独で登場した5月12日「看護の日」ポスター(日本看護協会, 2011年)

6 疾病とテクノロジーの変化と看護

執筆担当:川原由佳里／鈴木紀子

1 疾病構造の変化とテクノロジーの発展
―第二次世界大戦後から高度経済成長まで

1) 戦後間もなくの状況

　戦後間もない頃の結核の死亡率は高く、1950年代まで死亡原因の第1位を占めていた。不良な栄養状態を始め、戦災に起因する住宅事情の悪化による衛生環境の不備が、結核を始めとする感染症による死亡率を高める要因であった。

　1953(昭和28)年の調査によれば全人口の3.4％、292万人が結核に罹患し、そのうち入院を要する者が137万人も存在したという。その一方で、病床数は1954(昭和29)年の目標で19万床という、かけ離れた状態にあった。

　そうした状況から保健婦の活動の重要性は明らかであった。結核については痰の始末、検診、予防接種、家庭訪問等を実施し、各地区に出向いて結核の健康教育を行った。衛生対策として小学校に出向いてシラミ駆除のDDT噴霧をしたり、毛ジラミをすき櫛で除去し、乳幼児検診や産児制限の教育を行ったり、あるいは栄養改善のためタンポポやセリなど雑草を工夫して食べる栄養指導を行ったりするなど、住民と共同して健康状態の改善に取り組んだ。

2) 1960年代～第一次医療技術革新

　かつて国民病とまで呼ばれ、死因の第1位であった結核も、戦中から戦後にかけて抗結核剤が開発され、臨床に普及することによって、治癒可能な疾患へと変化した。また結核以外の病原菌による感染症や伝染病の患者も、抗生剤が開発されるにつれ激減した。1951(昭和26)年には、死因の第1位が結核から脳血管障害へと交代した[1]。

　1960年代の医薬品産業の発展は、抗生剤のみならず、副腎皮質ホルモン、サイアザイド系降圧剤、経口血糖降下剤、降圧利尿剤などの新薬の開発をもたらし、成人病に対する医療技術に貢献した。また医薬品の進歩とともに、麻酔技術と輸血、補液の進歩によって急性期外科治療の分野が飛躍的に進歩した。

　一方で、これらの医薬品の一部はスモン、サリドマイド、大腿四頭筋短縮症などの種々の薬原病を生み出した。看護面でも、処方された薬の説明や内服指導、注射の実施などの関与があったと考えられるが、筋肉注射部位の誤りによる大腿四頭筋短縮症の問題ほど大きくは注目されなかった。

3) 高度経済成長と医療問題

　1960年代から70年代の前半には、高度経済成長を反映した健康問題に直面した。工場から排出される有害ガスや車の排ガスを原因とする環境汚染は、咳込みや目の痛みなど呼吸器系統を中心に被害をもたらし、その被害に苦しむ大勢の患者が医療機関に押し寄せた。

　また、PCBによる母乳を始め農作物・魚介類汚染による皮膚障害の他、交通事故による死亡者の増大が見られた。

　環境汚染の深刻化に伴い、公害防止を求める世論も高まった。政府は各種の公害関係の法令により環境基準や排出基準等を設定し、企業もこれらの規制を遵守する一方、公害防止技術の開発に取り組んだ。

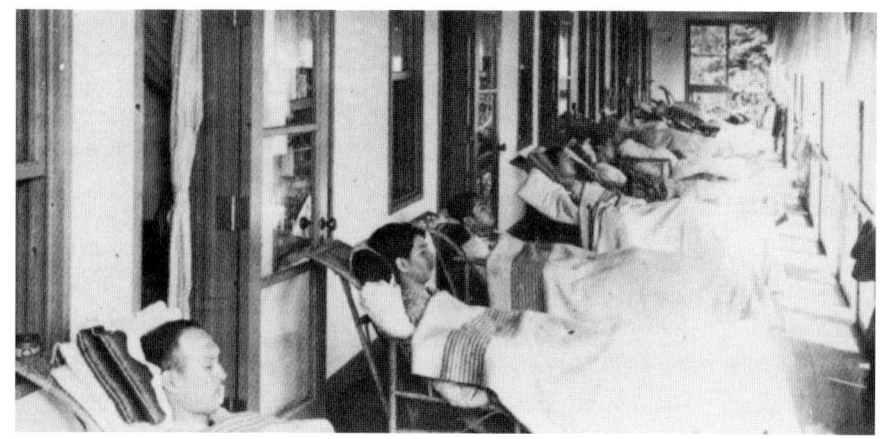

1 結核患者の安静大気療法。結核の治療は抗結核薬が発見される前は、安静にし、栄養をとる方法しかなかった
 （出典：結核予防会　創立四十周年年史）

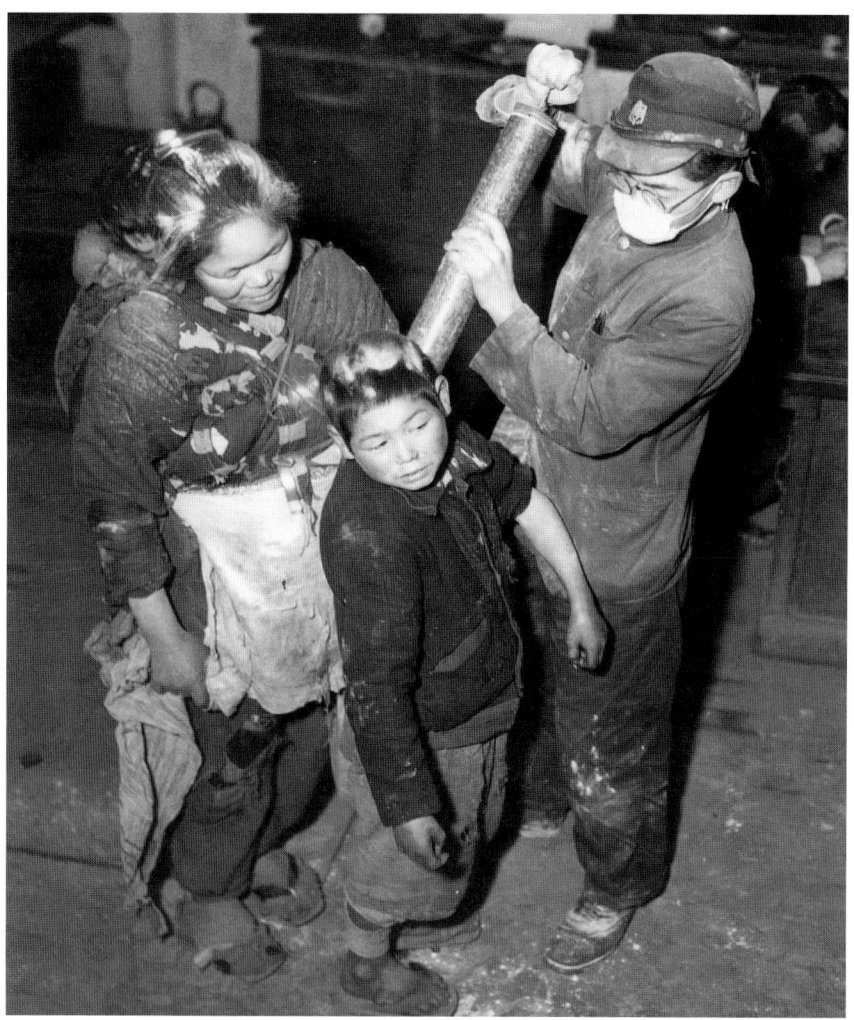

2 DDT作戦。戦争直後の衛生状況の悪い時代、アメリカ軍によりシラミなどの防疫対策として用いられた。外地からの引揚者や一般の児童の頭髪に、薬剤（粉状）を浴びせる防除風景が知られている（朝日新聞社提供）

疾病とテクノロジーの変化と看護

2 疾病構造の変化とテクノロジーの発展
―1970年代から今日まで

1）1970年代〜第二次医療技術革新

　1970年代、他産業ですでに試験済みのコンピュータ導入による自動化を医療技術にも適用しようとする試みが始まった。放射線診断装置、超音波診断装置を始め臨床検査部門にもオートアナライザー装置が導入され、従来の人手による検査が大幅に自動化された。少量の検体で幾種類もの検査が可能になり、それまで検査業務に多くの時間を割かれていた看護婦の仕事の中身も変化した[2]。

　診療面では救急・重症患者の救命、延命が急速に向上した。高度な手術の開発、放射線治療、レーザー治療、衝撃波腎結石破砕装置、人工透析、人工関節、内視鏡手術など、治療方法にも進歩があった。高度な医療機器が開発されるたび、看護にはそれら治療を受ける人々の安全を見守り、QOLを高める援助が求められた。

2）人口高齢化、慢性疾患とがん疾患対策

　1970年代より人口の高齢化が進み、1977（昭和52）年には日本は世界一の長寿国になった。病院の入院患者の老人の割合が高まり、看護婦の仕事にも大きく影響し始めた。失禁、見当識低下、認知症を始め、老人特有の疾患や症状への対応が求められた。

　また、慢性疾患が増加し、特に糖尿病、虚血性心疾患、高血圧、高脂血症、高尿酸血症、肝炎、といった、いわゆる生活習慣病が増加する傾向が見られた。

　1973（昭和48）年の第1次石油ショックは、経済界や人々の生活に大きな影響を及ぼしたが、その同じ年に、老人医療費の無料化が実現した。日本経済が低成長を続ける一方で、医療費の伸びはGNPを上回り、国の財政問題の焦点となった。高度の医療技術は人々の救命や延命に貢献したが、医療費に及ぼす影響は無視できないものとなった。

　1983（昭和58）年には老人保健法（現高齢者の医療の確保に関する法律）が施行され、老人医療費が一部自己負担となった。1987（昭和62）年には社会福祉士及び介護福祉士法が制定され、介護福祉士という職業が誕生し、看護婦の業務との関係が議論された。2000（平成12）年からは介護保険がスタートし、2008（平成20）年からは後期高齢者医療制度が発足した。

　1981（昭和56）年から、がん疾患が国民の疾病による死亡の最大の原因となり、年間30万人ががんで亡くなる時代となった。看護では、疼痛コントロール、QOL、インフォームド・コンセントなどの概念が、がん患者への看護に重要として導入された。

　2006（平成18）年には国民の総合的な対策としてがん対策基本法が制定され、予防早期発見の推進、医療機関の整備、患者の療養生活の質の維持向上、研究の推進などを柱とし、早期からの緩和ケアの実施も盛り込まれた。

3）第三次医療技術革新へ

　第3次医療技術革新は、分子生物学の医学への導入である。臓器移植、体外受精、遺伝子操作などが世界の一部で実現過程に入ったが、全体としては、まだ研究段階である。これらの医療技術は、従来の「医の倫理」と違い、技術そのものが倫理的問題を内包していることから、新たな課題を提示するものとなった。

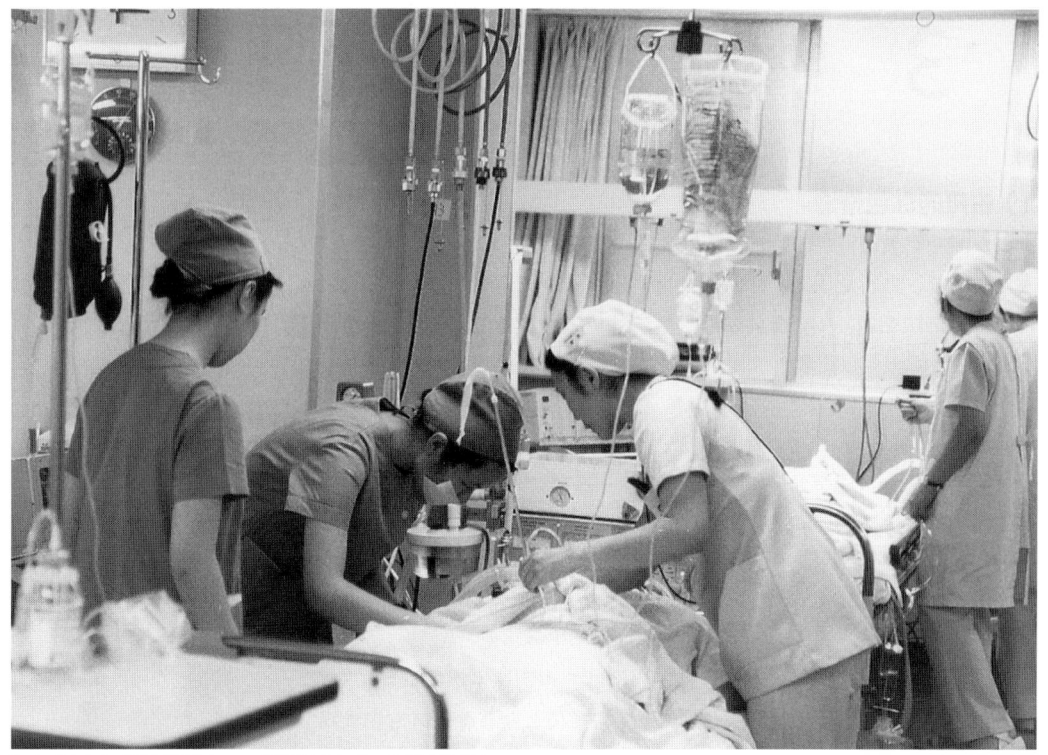

3 たくさんの点滴と配管チューブが吊るされているICUの風景

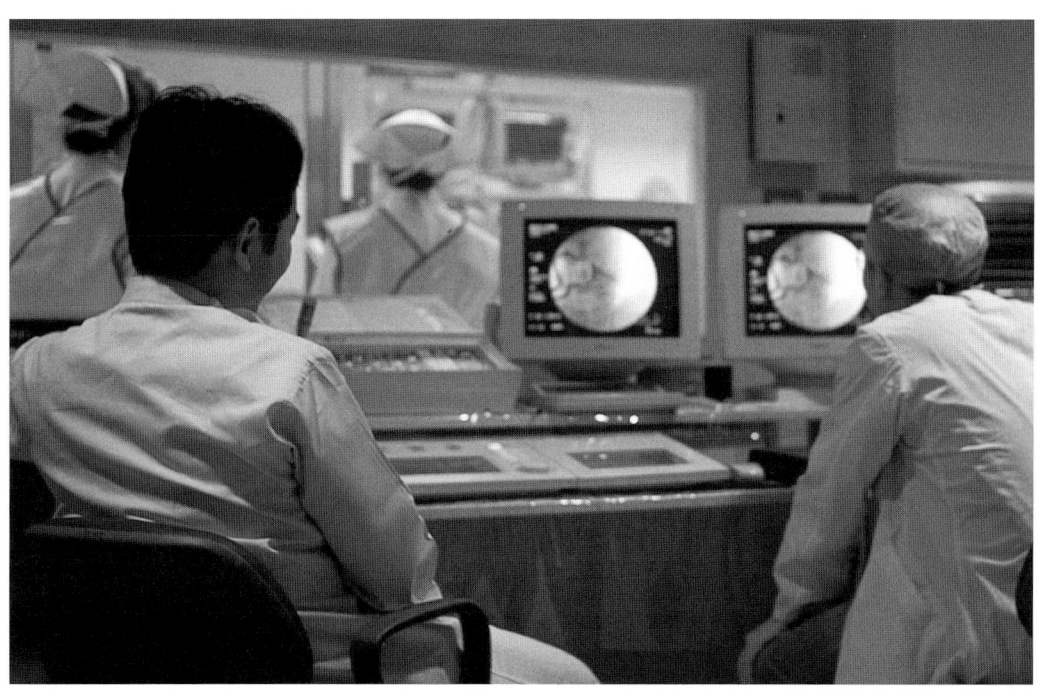

4 放射線保護エプロンを着用し、検査室内で患者を介助する看護師。別室で画像に見入る放射線科の医師。検査に関わる患者の不安や苦痛を軽減し、検査の目的を達成すべく患者の協力を引き出すことも看護の役割である（出典：高知赤十字病院沿革史）

疾病とテクノロジーの変化と看護

3 創傷ケアと包帯法

1) 古典的な包帯法

わが国で看護教育が開始されて以来、「包帯法」は修得すべき重要な技術の一つであった。全身のすみずみまで、血行を阻害せず、弛まない適度な圧で包帯を捲けることが看護婦には求められた。学生たちは包帯法を通じて、身体の解剖学的部位の呼称を覚え、主要な筋肉群や動脈の走行、止血点を学んだ[3]。

2) 包帯交換の場

戦後しばらく、包帯交換は、手術室と同等のレベルの清潔が保たれた部屋で実施されていた。看護婦はまず、包帯交換室に患者を搬送し、清潔なガウンを着用して、包帯交換を実施した。

昭和20年代、医療用具や看護用具の車化(配膳車、清拭車、洗髪車など)が進むと、包帯交換車(以下、包交車)が登場した。包交車には清潔な鑷子とガーゼ類、消毒剤・軟膏等が搭載された。医師や看護婦は包交車を携えて、病床の患者に包帯交換をして回った。

包交車の登場によって、手洗いはその都度、速乾性手指消毒剤にて行われるようになった。抗生剤の多用ともあいまって、包交車が院内感染の媒体となるケースも生まれた。

3) 創傷治癒の新しい方法

1970年代まで、創傷(手術創や褥瘡を含む)は、ガーゼ類・包帯と消毒剤・軟膏の併用という処置がなされていた。滲出液が多いときなどは何度も包帯交換を行わなければならず、外部からの細菌汚染に曝されやすいことなどが問題となっていた。

1948(昭和23)年に患者の創をテープで被覆することで創が早く治癒するという研究結果が発表され、その後の研究により、創部を湿潤状態に保ち、治療を促進する方法の有用性が確認された。1980年代から創傷治療の新素材が数多く使用されるようになった。

現在では感染管理の観点からも、滅菌材料は個別包装され、包帯交換も創に感染がない場合には最小限の回数に抑えることになっている。包帯材料も網状に編まれた伸縮自在のものなど簡易な材料が現われ、従来の包帯法の看護技術は、特殊な場合を除いて不要となった。包帯法は現在、基礎看護技術の教科書から消え、ドレッシング材の知識がそれに代わりつつある[4]。

4) 褥瘡と看護の責任

1974(昭和49)年、悪化した褥瘡部からの大出血により患者が死亡するという事故があり、いわゆる褥瘡裁判が起こった。従来、褥瘡の発生予防と管理は看護婦の責任の範囲と考えられてきたが、この事件はマスメディアにより「褥瘡は看護の怠慢」などと広く報道された。

1995(平成7)年、日本看護協会は専門的な分野に関する看護実践を提供する看護婦の認定制度を発足、創傷・オストミー・失禁ケアの分野を担うWOC看護認定看護師(その後、皮膚・排泄ケア認定看護師に改称)が誕生した。

褥瘡に対する看護の責任は、2002(平成14)年に褥瘡対策を未実施の場合に診療報酬が減算する形で社会的に明確にされた。

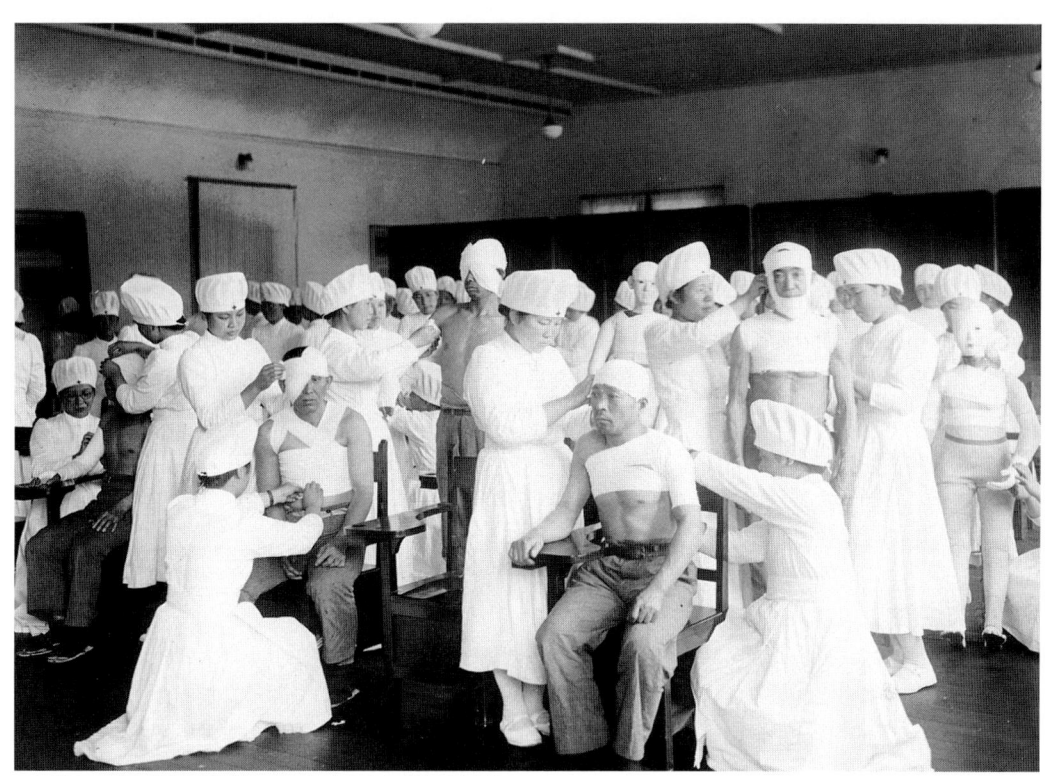

5 包帯法の演習。昭和の戦前期のもの(日本赤十字看護大学所蔵)

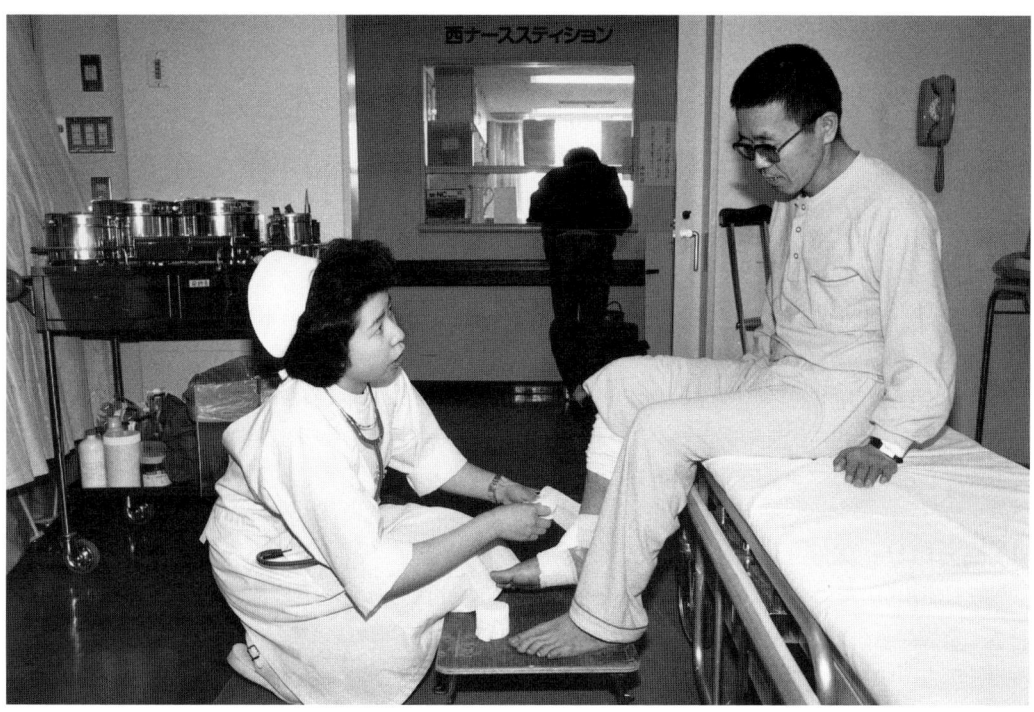

6 包帯交換をする看護婦。後ろに写っているのが包帯交換車

疾病とテクノロジーの変化と看護

4 注射法と看護の責任

1) 皮下注射・大量皮下注射

　皮下注射は1850年代にイギリスで開発され、1885(明治18)年にイタリアで大量皮下注射がコレラ治療に用いられた。1910(明治43)年代に臨床に普及し、治療法として確立した。1920(大正9)年代の半ばには小児下痢症の死亡率は90%から10%にまで激減した。戦後もしばらくは食料事情を反映して、栄養状態が悪い患者や結核性疾患で衰弱した患者、手術前後の患者に大量皮下注射が行われた。
　大量皮下注射の注射部位は大腿部内側や腹壁であり、看護婦たちは注射により膨れ上がった部位に蒸しタオルをあて、補液の吸収を促した。大量皮下注射は疼痛が強いこと、針が折れて迷入針となる危険があること、また輸液内容に制限があることなどの欠点があり、一時期行われていなかったが、最近では在宅での栄養補給法として実施されるようになった[5]。

2) 筋肉注射

　筋肉注射は1882(明治15)年に実用化された。1948(昭和23)年にペニシリンが大量生産され、この種の薬剤が普及すると、感染症に対して薬剤の筋肉注射が安易に行われるようになった。同一部位に繰り返し行われた筋肉注射に由来する筋拘縮症や、不適切な部位への注射による末梢神経麻痺などの医原病が発生、1970年代には集団的な訴訟事件として社会問題化した。
　1948(昭和23)年以降、欧米の看護教科書では危険な注射部位である「グロスの三角」の記載は見られないのに、日本では安全な注射部位として記載され続けたことも、世の反響を拡大した。やがて安易な注射の適用に対する反省とともに、「グロスの三角」は看護の教科書から消えていった。

3) 静脈注射

　静脈注射は皮下注射よりも歴史が古く、1657年に開発され、現在行われている静脈内持続点摘法は1913年にドイツで開始された。静脈注射をめぐる看護婦の責任は、いつも議論の的になってきた。
　1951(昭和26)年、国立鯖江病院にて、看護婦が医師の指示によりブドウ糖を静注すべきところ、薬液を取り違えてヌペルカインを静脈注射して患者を死亡させるという事件が起こった。この時、静脈注射は保健婦助産婦看護婦法第5条に規定する看護婦の業務の範囲を超えるという見解が示され、これ以来、表向きは医師が静脈注射を実施することになったが、マンパワーの不足する臨床での静脈注射は依然、看護婦の業務であり続けた。
　その後の看護教育の水準の向上、医療用器材の進歩、在宅での輸液療法の実施など、医療現場における実態との乖離の状況を踏まえて、2002(平成14)年、厚生省より静脈注射は診療の補助行為の範囲として取り扱われるべきとの解釈が新たに示された。

4) 高カロリー輸液

　1975(昭和50)年に高カロリー輸液用の輸液剤が初めて市販された。中心静脈栄養法はカテーテルの挿入と管理には手間がかかるが、いったん挿入すれば誤嚥や下痢の心配がない。口から無理に食べさせなくても、生存に必要な栄養を与え続けることができる。また、輸液ポンプを用いての点滴管理が広く行われ、看護婦はその業務に多くの時間を割くようになった。

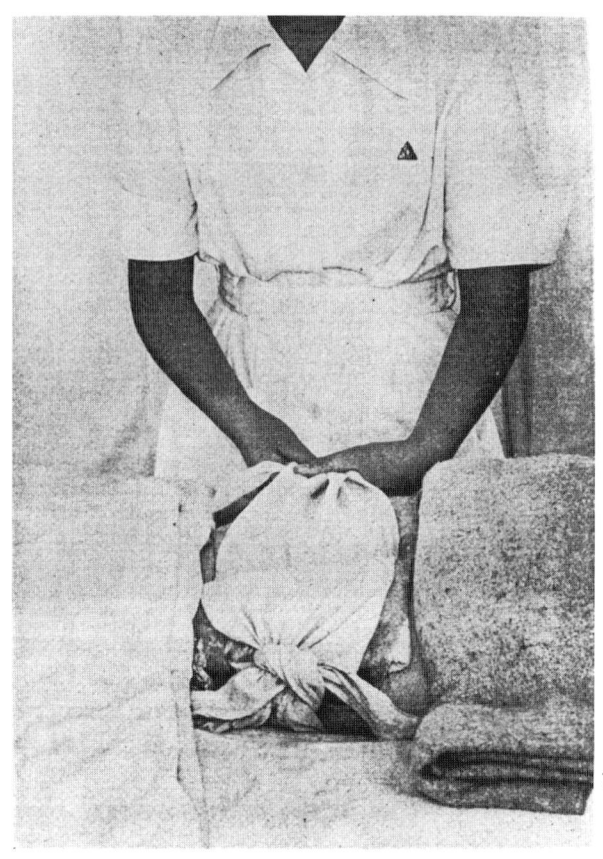

7 大量皮下注射：注入部位における薬液の吸収を促すため湿布が行われた（出典：永井敏枝［指導］，附録写真で見る看護技術(12)，投薬法，看護学雑誌，16(6), p.97, 1954）

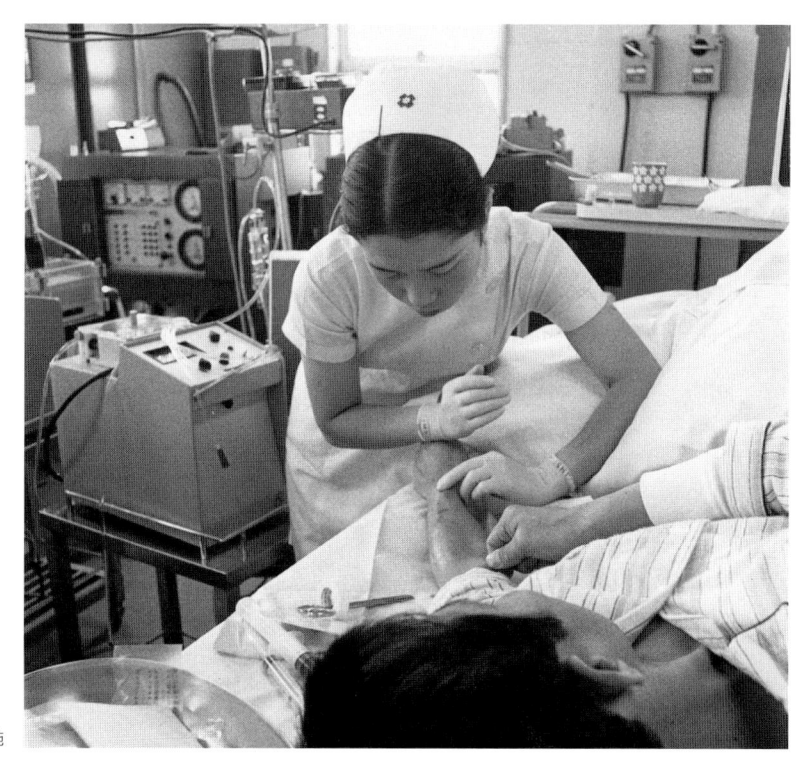

8 看護婦による静脈注射の実施

疾病とテクノロジーの変化と看護

5 消毒法とディスポーザブル化

1）衛生材料と医療機器の消毒

　医療の場で用いられる衛生材料と医療機器を消毒し、使用できる状態に整備し、管理することも看護婦の仕事であった。

　特に衛生材料は、物資の不足が著しい時期は包帯、ガーゼ、だけでなく、綿花にわたるまで、すべて仕分けされ、何回でも再利用された。再生後の包帯を巻くために包帯巻き器や、洗浄したガーゼを広げ、重ねるために上部の左右に釘の打たれた木製の台なども利用された。

　注射器はガラス製であり、内筒と外筒とを外してガーゼにくるみ、針は曲がらないようにガーゼに差し込んで、煮沸消毒した。針は何回か用いるうちに針先が反り、刺入しにくくなるので、針を研磨する部門もあった。

　輸液に用いられるイルリガートル、黒いゴム管、ガラス製のたこ管、ガラス活栓付きドリップチャンバーも煮沸消毒し、繰り返し利用された。

2）消毒法の変化

　1960年代まで、医療材料の消毒に用いられたのは、主としてシュンメルブッシュ式の煮沸消毒法であった。密閉して100度に達して沸湯させること15～20分間が最も一般的な消毒法である。病棟で使用される注射器、針、鑷子、鉗子、剪刀類も、看護婦詰所に設置された煮沸消毒器で、いつもぐらぐら煮えていた。

　手術室などでは大型の電気式煮沸消毒器があったが、容積的に困難なものは燃料用アルコールによる焼却消毒も用いられた。

　看護婦たちは勤務時間の多くを、予定されたあるいは随時の処置のための医療器具や物品類の消毒と管理収納にあて、また包帯交換車等の材料の廃棄、充填、整備を行った。

　1960年代半ばより高圧蒸気滅菌器、EOガス滅菌器、ホルマリンガス消毒器、紫外線殺菌灯などが導入され、加えてそれらの滅菌効果判定を各種のインジケーターで確認し、診療や看護の場に供給するようになった。

　それに伴い中央材料部、中央滅菌室による医療材料のセントラル管理方式が導入され、1960年代からの鉄筋コンクリートの病棟建築の中で次々と採用された。これにより、看護婦詰所、処置室、外来にあった煮沸消毒器は姿を消した。

3）ディスポーザブル化

　1960年代、石油化学の発達に伴い、プラスチック製品がいろいろな分野に進出、医療材料のディスポーザブル化が始まった。1962（昭和37）年には、初の国産のディスポーザブル注射器が発売され、それに続いて輸液材料はガラスバイアルから硬質プラスチックボトル、軟質プラスチックバッグへ、ゴム管やドリップチェンバーはプラスチックに、注射針は翼付針や留置針に変わっていった。

　注射針のディポーザブル化は衛生材料の管理のみならず、感染予防の観点で意義が大きかった。調査によれば、わが国のB型肝炎キャリア比率の推移と注射針のディスポ化普及率の間には密接な関係があると言われる。

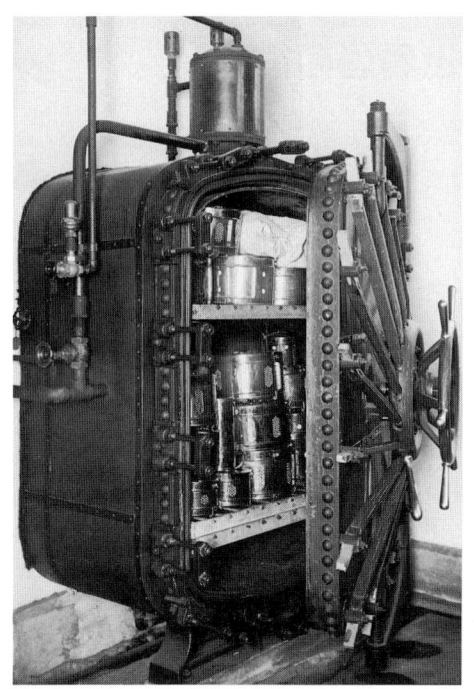

9 オートクレーブ(日本赤十字看護大学所蔵)

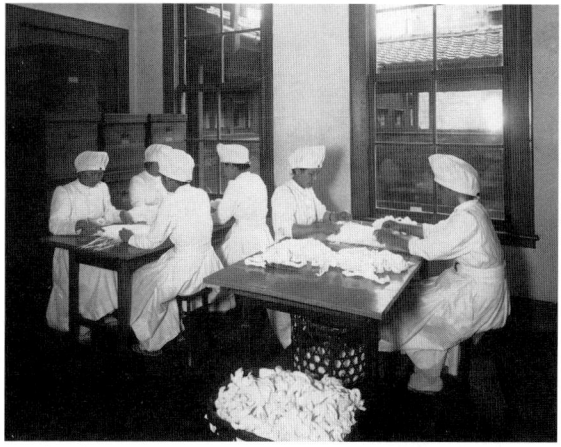

10 ガーゼ再生(日本赤十字看護大学所蔵)

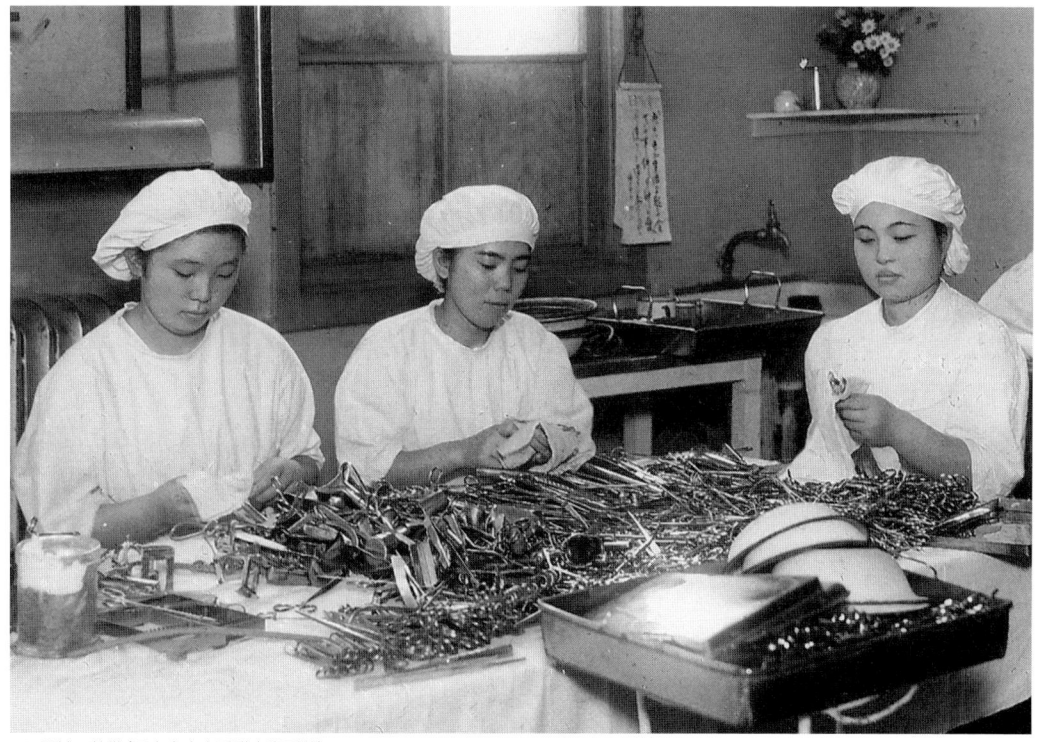

11 器械の整備(日本赤十字看護大学所蔵)

6 診断治療技術の進歩と看護の役割

1) 医療用計測機器とモニタリング装置

　1950年代から1970年代にかけて、患者の脳波、筋電図、心電図などを測定する医療用計測機器、あるいは皮膚温度計、自動血圧計などが次々と開発され、古くからある五感による観察と併用して用いられるようになった。

　特に高度医療の場では、患者の生体情報を遠隔的にモニタリングする装置が開発され、1950年代後半より手術室に、1970年代からはICUなどに設置されていった。

　また、これら計測機器のうち、小型化・軽量化が可能になった血圧計や心電図は一般病棟にも普及していった。ナースステーションでは、心電図を始めとする各種モニターの機械音が鳴り響いているのが一般的な風景となった。

　看護でも、これらの計測装置のデータを用いた観察が行われ、診断こそしないが、医師に近いスキルを駆使し、患者の状態を判断するようになった。

2) 大型の医療用機器

　1970年代より核医学、超音波、放射線診断などの新しい技術が次々と導入され、患者の疾病の診断に用いられるようになった。これら大型の診断用検査機器を設置し、機能させるため、病院建物も大型化していった。人工呼吸器、透析、脳外科手術、内視鏡下の手術など、治療技術の領域の発展もあった。

　治療技術の進歩とともに、求められる看護の役割も変化してきた。

　鉄の肺と呼ばれる陰圧式の人工呼吸器は1929(昭和4)年に開発され、日本では1951(昭和26)年から用いられ、1960年代までポリオ患者を中心に用いられた。陰圧式呼吸器は、その気密性を維持するために、看護婦には小さな穴を通して体位変換、食事介助、温湿布を行うことが求められた。動けない患者の生活を援助する難しさの上に、当時の電気供給の不安定さから繰り返し停電があるなど、看護婦には絶えざる緊張を強いるものだった[6]。その後、鉄の肺は1960年代に開発された陽圧式人工呼吸器にとって代わられた。

　診断治療技術の進歩は、熟練した看護技術と知識を用いた水準の高い看護実践を必要とする。

3) 療養環境の整備

　医療の高度化や機械化によってもたらされる患者の不安心理を和らげるために、昭和60年代頃から意識的に療養環境の整備が行われるようになった。患者のプライバシーを確保するためベッド周囲のパーソナルスペースの研究が行われ、病室の壁や看護婦のユニホームにピンクやブルーなどのパステルカラーが取り入れられるようになった。

　音環境についても着目され、包交車などがぶつかることによって生じる不快な音を消すためのゴムが装着されたり、逆に手術室や外来では人々の緊張を和らげる目的でバックグラウンド・ミュージックが使用されるようになった。

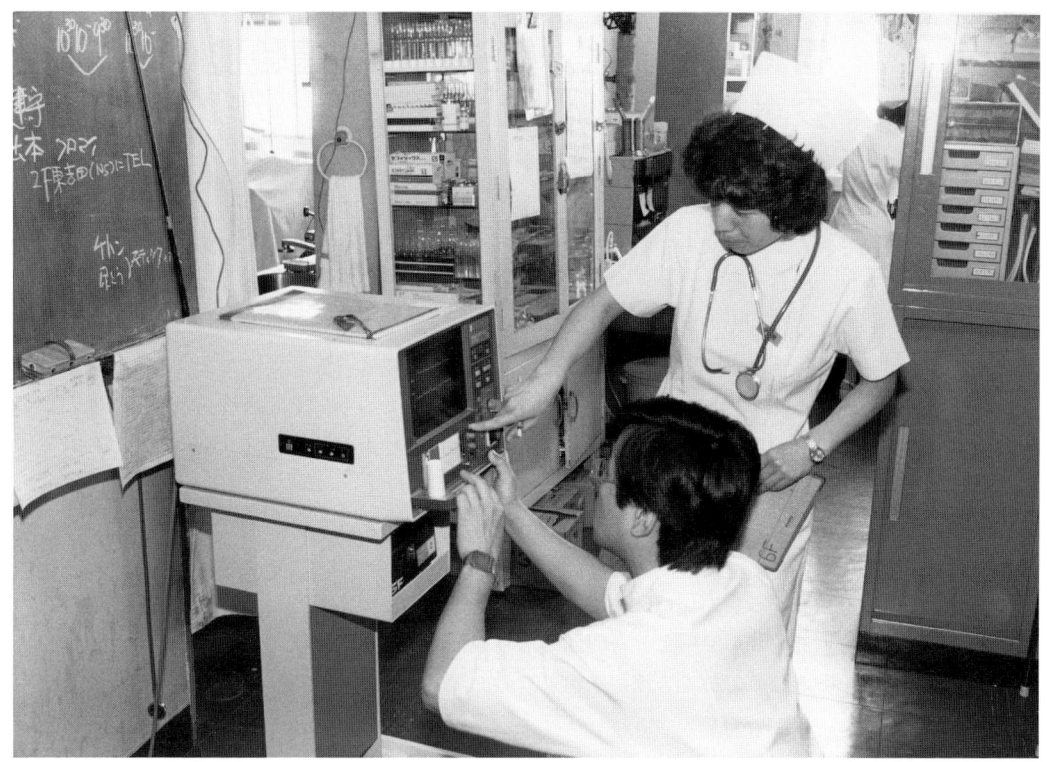

12　ナースステーションでモニターをのぞき込む医師と看護師

Column

鉄の肺による治療を受けている患者の体験記より

「…進行期を脱した私の主療法である温熱布と感電は、近代科学の粋の2000ドルもする鉄の肺と比べてあまりに対照的であり、ことに温湿布は医学の発達の一面、取り残されたもっとも原始的な分野（現状の看護婦さんの仕事）の一つの皮肉なシンボルのようであった。両端に棒の付いた麻布がシップの機械？であったが、ねぢる度にグビグビと破れてしまい、次にゴム手袋を持ち出したが、これには大きな穴が開いていて遂には素手のみ、火傷しそうな湯で怖々しぼるのをみながら、私はふと血沈を口で吸い上げていた看護婦さんを思い出した。これ等の非能率さはあれやこれや、いかに口では立派なことをいわれていしも、結局は無視されている看護婦さんの証明ではなかろうか。もっと看護婦さんの使う機械が進歩しなければ、そのうち湿布のように労働で擦り切れてしまうだろう。看護婦も人間である。あまりにも自分の内部のみで解決しようとしている。本当の没我は強制されたものではない。安定した生活が保障された場合に初めて生じる真のヒューマニティでなくてはならない。…」（出典：看護学雑誌, 11(5), p.3-10, 1952）

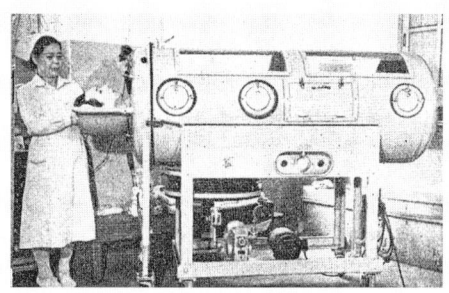

（出典：鉄の肺：小児麻痺の看護, 看護学雑誌, 14(2), p.1, 1953）

疾病とテクノロジーの変化と看護

7 看護の効率化―機械化と関連職種への業務委譲

1) ナースコール

病室から看護婦を呼ぶナースコールを最初に発明したのは、ナイチンゲールである。最初は、呼び鈴に紐をつけただけの簡易なものであった。1950年代からの電気式のナースコールは、ボタンを押すと廊下に電気がつくだけのものであったが、インターフォンの開発により双方向での会話が可能になった。1960年代から用いられたインターフォンは、「臨床看護以外の無駄な労力を省き、入院中の患者の精神的負担を避けるため」というフレーズとともに登場した。今日では携帯式の通信機器が用いられるようになり、ナースステーションにいなくても、看護師は患者のナースコールに応じられるようになった。

2) 看護用具の機械化

機器導入による看護業務の省力化は、生活行動援助の側面においても行われた。従来、清拭はベースンにお湯を汲んで、石鹸で垢を落とし、何回も取り替えながら拭き上げていたものが、入浴剤や清拭車の登場により、おしぼりで拭く方法が主流になる。蒸しタオル器は当初、火を用いていたが、やがて電気式になった。

1970年代には、電気湯たんぽ、電気あんか、製氷機、熱風食器乾燥機も用いられるようになった。酸素や吸引が中央化され、メッセンジャーシステムが導入されることにより、看護業務の効率化が一層進められた。2000(平成12)年以降には、感染管理の視点から洗髪車や清拭車、製氷機は徐々に姿を消し、保冷剤を用いた商品、電気毛布、ペーパータオルの加湿へとさらに変化を遂げている。

3) 関連職種による業務整理

関連職種によって業務の効率化が図られる例もある。1958(昭和33)年に衛生検査技師が、1965(昭和40)年に理学療法士と作業療法士が出現し、看護婦が実施していた業務が彼等の手によって診療報酬の点数に加算された。1990年代後半には薬剤師による服薬指導も診療報酬の点数に加算され、看護婦の手から薬剤師へと委ねられた。2000(平成12)年からは薬剤師による注射薬のミキシング、臨床検査技師による採血なども一部の病院で実施されている。これらの業務は、診療報酬に加算されないまでも、それまで看護婦が行っていた業務を整理し、効率化するものとなった。

4) 介護ロボットの開発

1980年代からは、高齢化社会の到来とマンパワーの問題を背景に、在宅療養中の患者の移動や入浴を補助する特殊な機械が開発され、利用されている。現時点で一般的に普及するまでには至っていないが、介護者の代わりに食事を食べさせたり、お世話をする介護ロボットの開発も始まっている。

これら療養生活の援助に用いられる看護用具の機械は、狭義の医療機器に比べて、ゆっくりしたペースで普及している。しかも、導入されるときには異口同音に、対人関係やコミュニケーションを大切にしなければならないと語られ、機械化や業務整理が人間疎外へと結びつかないようにと懸念されるものの、科学的、効率的、便利などの名の下にいったん看護に導入されると、後戻りできないほどに看護の姿を変えていった。

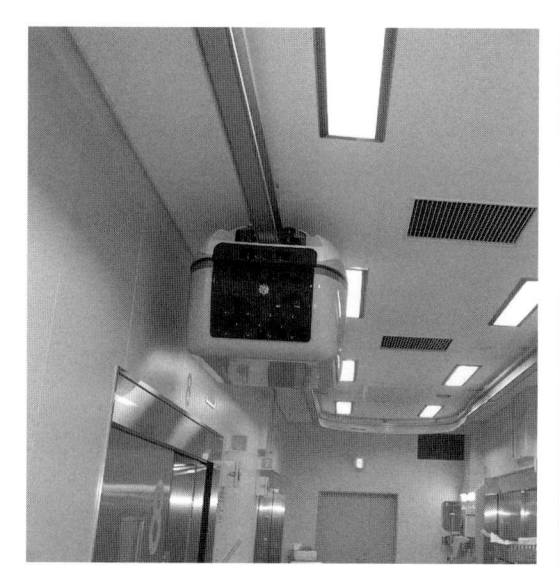

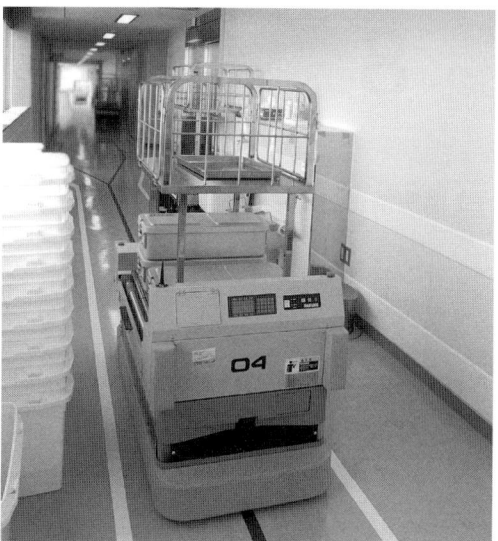

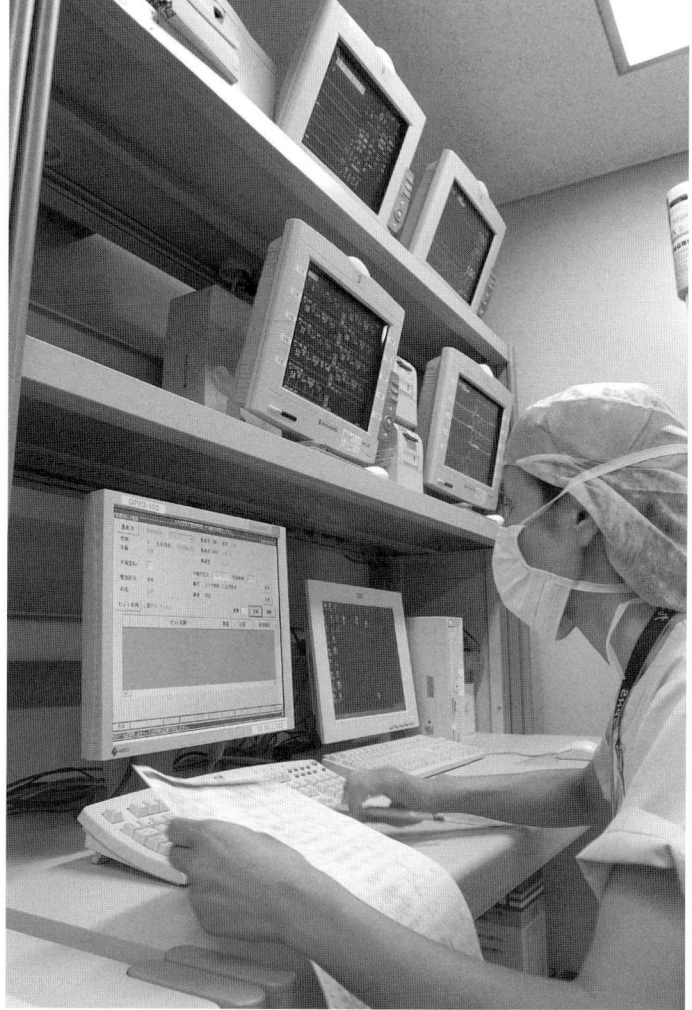

13 九州大学病院の手術機材自動搬送システム。手術器材をセットした滅菌コンテナを材料部から手術室へ供給し、使用済み器材と破棄物の材料部への回収を自動的に行うシステム。導入により手術部スタッフの作業効率を高め、より患者のそばにいられるようになる、感染事故の起こりにくい環境をつくることができると期待されている(丸山マサ美氏所蔵)

8 情報技術と看護の変貌

1）医療情報の電子化

　医療における情報化は、1960年代後半の病院へのコンピュータ導入が始まりである。当初は保険請求や会計事務、検査データ報告書の作成等の分野で、大量のものを早く、効率よく、正確に処理することで、医療の効率化を目的に使われた。

　1970年代より、本格的な院内ネットワークによる電子カルテおよびオーダリングシステムが導入され、1980年代からは、患者の画像情報もすべて電子保管されるようになった。

　1990年代に入ると、病院で医師がカルテに書いた指示をその場でコンピュータに入力するオーダリングシステムが採用されるようになった。

　これは検査室、薬局、放射線室、会計の効率化と迅速化に役立ち、患者の待ち時間短縮とサービスの向上につながった。

2）看護情報の電子化

　看護情報の収集方法とその記録業務の合理化を目的とするコンピュータシステムは、1980年代から開発が始まり、1990年代からは病棟システムと連動、全国規模で普及して行った。しかし、病院での導入に際しては、臨床の看護婦から賛否両論があり、「看護は人の手で」「ベッドサイドでの観察という教育的材料がなくなる」「ベッドサイドに看護師が行かなくなるのではないか」という不安や抵抗があったと記されている。ここでも、看護用具の機械化の場合と同じように、結局は「多忙な看護業務を整理し、本当に看護婦でなければできない仕事をできるような状況をつくることが大切」との論理が優勢に働いた。

　コンピュータシステムの中には、体温と脈拍の自動測定や患者自身による観察項目の入力などの端末機を備えるものもある。看護婦の残業が大幅に短縮されるなど、その業務削減の効果は大きいと宣伝されている。

3）IT化による臨床看護の変貌

　しかし、電子カルテは本当に看護業務を効率化したのだろうか。電子カルテ導入後、臨床は確実に変貌した。

　看護師はバッテリー充電式の電子カルテを常に携帯し、ベッドサイドを訪れるようになった。ヒューマンエラーを防ぐ観点から、安全管理のため人の目よりも機械による安全確認に依存するようになったことも手伝い、看護師は電子カルテのバーコード認証器械を片手に服薬や点滴を実施している。その、入力および確認業務の煩雑さは相当のものである。

　医師のみならず、看護師においても、患者から話しかけられても相手の顔も見ずに、電子カルテによる確認業務を続けており、耳だけ患者の話に貸しつつ返事している姿が見られる。医師や看護師同士の情報伝達も、従来の言葉を介しての申し送りや相談ではなく、コンピュータ画面上で行われることも多くなったという。患者と信頼関係を築いたり、医療者同士による貴重な学習の機会が失われていないかが危惧される。

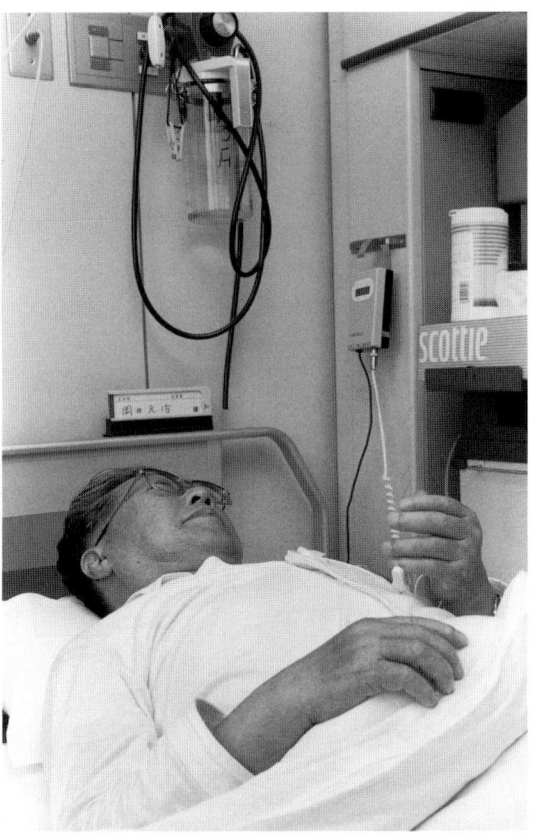

14A ベッドサイドで子機が「ピーピーピー」音と表示。看護婦の放送で体温計と脈拍センサーを脇と手指に挟む

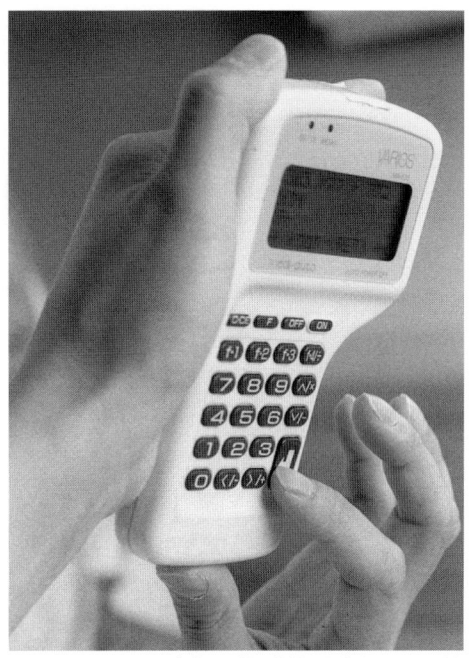

14B ベッドサイドで患者から得た情報を入力する。200項目まで情報登録が可能

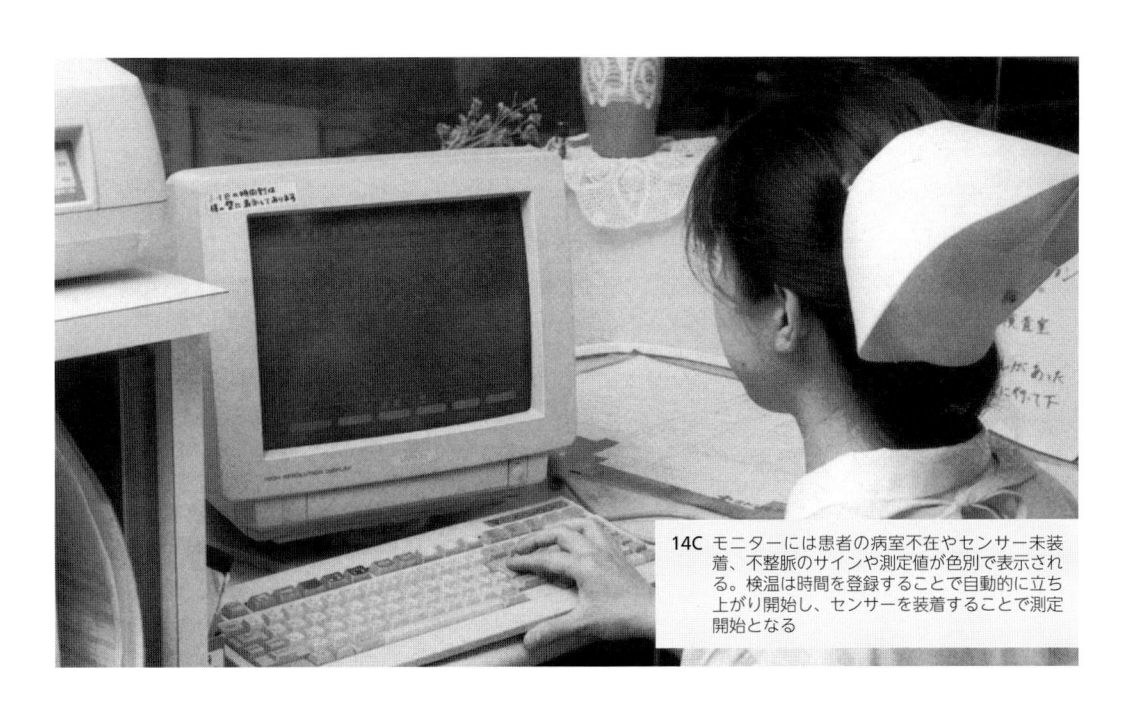

14C モニターには患者の病室不在やセンサー未装着、不整脈のサインや測定値が色別で表示される。検温は時間を登録することで自動的に立ち上がり開始し、センサーを装着することで測定開始となる

疾病とテクノロジーの変化と看護

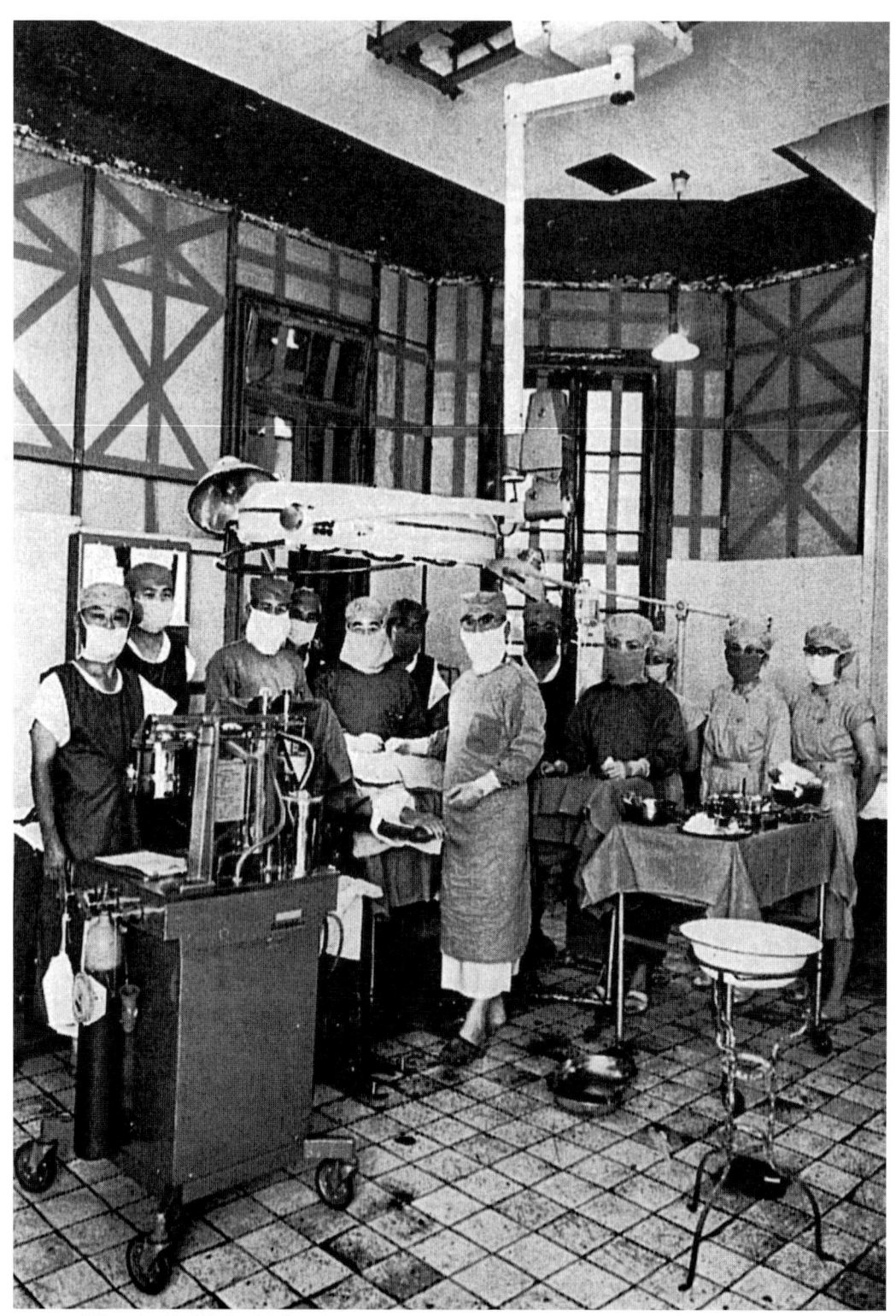

15　1976（昭和51）年、建て替え前の日本赤十字社医療センターでの最後の手術の風景。執刀するのは幕内精一副院長。日露戦争中に三井家から陸軍省に寄贈され、日赤の手に移されて以来70年、関東大震災の際には一部破壊し、多少の修復・増築の手は加えられたものの、尖塔、屋根の明り取りなど、明治のニオイを漂わせたまま当時に至った。ここで展開された最後の手術は、冷静にいつもどおりに行われた（出典：日本赤十字社中央病院80年史）

7 地域・在宅看護

執筆担当：日下修一

1 派出看護婦会——在宅看護の始まり

1）派出看護婦会の始まり

　派出看護婦の活動は当初、1887（明治20）年頃から京都看病婦学校や有志共立東京病院看護婦教育所の生徒が求めに応じて患家に派遣されたことに始まり、1888（明治21）年には有志共立東京病院看護婦教育所の卒業生が愛知病院に派遣され、あるいは病院から裕福な家庭に派遣された。1889（明治21）年11月14日付の「東京日々新聞」には「愛宕下の慈恵病院は、其主眼とする所多くの看護婦を養成して、中等以上の病家の為めに右の便利を謀るに在れば、何人にても申込次第看護婦を派遣すべし。此の看護婦は実際病人の取扱になれ居るは勿論、病床日記を記録する等都て医者の書生を頼み置くと同じく、其雇料は一日僅かに五拾銭なりと云へば、此上の便利はなかるべしと思はる」という記事がある。櫻井女学校付属看護婦養成所出身の大関和は生徒時代から派出され、帝国大学医科大学附属第一医院外科婦長になってからも、依頼があれば派出に応じていた。

　派出看護婦は富裕層が主な対象であったが、櫻井女学校付属看護婦養成所出身で帝国大学医科大学附属第一医院婦長をした鈴木まさは、第二医院の看護婦の協力を得て、1891（明治24）年「慈善看護婦会」と称する貧困者向けの低料金の派出看護婦会をつくった。しかし、派出看護婦の需要は少なかった。同会は社会に派出看護婦会の存在が認められるようになった1895（明治28）年に「東京看護婦会」と改称し、低料金の運営を中止している。

　関西でも、京都で1893（明治26）年、京都看病婦学校3期生の富永ハルが中心となって、京都看病婦会を設立しており、大阪で1894（明治27）年、京都看病婦学校3期生の宇佐美（旧姓山村）サキによって看護婦会が設立された。

2）派出看護婦会の普及と看護婦規則

　派出看護婦会は日清戦争（1894〈明治27〉年7月〜1895〈明治28〉年3月）後、看護というものが社会的に認識された時期から増加していった。京都では1895（明治28）年9月日本赤十字社（以下、日赤）系の平安看護婦会が結成されている。また、増加する伝染病に対処できる訓練された派出看護婦を求める患家も増えてきた。1877（明治10）年からコレラ、天然痘などがしばしば蔓延し、1897（明治30）年には伝染病予防法が公布されている。避病院では患者への家族による看護を極力避けようとしたので、看護婦の需要はあった。需要が増すとともに、小学校を出ただけの農村の子女を看護婦会や開業医が見習い看護婦として雇用し、一人前に育てていくという方法が、丁稚奉公などの古来からの雇用形態と合致して、普及していった。見習い看護婦は何年か経験することによって一人前の看護婦として扱われ、高い収入を得ることができた。当初、看護婦養成所等で学んだ看護婦が高い技術を提供していた派出看護婦会は、徐々に営利に走り、看護婦の技術も低下していくこととなった。

　派出看護の需要の高まりは派出看護婦会自身での看護婦養成に至るきっかけとなった。鈴木まさは櫻井女学校付属看護婦養成所同期の大関和らの応援を得て、1896（明治29）年に東京看護婦会の講習所を開設し、3年の修業期間で看護婦を養成した。しかし、派出看護婦会独自の看護婦養成の問題として、一部の看護婦会では、速成養成により、未熟な派出看護婦を多数養成するようになったことが挙げられる。

　こうした中、1896（明治29）頃から、大関和など看護婦会会長らが、看護婦の質の低下について憂慮

し、看護婦規則の公布に向けた運動を始めており、東京府は1900(明治33)年7月、日本における看護婦に対する最初の規則法令として、東京府令第71号看護婦規則を発令した。施行理由としては、看護婦数の増加・看護婦会の増加が大きく、1899(明治32)年7月の東京市調査では看護婦会が58カ所存在し、看護婦会の会員数は902名で東京市内看護婦の約80％を占めていたが、速成看護婦が多く、東京市内のみならず郡部や遠方にも遠征している実態が明らかになっている。また他の主な理由として、技能がないのに看護婦の名義を乱用する者が多いこと、年齢が若く精神的体格的に未熟で業務に耐えられない者がいること、規定料金以外に不当に報酬を得る者がいること、淫売婦のように風紀を乱す者がいること、主治医の指示を受けずに医術に及ぶ行為をする者がいることが挙げられる。施行に伴う特別規程として、施行時点で開業している看護婦会には営業者の保護のため看護婦は簡単な口頭試問のみで免許を与えること、病院看護婦については、独立した活動をすることがないので、この規則の範囲外とすることが定められていた。他府県でも、看護婦規則制定が続き、1915(大正4)年6月30日には内務省看護婦規則が公布された。このような規則制定の背景として、日清戦争・日露戦争の中で、看護婦に対する国民の認識・関心が高まったこと、軍部の中での看護婦の需要の高まりに伴い、看護婦の資質の維持の必要性があったこと、日露戦争などで夫を失った女性の増加に伴う、看護職等へ就業の希望の増加があったと考えられる。看護婦規則により、派出看護婦会は管理者を看護婦とし、業務上の連携は治療機器の使用時の医師との連携などに限定されていた。

3）派出看護婦会の衰退

派出看護婦が衰退するのは1930(昭和5)年頃からで、病院数の増加もあり、病院看護婦の水準が派出看護婦の水準を上回るようになった。1927(昭和2)年には病院を上回る数の看護婦と准看護婦[注1]が派出看護婦として存在していた。これは病院数が増加傾向にあるとはいえ、家庭への看護婦派遣の依頼、付き添い看護婦への患家の需要があったことを示し、さらに、看護婦規則の「傷病者又ハ褥婦看護ノ業務」の独占から生じる看護婦としての自律性が病院看護より高い可能性によるものと言える。それにもかかわらず派出看護婦の評価が低くなった原因は、病院勤務経験のない検定看護婦が多かったこと、派出看護婦会間のレベルの差が生じたことが考えられる。

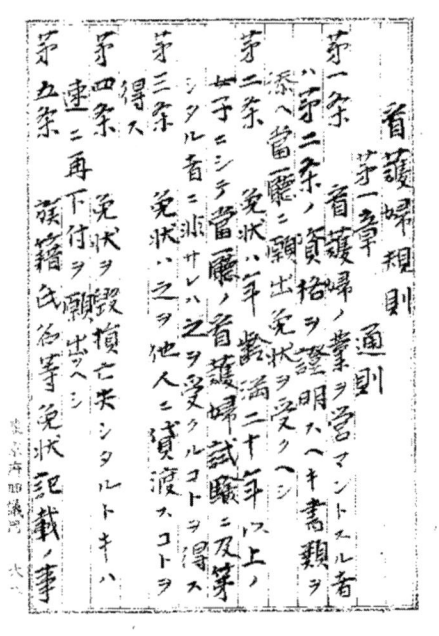

1　東京府看護婦規則(出典：東京都公文書館，文書類纂，明治33年衛生編東京府回議用, p.62)

注1) 准看護婦は現在のような制度ではなく、若年者等に対して、履歴を審査した上で、看護婦試験を受けずに、看護業務を行える者に対して准看護婦の免許を与えたものである。「地方長官ハ第二條ノ資格ヲ有セサル者ニ對シ当分ノ内其ノ履歴ヲ審査シ看護ノ業務ヲ免許シ准看護婦兔状ヲ下付スルコトヲ得」看護婦規則(大正四年六月三十日公布、内務省令第9号)

2 衛生警察活動と保健婦の創設
―保健活動の始まり

1) 衛生警察－保健婦誕生前史

　衛生警察活動とは、警察が行う衛生行政活動であり、明治から昭和初期まで行政警察活動の一部として実施されており、伝染病患者を隔離し、患家と交通を遮断し、病毒汚染のある物件を焼却し、飲食物や器具の販売の取締などが行われていた。また、警視庁達規第百七十二号において、「狂病を発し候者」の「路上徘徊」を禁じ、「其家族に於厳重監護」が命じられたのは1874年(明治7)年である。また、1872年(明治5)年に太政官正院が「東京番人規則」で「第廿九条　路上狂癲人あれば、之を取押へ警部の指揮を受く」とし、精神障害者を家の外に出さないようにするよう通達を出している。すなわち精神障害者に対する衛生行政、路上の精神障害者の隔離、取締なども衛生警察活動として含まれていた。

　このように、衛生警察活動は取締の色が強いが、保健婦が誕生する前の保健活動の一端を担っていたと考えられる。内務大臣は警察に関する事務を管理し、府県知事を監督して、地方行政における衛生事務は警察部衛生課の担当であった。

　1937(昭和12)年4月に保健所法が制定され、同年7月に施行、保健所業務は1938(昭和13)年4月から開始された。1938(昭和13)年1月、勅令7号「厚生省官制」により厚生省が発足し、保健所に関する事項は内務省衛生局から厚生省衛生局指導課の担当となった。しかし、地方の衛生行政は内務省の指導下の各府県の警察部が1942(昭和17)年まで引き続き行った。保健所法によれば、保健所は「国民ノ体位ヲ向上セシムル為地方ニ於テ保健上必要ナル指導ヲ為ス所」である。保健所は保健指導機関であって、治療や権力的行為を行う機関ではないということを立法当局者も強調している。1937(昭和12)年頃は健民健兵が強調され、その実現を目指して内務省の下での警察による取締的衛生行政から、保健所や健康相談所による保健指導への転換が求められた。

2) 保健婦の創設

　1917(大正6)年に東京帝国大学基督教青年会の法科・医科学生を中心に、健康相談所と法律相談所が開かれたが、翌1918(大正7年)3月16日に東京市本所区で賛育会として健康相談所を設け、産婆1名を配置して妊産婦の診察・助産、乳幼児の健康相談、託児所事業を行い、巡回産婆事業も行っていた。一方、済生会では、1923(大正12年)9月1日の関東大震災で急増した貧困層の医療需要に応じるため、1924(大正13)年1月より巡回看護事業を開始し、家庭訪問を行い、患者の処置や妊産婦への衛生指導などの衛生指導を行っていた。これらの事業は、母子衛生等に関する産婆を中心とした保健活動であったが、保健婦の創設に先駆けた活動であった。

　乳児死亡率低減のために、1926(大正15)年12月6日付で、内務省衛生局より各地方長官宛に小児保健所計画が通達され、保健婦の配置が明示されたが実施されず、その後、1928(昭和3)年に大坂乳幼児保護協会により大賀小児保健所が設置され、医師、保健師を配置し、家庭訪問を行い、家庭保護を中心とした保健婦活動が展開された。

　1930(昭和5)年8月より、大阪朝日新聞社会事業団公衆衛生訪問看護婦協会が、アメリカで公衆衛生看護を学んだ保良せきを筆頭とする4名の訪問婦によって地区訪問婦活動を開始した。公衆衛生訪問看護婦協会の目的は、保健に関して必要なすべての知識を与えること、健康上有害なる家庭生活および

社会状態を改善すべく指導すること等であり、対象をすべての人々に広げていた。

　1929(昭和2)年10月、聖路加国際病院訪問看護部(後に公衆衛生看護部と改称)に平野みどりが着任し、健康の増進と疾病の予防を目的とし、築地産院と連携して、乳幼児健康相談と家庭訪問を行う公衆衛生看護事業を始めた。

　1932(昭和7)年、内務省は結核予防施設として10年間で650カ所(昭和7年度26カ所)の「結核相談所」を設置し、後の保健婦活動につながる「結核巡回看護」を実施することを、衛生局長名で府県知事に通達した。

　1940(昭和15)年2月20日～22日に厚生省、大阪府などの後援の下、第1回全国社会保健婦大会が大阪朝日新聞社講堂で開催され、全国の保健指導に携わる者(保健婦、巡回産婆、看護婦など)620名が参加し、保健婦事業の向上に関する議論がなされた。1941(昭和16)年2月20日～22日に第2回全国社会保健婦大会が大阪朝日会館で開催され、800名以上が参加し、保健婦資格の国家認定の請願、日本保健婦協会の設立などについて議論された。

　ここまでの保健師の動きは、母子保健・結核対策などを中心とした訪問活動・保健指導を行う看護職としての動きと言える。

　保健婦資格の国家認定は、保健婦の質の向上を図るための請願であったが、当時の保健婦に対する期待は戦時下の保健政策と一致していたため、保健婦の質の向上よりも量を増やすことを厚生省は考えており、1941(昭和16)年7月10日、保健婦規則が公布されたが、昭和16年7月28日厚生省発衛第90号「保健婦規則制定に関する件」により、保健婦規則施行時に産婆、看護婦で保健指導経験1年未満の者、産婆、看護婦の資格がない者でも保健指導経験1年以上の者あるいは実際に業務を行っている者には保健婦の免許を与えることを衛生局長から道府県長官に指示していた。1942(昭和17)年5月に保健婦免許を与えられた7,347名の内、産婆、看護師の資格を持たない実務経験のみによる保健師免許を与えられた者は6,870名であり、93.5％を占めていた。

　当時の厚生省の保健婦への期待は疾病の予防、健康増進、異常障害の矯正、生活環境の整備、疾病の看護などによって民俗衛生に寄与する者であり、具体的には結核の予防・根絶、乳幼児死亡の低減、妊婦への保健指導を強化し、流産死産を防止し、食生活の合理化により、労働力・国防力を高めることにあった。重点は富国強兵策の一環であり、「産めよ増やせよ」という戦時下の体制に組み入れられた存在であり、保健婦大会で議論された、保健婦の質の向上とは無縁の方向性をとっていた。また、保健婦は在宅への訪問活動を行うこと自体は否定されたわけではないが、活動拠点を保健所、行政の場に移すことになった。保健所を全国に展開し、保健婦を保健指導のため駐在巡査のように各町村に役人として配置するような考え方が提唱されていた。結果的に衛生警察の取締から健康増進、人口増加のために、役人としての保健婦が創設されたことになった。

3) 日本保健婦協会の設立

　厚生省の後援の下、1941(昭和16)年11月29日、日本保健婦協会発足式が開催され、府県代表の保健婦86名、厚生省関係者6名、朝日新聞社1名が設立総会に参加し、初代会長・井上なつゑが選任された。会則第1条によれば「本会は保健婦事業の進歩発展、及保健婦諸実績の向上を図るを以って目的とす」とされ、正会員は「地方保健婦協会々員である」としていた。

　時代の流れは、"戦争遂行のための保健婦職能団体"としての動きを強いた。例えば、大会テーマは保健婦と人口増強、戦力増強、決戦体制、国防献金、健民運動などが挙げられ、戦争遂行が保健婦の第一の任務とされていたことを物語っている。

3 戦後の派出看護婦会の衰退

1) 派出看護婦会の事実上の解散

　戦前、裕福な家庭への派出看護と病院の看護婦の派遣を行ってきた派出看護婦会は戦後間もなく、派出看護婦の派出活動のみならず、戦争により生じた未亡人、引き揚げ者などを派出婦として受け入れ、病院の付き添い婦などとして派遣するなど活動を再開した。派出看護婦会の「封建的体質」「ボス支配的体質」「強制労働」「中間搾取」等の体質・傾向が連合国軍最高司令官総司令部（General Headquarters Supreme Commander for the Allied Powers：GHQ/SCAP；以下、GHQ）の目にとまり、患者は病院で治療を受け、病院に雇用された看護婦による看護を受けるという方針が打ち出され、派出看護婦会に1948（昭和23）年2月29日までに事実上の解散命令が出された。GHQの意向を受け、1947（昭和22）年11月30日制定の職業安定法（法律141号）第32条により有料職業紹介事業が禁止され、従来の派出看護婦会は存続できなくなった。一部は職業安定所の紹介を受ける派出看護婦を受け入れる下宿先である「職業安定所委託寮」として存続し、無料であれば労働組合が組合員を無料で派出先を紹介できるため、「派出看護婦労働組合」が生み出された。

　1948（昭和23）年2月に職業安定法施行規則第24条が改正され、看護婦、助産婦も有料の私的紹介事業が可能となり、「有料看護婦紹介所」として存続するなど、さまざまな形態により派出看護婦会が存続したが、その後、1951（昭和26）年5月の第10国会労働委員会で取り上げられて許可料と保証金の引き下げ等が決められ、職業安定所委託寮の多くは「労働大臣許可看護婦紹介所」となった。

2) 派出看護婦の需要の減少と派出看護婦の減少

　戦後の病床数の増大により、患者は徐々に病院への入院が一般化し、看護の場が家庭から病院へと移った。派出看護婦会の派遣先が家庭から病院へとシフトしていったが、厚生省が1950（昭和25）年に「完全看護」を打ち出し、派出看護婦による病院での看護自体を認めないことにより、病院では派出看護婦が付き添い者と同じような業務を行うことになった。1951（昭和26）年10月には職業安定法施行規則第24条が再度改正され、家政婦が追加されたことにより、家政婦を会員に加えた「有料看護婦家政婦紹介所」が増加し、派出看護婦の需要は少なくなっていったが、「完全看護」や「基準看護」により付き添い婦の需要自体は高まり、家政婦派遣の需要は増加した。昭和30年代後半には「有料看護婦家政婦紹介所」への付き添い婦の需要は高まったが、付き添い婦自体をなくす方向性が打ち出され、次第に有料看護婦家政婦紹介所は減少していった。その後、付き添い看護については、患者の保険外負担が重いこと、患者自身が個別契約で依頼するためチーム医療の観点から医療の質を確保する上で問題があること等から、1994（平成6）年に健康保険法等が改正され、1995（平成7）年度末までに付き添い看護を解消した。

　1947（昭和22）年7月3日制定の保健婦助産婦看護婦令により、派出看護婦会が自前の看護婦を養成できなくなり、病院での派出看護婦自体の需要の低下と相まって、派出看護婦の数は減少し、1986（昭和61）年には、派出看護婦は全看護婦数の0.02％に過ぎなかった。1992（平成4）年から始まった老人保健法による訪問看護ステーションによる訪問看護活動が派出看護婦に代わる家庭への看護婦の派遣として位置づけられ、派出看護婦会の流れをくむステーションは一部存在するものの、派出看護婦会自体はなくなった。

4 戦後からの保健婦活動の変遷

1) 保健婦の需要の高まりと保健婦活動の展開

　終戦前後、国土は荒廃し、国民の健康水準、栄養状態も極度に悪化し、伝染病や性病などが蔓延する中、1945(昭和20)年5月31日に改正された保健婦規則により、保健婦の業務は、①衛生思想涵養の指導、②疾病予防の指導、③母性又は乳幼児の補導、④栄養の指導、⑤傷病者の療養指導、⑥其の他の保健衛生指導(厚生省令第21号)となった。

　1945(昭和20)年11月より国策として開拓事業が推進され、1947(昭和22)年9月6日付で、農林省の管轄下において、無医村地区の開拓農民の健康を守るための「開拓保健婦」の制度が始まった。同年9月5日に保健所法が改正され、保健所の業務として従来の疾病予防、保健指導業務だけでなく、上下水道、医療社会事業、住宅衛生、清掃事業などに関する指導事業、医事、薬事、食品衛生、環境衛生の業務も含め、都道府県における公衆衛生行政の第一線機関として、知事の権限の委任を受けて事務を実施する行政機関とし、保健所の試験、検査の設備を外部の医師、歯科医師等が自由に利用できるようにし、地域の開業医の医療水準の向上と地域と保健所の連携ができるようにし、性病、結核、歯科に限って予防的治療を行うこととなった。保健所は全国に675カ所、定員1万8,857名となり、飲食物衛生指導の他、乳肉衛生、上下水道・飲料水衛生、清掃その他、環境衛生の指導監視を行う公衆衛生監視員約5,000名を合わせ、戦前に比べて3倍近い人員となった。つまり、保健所は公衆衛生を担う専門機関として再出発したのである。これに伴い、保健婦は再教育されることとなった。

　また、1948(昭和23)年の保健婦助産婦看護婦法(以下、保助看法)の制定により、保健婦の位置づけがはっきりすることとなった。昭和20年代は各市町村が保健師を雇って公衆衛生活動を行うには財務基盤も脆弱であったため、都道府県保健所に属する保健師が、結核予防、性病予防、受胎調節指導、家庭訪問などの公衆衛生活動を展開し、あるいは香川県、高知県、沖縄県など、地域によっては保健所保健婦駐在制度により、市町村への保健所所属の保健婦の駐在を実施した。

　昭和30年代には、1953(昭和28)年以降、保健所職員の減員がなされており、1956(昭和31)年の地方自治法改正による都道府県衛生部の廃止(14県)といった公衆衛生行政の後退による「保健所黄昏論」が議論されるようになった。保健師活動も家庭訪問件数が減少していくこととなり、保健婦のあり方も問題となった。一方、1963(昭和38)年から老人保健法に基づく老人健診が始められ、未受診者への家庭訪問活動を行う保健婦の姿があった。あるいは家庭訪問活動により、寝たきり老人の生活実態を把握し、寝たきり起こしの在宅リハビリ活動に取り組む保健婦などがいた。

　昭和40年代は、水俣病やイタイイタイ病等の公害が国民の注目を集め、1967(昭和42)年の公害対策基本法などの公害対策の法整備が進む中で、公害発生地区の保健所保健婦の活動があった。1964(昭和39)年にライシャワー事件が発生し、精神障害者の不十分な医療の現状が大きな社会問題となり、1965(昭和40)年に精神衛生法が改正され、自傷他害が著しい精神障害者に対する緊急措置入院制度を新設し、在宅精神障害者の医療を確保するため通院医療費公費負担制度を新設し、保健所を地域における精神保健行政の第一線機関として精神衛生相談や訪問指導を強化し、保健所に対する技術指導援助等を行う精神衛生センターを各都道府県に設置する等の改正が行われた。保健所の訪問指導の実践者として保健師が活躍することとなった。1970(昭和45)年、開拓保健婦は農林省管轄から保健所に移った。また、1972(昭和47)年には労働安全衛生法が制定され、事業所の衛生管理者に保健婦を活用する

ことが示され、産業保健婦誕生の基礎となった。

　昭和50年代には、1975(昭和50)年から始まる第4次へき地保健医療対策として、へき地保健医療対策等実施要綱により、無医地区のうち人口200人以上で、最寄り医療機関まで通常の交通機関を利用して30分以上を要する地域に保健婦を常駐させる保健指導所を設置し、保健医療の機会に恵まれない住民に対する保健指導の強化を図った。へき地保健指導所として必要な指導部門(問診室、診察室、事務室、面談指導室、図書室、計測室、集団指導室、待合室)および住宅部門を設け、駐在する保健師が無医地区等の保健指導を行うのに必要な自動車を整えた。

　医療費の増大が問題となる中、1978(昭和53)年の第1次国民健康づくり対策により、検診の強化、自分の健康は自分で守るといった方向性が打ち出され、アルマ・アタ宣言に基づくプライマリーヘルスケアとともに、健康づくりが推進され、市町村保健センターの設置が促進された。また同年、医療費削減と医療費削減を目的とした健康増進施策などに取り組んでいた国保保健婦が市町村の保健婦に統合された。こうした動きの中で、保健婦の就労場所は保健所、市町村、市町村保健センターなどに整理されていくが、同時に、産業保健婦や養護教諭など幅も広がることとなった。

2) 保健士の誕生と名称変更・保健師の役割の変化

　1993(平成5)年には保助看法の一部を改正する法律(平成5年11月19日法律第90号)が公布、同月29日に施行され、保助看法に「第59条の2　保健士の名称を用いて保健指導に従事することを業とする男子については、この法律中保健婦に関する規定を準用する」が挿入された。これにより、1994(平成6)年3月施行の保健婦国家試験で初の男性の保健婦である保健士が誕生し、それまで、女性に限られてきた保健婦の活動が男性にも広がった。2001(平成13)年の保助看法改正により看護師同様、保健婦・保健士が保健師と名称が統一された。2010(平成22)年には就業男性保健師は就業総数582名であり、保健所で95名、市町村に294名、病院に85名勤務している(表1)。

　また、疾病構造が変化し少子高齢化が進む中、1994(平成6)年に保健所法が改正されて地域保健法となり、母子保健サービス等地域住民の身近で頻度の高い保健サービスは、市町村が中心的に担う業務となり、保健所はこれまでの活動に加え、地域保健の広域的、専門的かつ技術的拠点として機能の強化が図られることとなった。地域保健活動の担い手である行政保健師の活動の場は、保健・医療・福祉等の幅広い分野に拡大し、保健所、市町村保健センター以外にもさまざまな職場に配置されるようになった。また、保健師が病院で雇用される機会も増えてきており、就業保健師の約2割程度が病院・診療所で勤務している。このように保健師のあり方、業務の内容などが変化してきており、2002(平成14)年度より保健師を含む地域保健従事者の人材育成・現任教育に関する検討が行われ、新任時期および指導者育成プログラムガイドラインが示され、あるいは新人保健師研修ガイドラインなどが作成されてきているが、新卒保健師の就業先は市町村が6割を超え、保健所への就業が1割程度である状況で、十分な現任教育が実施できないなどの問題が生じている。

表1　就業保健師数

(人)

男性	保健所	市町村	病院	診療所
2002年	43	102	17	6
2004年	56	137	45	6
2006年	57	171	44	11
2008年	55	225	66	16
2010年	95	294	85	17

女性	保健所	市町村	病院	診療所
2002年	7,619	21,529	2,299	6,525
2004年	7,579	22,176	2,721	7,108
2006年	7,128	23,284	3,029	6,974
2008年	6,872	24,074	4,028	8,309
2010年	7,037	25,207	4,722	8,726

(出典：各年度版『公衆衛生年鑑』『衛生行政業務報告』より作成)

5 訪問看護事業の変遷

1) 訪問看護の始まり

　訪問看護は派出看護婦会とは別に、1970年頃より、一部の先駆的な病院・診療所が退院後の継続看護として、あるいは寝たきりの老人や難病患者などに提供され、あるいは保健婦が福祉事業として個別に実施していた。

　1983(昭和58)年2月1日に老人保健法(昭和57年8月17日法律第80号)が施行され、第19条により、訪問指導は、疾病、負傷等により、家庭において寝たきりの状態にある者またはこれに準ずる状態にある者について、保健婦その他の者を訪問させて行われる保健指導とするとされ、保健事業として訪問指導が制度化された。また、退院患者への継続看護・指導料が適用されるようになった。

　老人保健法等の一部を改正する法律(平成3年10月4日法律89号)により、老人保健法の改正が1992(平成4)年に施行され、老人訪問看護事業を疾病、負傷等により、寝たきりの状態にある老人またはこれに準ずる状態にある老人に対し、家庭において看護婦等が療養上の世話または必要な診療の補助を行う事業とし、市町村長は指定老人訪問看護事業者から指定老人訪問看護を受けたときは、その老人医療受給対象者に対し、老人訪問看護療養費を支給することとなった。これにより、65歳以上の高齢者を対象とした老人訪問看護事業が法的根拠を得て始まり、老人訪問看護ステーションが誕生した。

　また、1992(平成4)年に医療法が改正され、医療は国民の健康の保持のための努力を基礎として、病院、診療所、老人保健施設その他の医療を提供する施設、医療を受ける者の居宅等において、医療提供施設の機能に応じ効率的に提供されなければならないことが医療提供の理念等として示され、「居宅」が「医療提供の場」と明定された。

2) 訪問看護ステーションの増加

　1994(平成6)年6月29日交付の健康保険法等の一部を改正する法律により、健康保険法に「第四十四条ノ四　疾病又ハ負傷ニ因リ居宅ニ於テ継続シテ療養ヲ受クル状態ニ在ル者ニ対シ其ノ者ノ居宅ニ於テ看護婦其ノ他命令ヲ以テ定ムル者ノ行フ療養上ノ世話又ハ必要ナル診療ノ補助ヲ行フ事業(以下訪問看護事業ト称ス)ヲ為ス者ニシテ都道府県知事ノ指定スルモノ(以下指定訪問看護事業者ト称ス)ニ就キ被保険者ガ当該指定ニ係ル訪問看護事業ヲ行フ事業所ニ依リ行ハルル訪問看護(以下指定訪問看護ト称ス)ヲ受ケタルトキハ訪問看護療養費トシテ其ノ指定訪問看護ニ要シタル費用ニ付之ヲ支給ス」などが追加されたことにより、訪問看護の対象を老人に限定せず、居宅で看護を受ける者へと拡大していった。また「指定訪問看護制度」が創設され、一般の在宅療養者への訪問看護が拡大した。

　つまり、高齢者に限らず、在宅医療や訪問看護が健康保険等のサービスとして受けられるようになった。訪問看護ステーション自体は増加していったが、診療報酬も十分とは言えず、収益が上がるとは限らず、立ち上げては見たものの廃止へと追い込まれる例も、少なくはなかった。しかし、看護の専門職としての自律性・自立性はある程度存在し、医師との連携を確保しながら、一定の成果を上げていくこととなる。

　2000(平成12)年 4月に介護保険法(平成9年12月17日法律第123号)が施行され、医療保険、介護保険双方に対応できるようになった。介護保険法第8条4項に「この法律において『訪問看護』とは、居宅要介護者について、その者の居宅において看護師その他厚生労働省令で定める者により行われる療

養上の世話又は必要な診療の補助をいう」とされ、訪問看護が明確に規定された。「療養上の世話又は必要な診療の補助」の主な内容は、病状の観察、清拭、散髪等の清潔のケア、褥瘡等皮膚の処置、カテーテルの管理等医療処置、リハビリテーション、認知症のケア、ターミナルケア、食事・排泄等のケア等となっている。また、従来の訪問看護は利用者の自宅への訪問が中心だったが、次第に居住系施設への訪問にまで拡大されていっている。

訪問看護事業は、病院の訪問看護なども行われてはいるが、訪問看護ステーションが増加し、病院等の行う訪問看護事業は次第に減少している。

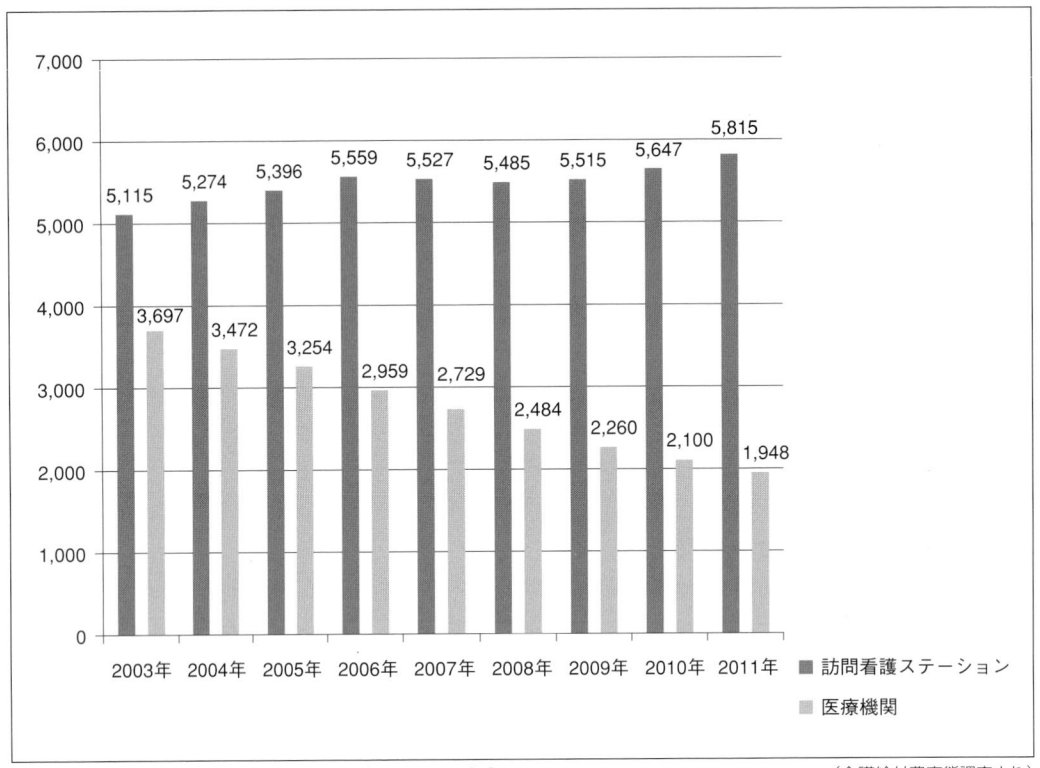

図1 訪問看護事業所数の推移（2003年〜2011年）

年	訪問看護ステーション	医療機関
2003年	5,115	3,697
2004年	5,274	3,472
2005年	5,396	3,254
2006年	5,559	2,959
2007年	5,527	2,729
2008年	5,485	2,484
2009年	5,515	2,260
2010年	5,647	2,100
2011年	5,815	1,948

（介護給付費実態調査より）

表2 派出看護婦会と訪問看護ステーションの比較

	派出看護婦会	訪問看護ステーション
期間	1891年〜1948年	1992年〜現在
管理者	看護婦	保健師、看護師
対象	比較的金銭的ゆとりのある家庭	訪問看護事業対象者
派遣先	家庭（長時間）および病院	家庭（短時間）
看護業務に関する特徴	・患者に対する看護全般（調理等日常生活援助も含む） ・医師の指示は治療器期の使用時のみ必要	・在宅における「療養上の世話」と「診療の補助」（医師の指示が必要） ・医師や介護福祉スタッフとの連携が必要
法的規制・根拠	府県看護婦会取締規則	老人保健法（現高齢者の医療の確保に関する法律）、介護保険法

8 外国看護の移入

執筆担当：滝内隆子

1 ゴールドマーク・レポートとブラウン・レポートの影響、「総合看護」の概念の導入

1) ゴールドマーク・レポート

　第一次世界大戦中から戦後にかけてのアメリカは、看護職に対する需要が増えたため、看護学校の入学資格を緩めて多くの学生を入学させた。そのため、教育レベルの低下による看護婦の資質と公衆衛生看護における看護教育のあり方が問題となった。この問題についてロックフェラー財団が基金を寄付し、エール大学ウィンスロー(C.E.A.Winslow)教授が議長となりCommittee for the Study of Nursing Educationを組織し、活動を行った。実際の調査はウィンスローの秘書であったゴールドマーク(Josephine Goldmark)が中心となって行い、調査結果は『アメリカにおける看護と看護教育』(ゴールドマーク・レポート)として1923(大正12)年に出版された。調査では次の3つが明らかになった[1]。

1) 公衆衛生の分野が広範囲に無視されていること。
2) 多くの学校で看護教育、特に技術教育設備に欠陥があり、教師もその職務に適したように教育されていない。学科も特に理論と実技との関係が基準以下であること。
3) 病院の看護部長と看護学校長の任務は、別々の者が担ったほうが業務の目的を遂行する上で適していること。

　第二次世界大戦後、日本の看護職者は、アメリカ人看護婦およびアメリカに留学した日本人看護婦を通じてゴールドマーク・レポートの存在を知った。ゴールドマーク・レポート発表後に改善されたアメリカの看護学校カリキュラムの下で教育を受けた連合国軍最高司令官総司令部(General Headquarters Supreme Commander for the Allied Powers：GHQ/SCAP；以下、GHQ)公衆衛生福祉部看護課(Public Health and Welfare Section Nursing Affair Division：以下、看護課)の看護婦たちは、この考えを日本の看護改革に適用した。

2) ブラウン・レポート

　アメリカでは、第二次世界大戦中から看護分野における全国活動のための総合計画が検討された。その検討結果は、1945(昭和20)年9月の"American Journal of Nursing"に掲載された。第二次世界大戦後、ニューヨークのカーネギー財団の資金援助を受け、社会学者のブラウン(Esther Lucile Brown)を中心にさらに研究が進められ、その成果は1948(昭和23)年"Nursing for the Future"(ブラウン・レポート)として出版された。報告書には、社会の看護ニードやヘルスニードを満たすための適正な配分という視点に立って将来の看護教育計画はこれらの要求に応えることを考慮して実施されるべきであることが述べられている。これを受けて、看護教育が整備され、看護教育の大学化が進んだ[2,3]。

　GHQ看護課の課長であるオルト(Grace E. Alt：1904-1978)は、ブラウン・レポートに関する情報を持っていたが、日本の看護婦に紹介することはなかった。1966(昭和41)年に、小林冨美栄が『これからの看護』(日本看護協会刊)という書名で翻訳出版した。

3) 「総合看護」の概念

　1946(昭和21)年にイギリスで、国民医療サービス法(National Health Service Act)が制定され、すべての英国民が健康の保持増進、疾病予防から社会復帰に至るまでの総合保健医療(Comprehensive

Medical Care)を受ける権利を有することが示された。この総合保健医療は、人間を全人的にとらえ、身体的、心理的、社会的、経済的側面からその人の持つ健康上のニードを専門的知識をもって判断し、健康の保持・増進、疾病予防からリハビリテーションまでの一貫した包括的サービスを提供するものであり、保健医療チームの協力・強調を重視するものである。このような総合保健医療の概念が広がる中で、看護においてもブラウン・レポートから生まれた健康の保持増進、疾病の予防、社会復帰、平和な死への援助としての「総合看護(Comprehensive Nursing)」の概念が広く知られるようになった。日本では1967(昭和42)年の看護婦課程のカリキュラム改正の基本方針として、総合保健医療の立場に立って看護を把握するための技術と理論を学び、理解力と応用力を養うこと、総合看護の考えに基づき、基礎科目・専門科目を構築することが示された(総合看護の概念とカリキュラム改正の詳細は、それぞれ本書p.50〜51、p.94〜98参照)。

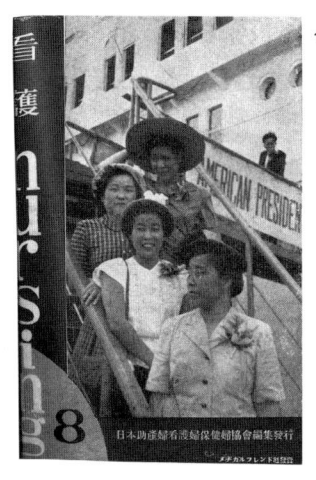

1 1949(昭和24)年7月、ロックフェラー財団の奨学生としてアメリカから帰朝した4人の看護婦。上から高橋シュン、中道千鶴子、金子光、湯槇ます(出典:看護, 1(2), 1949の表紙)

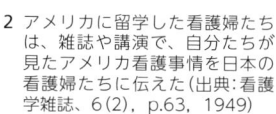

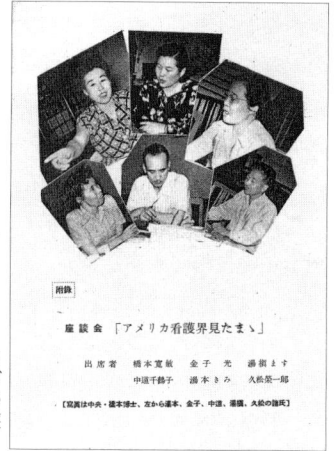

2 アメリカに留学した看護婦たちは、雑誌や講演で、自分たちが見たアメリカ看護事情を日本の看護婦たちに伝えた(出典:看護学雑誌, 6(2), p.63, 1949)

Column

　本書がアメリカで初めて出版された頃、日本では看護教育制度の改革が行われていた。新しい看護教育制度は戦前のそれに比べれば飛躍的な変化をしたもので、この改革に並んで病院の看護業務の組織化と改善がはじまり、私共は新らしい態勢に向って勇躍していた。アメリカの看護界では、いわゆる、Brown Reportとよばれている本書が、余りにも新らしいビジョンを示していることで、このような事が現実化するのは50年も先のことだろうという声が高かった。

　さて18年を経た今日、アメリカではもうこのビジョンが現実化されており、日本ではようやく、20年前の時点と近い状態に当面している。私は再び本書を勉強する機会を得たときに、この本が日本の看護界は勿論、医療、公衆衛生に関係する人々に是非よんでほしいものであると思った。それは、本書から現在私達が当面している看護教育上の問題点の解決の示唆を得ることは勿論であるが、それ以上に私達は教育及び主として看護婦不足から由来しているとされている看護業務上の問題に対する考え方を多く学び得るものと思ったからである。

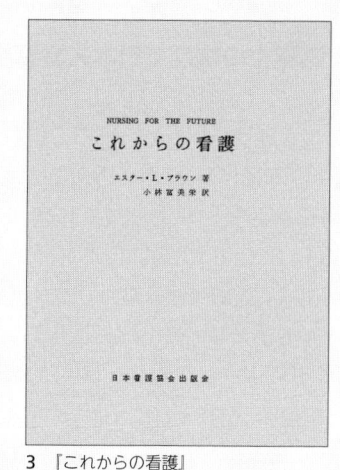

　　(出典:小林冨美栄, 訳者のことば, これからの看護, 日本看護協会出版部, 1966より一部転載)

3 『これからの看護』

2 GHQ看護課の看護婦たち

　GHQ看護課はオルトを課長とし、その下にスタッフ（アメリカ人看護婦）を配属した。スタッフが最も多かったのは1947（昭和22）年1月から12月の期間で11名であった。GHQ看護課の看護婦たちは、自分たちが受けた看護教育に基づいた看護思想や最新のアメリカ看護事情を日本の看護界に紹介した。

1）"Nursing is an art, Nursing is a science, and Nursing is a profession"を広めたオルト

　オルトは、1945（昭和20）年10月、GHQが設置されたとき、GHQ看護課課長に就任した。オルトが占領地日本で看護改革を進めるにあたり、最も重要で優先すべき課題であると考えたことは「看護の本質」に関して日本側関係者とのコンセンサスを得ることだった。看護の本質は、1946（昭和21）年3月25日から開催された看護制度審議会（GHQ看護課スタッフと日本人政府関係者、医師、看護師などの代表者からなる会議）のテーマであった。

　オルトが考える看護は"Nursing is an art, Nursing is a science, and Nursing is a profession"（「看護することは芸術でもあり、科学でもあり、専門的職業である」と訳された）であり、日本での看護改革の目標でもあった。オルトは著書、講演、会議の冒頭でこの言葉を繰り返し述べていた。高橋シュン（聖路加国際病院）は、オルトがこの言葉を語る時には、看護婦はもとより男性の医師や役人たちまでも納得させる迫力があったという[4]。

　看護改革の内容は、①保健婦助産婦看護婦法の制定、②看護教育制度の改善（看護婦養成所の入学資格、看護婦養成所の指定、カリキュラムの標準化）、③看護婦旧資格取得者への再教育、④日本産婆看護婦保健婦協会の創設、⑤厚生省看護課の設置であった。オルトは、GHQによる占領期間の5年7カ月の間にこれらのことを成し遂げ、現在の看護制度の礎をつくり、占領任務が終了した1951（昭和26）年6月に帰国した。

2）国際化の視点で日本人看護師を支援したオルソン

　オルソン（Virginia M. Ohlson：1914-2010）は、1947（昭和22）年5月に来日し、GHQ看護課で公衆衛生看護コンサルタントとして働いた。

　1949（昭和24）年6月、占領下であるためにGHQから出国が許可されなかった日本助産婦看護婦保健婦協会会長・井上なつゑに代わり、日本助産婦看護婦保健婦協会代表として国際看護婦協会（International Council of Nurses：以下、ICN）創立50周年記念大会（ストックホルム）に出席し、日本助産婦看護婦保健婦協会のICN再加入承認に貢献した。

　オルトが大学で修士号を取得するためアメリカに帰国していた1949（昭和24）年7月から1950（昭和25）年8月まで、オルソンはGHQ看護課の2代目の看護課長として活躍した。占領任務が終了した1951（昭和26）年6月にオルトとともに帰国した。

　その後、再来日し、1952（昭和27）年1月からは原爆傷害調査委員会（Atomic Bomb Casualty Commission：ABCC）看護コンサルタント、同年11月から1954（昭和29）年12月までロックフェラー財団の看護コンサルタントとして日本人看護婦を指導し、日本人看護婦たちがロックフェラー財団奨学資金で、アメリカで看護を学ぶことを支援した。

帰国後もイリノイ大学看護学部教授(定年後は名誉教授)として、1977(昭和52)年ICN東京大会の開催に協力し、1984(昭和59)年10月にはイリノイ大学に「バージニア・オルソン国際研究基金」を設立し、日本人看護婦を含むアジアの看護婦たちを支援している[5]。

　日本看護協会は、オルソンの功績を称え、1982(昭和57)年5月、名誉会員に推薦、会員証を発行した。

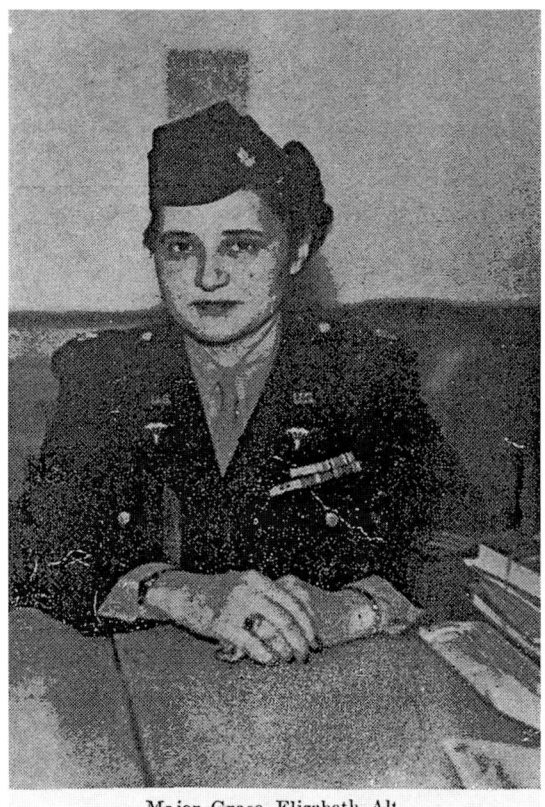

4 「看護学雑誌」創刊号巻頭で紹介されたGHQ看護課のオルト課長。同誌には、ナイチンゲールを始めとする看護界の指導者、看護管理、看護教育など、多くの記事が掲載された(出典:看護学雑誌, 1(1), 1946)

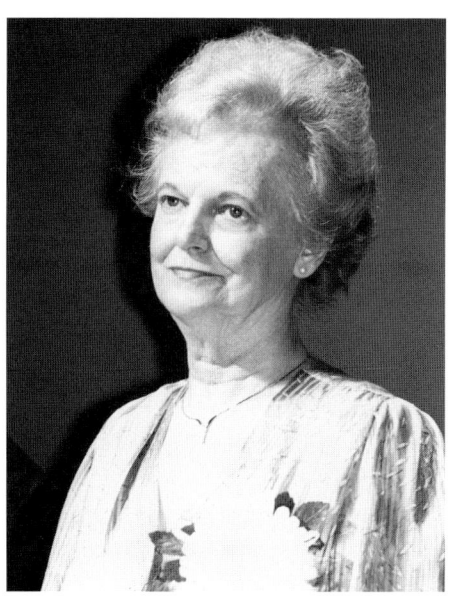

Major Grace Elizabeth Alt,
Chief, Nursing Affair Division,
P. H. & W. Section, G. H. Q. S. C. A. P.

オルト少佐は太平洋聯合軍總司令部の看護婦課長で、その端麗な容姿、高き教養、優れた見識、卓越した行政的手腕は、女史に接する人々の嘆賞してやまぬところであります。看護婦に依て、新しい日本の健康問題の解決に資せんとする女史の熱情は、また實に熾烈であります。新しい時代の看護、保健指導、助産の職務に、およそ關心をもつ女性の方々の憧憬、敬慕の的である女史の近影を茲に御紹介いたします。

5 日本看護協会昭和57年度通常総会で講演するオルソン博士(1982〈昭和57〉年5月19日)。日本看護協会は、日本の看護の発展への貢献に対し「外国人名誉会員第1号」を授与

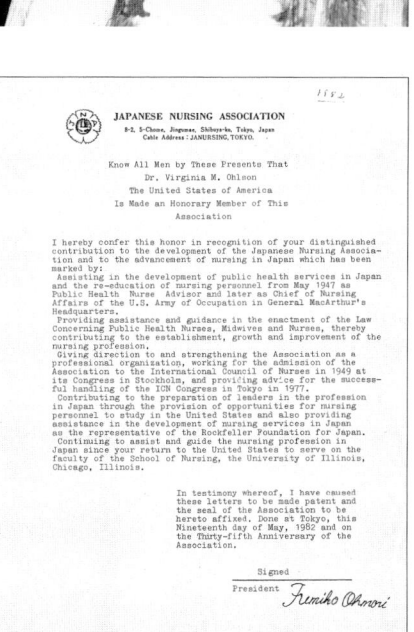

外国看護の移入 143

3 外国看護の移入に貢献した日本人

1) チームナーシング(Team Nursing)

　アメリカに留学した村上登美と吉武香代子が、ランバーセン(Eleanor C. Lanberten)の著書"Nursing Team Organization and Functions"を翻訳し、1962(昭和37)年に医学書院から『チームナーシング』の書名で出版した。チームナーシングは、1963(昭和38)年に国立中野療養所で最初に採用された。総婦長の大森文子、看護コンサルタントの都留伸子、稲田八重子を中心に、翌1964(昭和39)年からは村上登美が加わり、チームナーシング方式を実践し、日本の看護界に発信した。大森文子以外はアメリカのコロンビア大学ティチャーズカレッジの留学生であった[6]。

　その後、看護方式は、機能別看護(看護業務を業務内容別に看護師に割り当てる方式)、プライマリーナーシング(1人の患者の看護が1人の看護師によって継続的に実施される方式)、モジュール看護方式(プライマリーナーシングの概念を持ちながら、チームナーシング方式をとる方式)などが開発・紹介された。

2) POS(Problem Oriented System)

　1968(昭和43)年に、アメリカの内科医師ウィード(Lawrence L. Weed)が、POMR(Problem-Oriented Medical Record：問題志向型診療記録)を書くことが、診療、教育、研究において有益であることを提唱した。これを同じく内科医師であるハースト(John W. Hurst)が支持し、1970(昭和45)年からエモリー大学で、医師と看護師にこのシステムを普及させた[7]。その後、アメリカでは多くの病院で使われた。

　日本では日野原重明が、1974(昭和49)年にアメリカで出版された"Problem-Oriented Nursing"(F.Ross.Wooley他)を翻訳し、1978(昭和53)年に医学書院から『看護のためのPOS』の書名で出版した。日野原はPOSに関する講演や図書の出版を通して、日本の看護界にPOSによる看護記録の方法を広めた。

3) 看護診断(Nursing Diagnosis)

　1973(昭和48)年に、アメリカでゲビー(Kristine Gebbie)とラビン(Mary Ann Lavin)が『看護診断名と分類の委員会』を開催し、ゴードン(Marjory Gordon)が責任者として看護診断の開発に貢献した。1982(昭和57)年にNANDA(North American Nursing Diagnosis Association：北米看護診断協会)が設立され、初代会長にはゴードンが就任した。日本では、草刈淳子、野島良子らが、ゴードンの著書"Manual of nursing diagnosis"を翻訳し、1985(昭和60)年にへるす出版から『看護診断マニュアル』の書名で出版された。

　その後、1991(平成3)年に日本看護診断研究会が発足し、1994(平成6)年に日本看護診断学会が設立された。松木光子、野島良子、中木高夫、草刈淳子、江本愛子、藤村龍子を始め多くの看護関係者が看護診断に関する講演や図書の出版を行い、日本の看護界における適用の検討と普及に貢献した。上鶴重美はボストンカレッジのゴードンの下で博士号を取得し、日本文化に則した看護診断用語の開発・普及に貢献している。また、上鶴は2012(平成24)年5月より、NANDAインターナショナル次期委員長(President-Elect)に就任した。

4) クリティカルパス(Critical Path)

　クリティカルパスとは、1950年代アメリカの産業界において作業工程の効率性を目指してつくられた「臨界経路法」の意味である。医療界では1980年代にニューイングランド・メディカルセンターで、ザンダー(Karen Zander)によって開発され、1983(昭和58)年に導入されたDRG(Diagnostic Related Groups：診断群分類)対策としてクリティカルパスを使用する病院が増加した[8]。日本では、山嵜絆、笹鹿美帆子らが1995(平成7)年に東京都済生会中央病院において導入した。その後、1998(平成10)年にクリティカルパス研究会(翌年日本クリニカルパス学会が設立)が発足し、済生会グループで積極的に導入された。日本では、健康保険の診療報酬制度にDPC(Diagnostic Procedure Combination：診断群分類別包括評価)が導入された2003(平成15)年から、クリティカルパス(クリニカルパス)を導入する病院が増えている。

5) フィジカル・アセスメント(Physical Assessment)

　アメリカでは看護の専門化に伴い1970年代に、フィジカル・アセスメントが看護基礎教育に取り入れられた。フィジカル・アセスメントはエビデンスに基づいた看護診断や看護計画立案に必要な技術であり、日野原重明らは1978(昭和53)年に医学書院から『ナースに必要な診断の知識と技術』の書名で出版した。フィジカル・アセスメント技術は、アメリカに留学した看護師が日本に持ち帰ったり、1997(平成9)年からイリノイ大学教授であった日系二世の小野田千枝子が日本の看護系大学教員に技術を教授したりして普及した。1996(平成8)年に、聖路加看護大学が看護基礎教育にフィジカル・アセスメント(head to toe)を取り入れたのが最初とされている。その後、日本では看護基礎教育でフィジカル・アセスメントを教授する教育機関が増加し、2007(平成19)年の看護基礎教育カリキュラム改定(2009〈平成21〉年実施)では、「看護師養成所の運営に関する指導要領」の中で、基礎看護学分野の留意点として「フィジカル・アセスメントを強化する内容とする」ことが記載された。

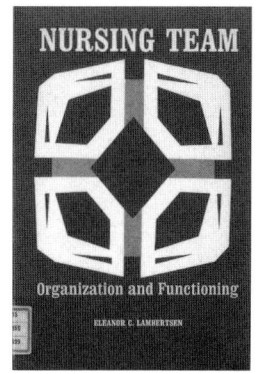

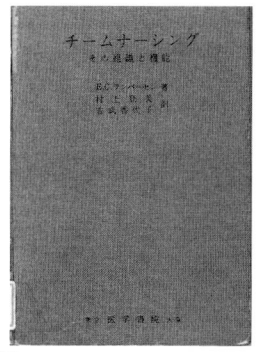

6　"Nursing Team"の原本とその訳本

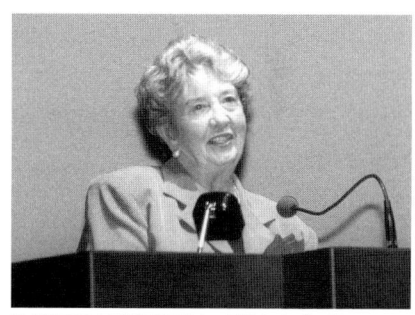

7　第5回日本看護診断学会で講演したゴードン

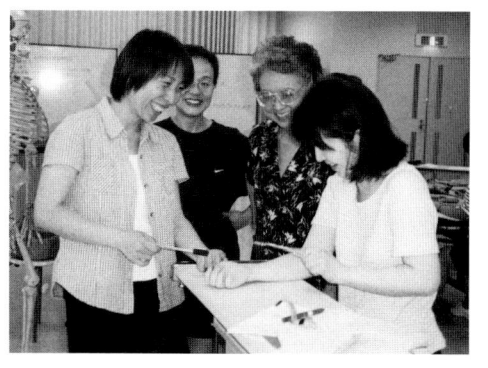

8　教員にフィジカル・アセスメントを指導する
　　小野田千枝子(右から2人目)
　　(東京慈恵会医科大学医学部看護学科内
　　1997年6月〜8月)

4 移入された看護方式、戴帽式、看護技術

1) チームナーシング、カーデックス、カンファレンス

　チームナーシングは、アメリカのランバーセン(Eleanor C. Lambertsen)により考案され、1949(昭和24)年コロンビア大学教育学部看護教育科(ティーチャーズ・カレッジ)により開発された看護方式である。第二次世界大戦後、アメリカでは看護婦不足が起こった。看護婦不足を補うために、看護婦、准看護婦、そして無資格者である看護助手でチームをつくり、看護を実践する。チームはリーダーが統率し、メンバーは交代するために、情報交換の手段としてのカンファレンスが必要となった。

　カーデックスとは、ケア計画のために用いる書式の名称で、患者ごとに見開きのページに納められている。通常は看護チームごとにカーデックスがあり、交替勤務を行う看護チームが、看護計画を一致して実践できることを意図して作成された。

　これらのチームナーシング、カーデックス、カンファレンスは、短期間に日本の看護現場に普及した。チームナーシング、カーデックス、カンファレンスは看護の"三種の神器"と言われ、これに"申し送り"が加わり、看護が効率的に行われるようになった。

2) ナースキャップ

　1886(明治19)年にナイチンゲール(Florence Nightingale)と看護婦(看護学生)たちを撮影した写真には、看護婦たちはユニフォームに白いエプロンとナースキャップを身につけている。アメリカでは、1875(明治8)年に、ベルビュー病院(Bellevue Hospital)の看護婦が初めてナースキャップを身につけ、ナースキャップは全米に普及した。日本では1886年、アメリカ人看護指導者リード(Mary E. Reade)により開始された日本で最初の看護教育機関である有志共立東京病院看護婦教育所(現在の慈恵看護専門学校)の卒業式典の写真で、卒業生鈴木キクが白衣とナースキャップを身につけている[9]。

　しかし1980年(昭和55)頃から、ナースプラクティショナーの台頭とともにアメリカの看護婦はナースキャップをかぶらなくなり、1990(平成2)年代からは日本でもナースキャップを採用しない病院や看護教育機関が増えてきた。ナースキャップが感染源になり得ること、ナースキャップの角が接触して危険であること、専門職としての看護師にはシンボルとしてのナースキャップは不要であるという考えである[10]。

3) 戴帽式

　起源は明らかではないが、修道女の着衣式(入信式)に源泉を求める説が有力である。"American Journal of Nursing"に初めて戴帽式の記事が掲載されたのは1927(昭和2)年である。

　日本において、第二次世界大戦前に戴帽式を行っていた看護学校は、アメリカ人指導者によって運営されていた聖路加国際病院付属高等看護婦学校(現在の聖路加看護大学)と、東京衛生病院看護学院(現在の三育学院大学看護学部)の2校しかなかった。その当時のアメリカと同様に予科期間(約6カ月)からの進級に際して行われていた。

　占領期、GHQ看護課は、日本の看護を「職業としての看護」として位置づけさせるために、ナイチンゲール思想を紹介し、日本の看護婦たちに普及させ、日本の看護婦たちの意識改革を試みた。戴帽式もGHQ看護課が日本の看護を近代化させるための政策の一環であった。GHQ看護課の奨励により、

戴帽式は1950(昭和25)年頃から全国の看護学校に広まった。第二次世界大戦後最初の戴帽式は、GHQ看護課の指導で設置された東京看護教育模範学院(聖路加女子専門学校と日本赤十字女子専門学校の合併)で、1947(昭和22)年10月1日に行われた[11,12]。

4) 看護技術

現在の看護技術は、第二次世界大戦後にGHQ看護課のスタッフによって、「看護実習教本(東京模範看護教育学院編：表紙記載表記)」「基礎看護法(松村はる編)」「基礎看護法＝参考書(日本助産婦看護婦保健婦協会京都府支部看護婦部会編)」などのテキスト、看護学雑誌を通して紹介された。紹介された看護技術の項目数は90～93で、現在基礎看護技術として教授されている「全身清拭」や「ベッドメーキング」以外にも「臍帯の処置」「沐浴」「小児の抑制法」などの母性看護学、小児看護学領域の看護技術、「中央材料室規定」などの「中央材料室」が含まれている。これらの看護技術について前出の「看護実習教本」のまえがきにGHQ看護課長のオルトが「…前略…これは日本の看護婦さんのために

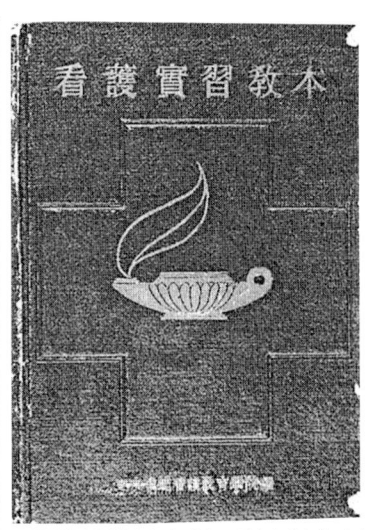

9 『看護実習教本』と「まへがき」(出典：東京模範看護教育学院編, メヂカルフレンド社, p.4-5, 1947〈原物より転載〉)

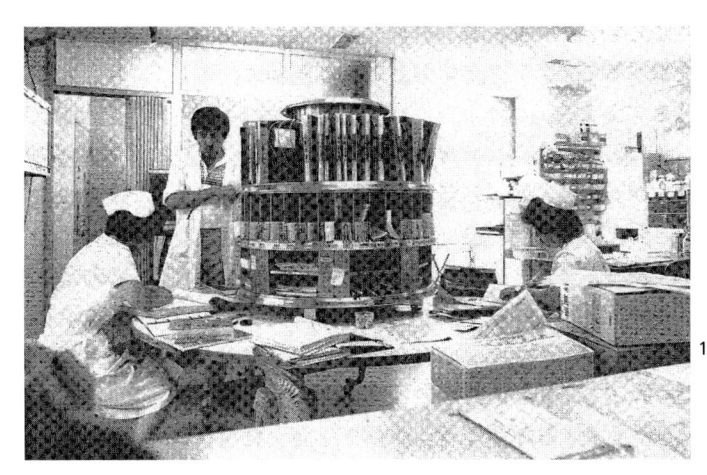

10 多くの病院では、カーデックスがナースステーションの中央に置かれた(出典：桑野タイ子, 焦点看護技術の戦後・戦後の看護技術はどのように変わってきたか 看護技術の歩んだ道, 看護技術, 35(8), p.27, 1989)

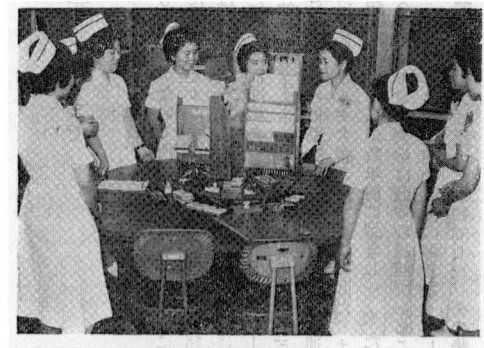

11 「新しいナース像をめざして」と紹介されたカンファレンス風景(出典:金子光,看護の灯たかくかかげて－新看護制度15年のあゆみ,医学書院,p.2, 1963)

12 モデルとして紹介された東大病院上田内科病棟のカーデックス(出典:若菜キミ,カーディックスにきりかえて,看護,16(3),p.52, 1964)

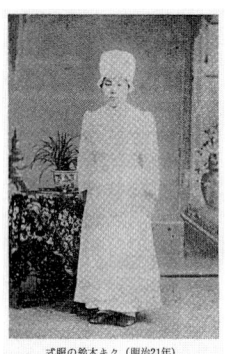

13 ナースキャップをかぶった看護婦生徒(1888〈明治21〉年)(出典:慈恵看護教育百年史編集委員会,慈恵看護教育百年史,東京慈恵会,p.59. 1984)

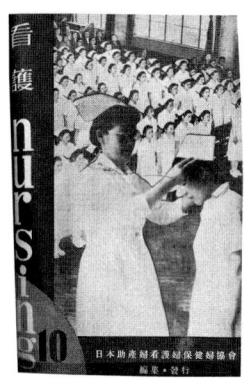

14 戴帽式(看護,1(4),1949の表紙)

アメリカ並びに日本の看護婦さんたちが協力して書かれたものであります。アメリカの看護技術が、日本の看護法として適用できるということを、幹部の人々に証明するために、あらゆる看護の手順をこの学校で実験されたのであります」[13]と日本でも適用できることを検証した看護技術として紹介されている。現在では一般的に基礎看護技術を＜日常生活援助技術＞や＜診療の援助技術＞に分類していることが多いが、紹介された看護技術は、「第一部　基礎看護法」「第二部　診断課程介助」などに分類され、各看護技術の内容は、①目的、②必要物品、③一般指示(注意事項に該当)、④方法、⑤記録法で構成され、中でも④の方法が詳細に紹介されている[14]。

なお、1967(昭和42)年の看護婦課程のカリキュラム改正によって看護学が看護総論、成人看護学、小児看護学、母性看護学に分類されたことにより、「沐浴」「小児の抑制法」などは、それぞれ母性看護学、小児看護学の看護技術として教授されるようになった。

外国看護の移入

5 日本の看護界に影響を与えた看護理論と看護理論家たち

外国で生まれた看護理論は、1960(昭和35)年頃から日本の看護界に紹介されるようになった。**図1**に示したように、アメリカと日本との出版年のタイムラグが短縮してきた。日本の看護師は、アメリカの看護理論を積極的に取り入れてきた。

1) ナイチンゲール(Florence Nightingale：1820-1910)

1859(安政6)年にイギリスで出版された"Notes on Nursing"は、1913(大正2)年に岩井禎三が『看護の栞』(博愛発行所)、1968(昭和43)年に小玉香津子が『看護覚え書』(現代社刊)という書名で翻訳出版した。ナイチンゲールは、看護は、新鮮な空気、陽光、暖かさなどを、患者の生命力の消耗を最小にするように整えることであると定義した[15]。日本では小玉香津子の『看護覚え書』出版後、"Notes on Nursing"が看護教育機関で基本的な看護書として使われてきた。1980(昭和55)年にナイチンゲール研究会(後にナイチンゲール研究学会)、1989(平成元)年にナイチンゲール研究所が設立され、ナイチンゲールに関する研究が活発に行われている。

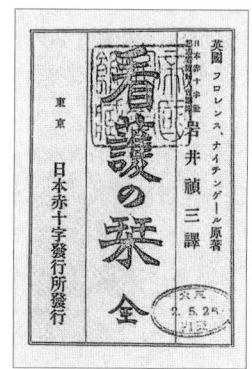

15 『看護の栞(しおり)』の表紙

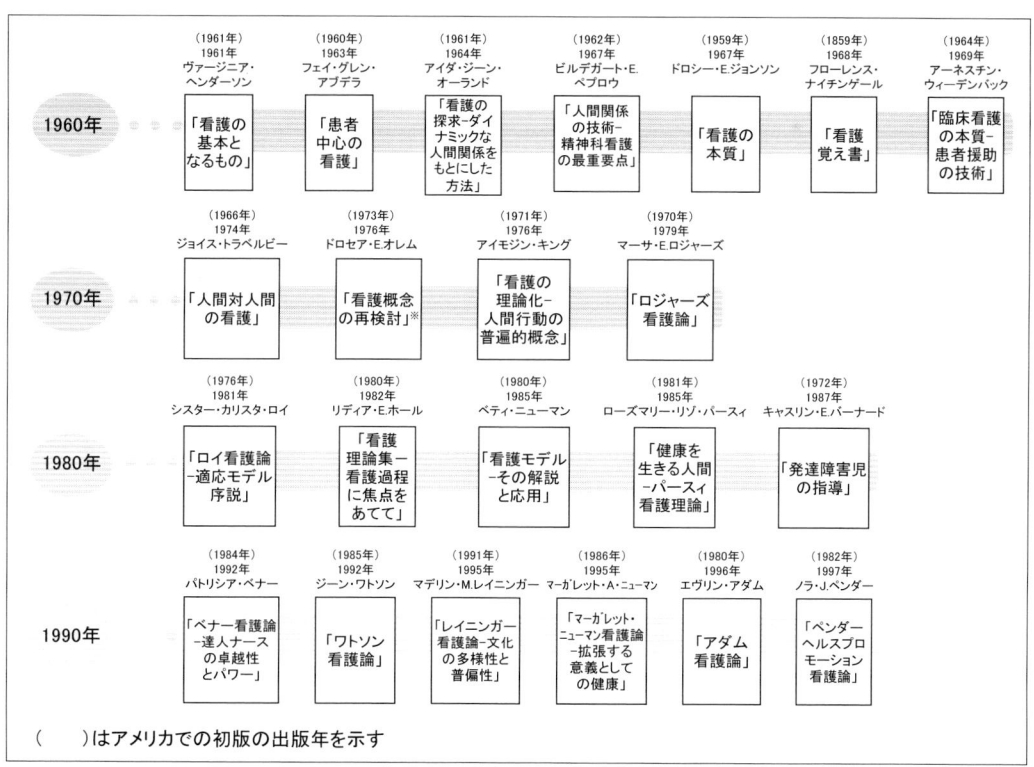

図1 看護理論の導入(「オレム看護論－看護実践における基本概念－」に先駆けて出版された)

( )はアメリカでの初版の出版年を示す

1960年
- (1961年) 1961年 ヴァージニア・ヘンダーソン「看護の基本となるもの」
- (1960年) 1963年 フェイ・グレン・アブデラ「患者中心の看護」
- (1961年) 1964年 アイダ・ジーン・オーランド「看護の探求－ダイナミックな人間関係をもとにした方法」
- (1962年) 1967年 ビルデガード・E.ペプロウ「人間関係の技術－精神科看護の最重要点」
- (1959年) 1967年 ドロシー・E.ジョンソン「看護の本質」
- (1859年) 1968年 フローレンス・ナイチンゲール「看護覚え書」
- (1964年) 1969年 アーネスチン・ウィーデンバック「臨床看護の本質－患者援助の技術」

1970年
- (1966年) 1974年 ジョイス・トラベルビー「人間対人間の看護」
- (1973年) 1976年 ドロセア・E.オレム「看護概念の再検討」※
- (1971年) 1976年 アイモジン・キング「看護の理論化－人間行動の普遍的概念」
- (1970年) 1979年 マーサ・E.ロジャーズ「ロジャーズ看護論」

1980年
- (1976年) 1981年 シスター・カリスタ・ロイ「ロイ看護論－適応モデル序説」
- (1980年) 1982年 リディア・E.ホール「看護理論集－看護過程に焦点をあてて」
- (1980年) 1985年 ベティ・ニューマン「看護モデル－その解説と応用」
- (1981年) 1985年 ローズマリー・リゾ・パースィ「健康を生きる人間－パースィ看護理論」
- (1972年) 1987年 キャスリン・E.バーナード「発達障害児の指導」

1990年
- (1984年) 1992年 パトリシア・ベナー「ベナー看護論－達人ナースの卓越性とパワー」
- (1985年) 1992年 ジーン・ワトソン「ワトソン看護論」
- (1991年) 1995年 マデリン・M.レイニンガー「レイニンガー看護論－文化の多様性と普遍性」
- (1986年) 1995年 マーガレット・A.ニューマン「マーガレット・ニューマン看護論－拡張する意義としての健康」
- (1980年) 1996年 エヴリン・アダム「アダム看護論」
- (1982年) 1997年 ノラ・J.ペンダー「ペンダーヘルスプロモーション看護論」

外国看護の移入 149

2) ヘンダーソン(Virginia Henderson:1897－1996)

　ヘンダーソンは、ICNの看護業務委員会から基礎看護の概念を明らかにするよう依頼を受け、1961(昭和36)年、第12回ICNメルボルン大会で"Basic Principles of Nursing Care"を発表した。この大会に参加した湯槇ますが、小玉香津子とともに、これを『看護の基本となるもの』(日本看護協会刊)として同年翻訳出版した[16]。

　ヘンダーソンは人間の基本的欲求に着目し、看護の基本的構成要素を14の項目に分類し、看護師の独自の機能について「健康、不健康を問わず各個人を手だすけすることにある。どんな点で援助するかというと健康生活、健康への回復、(あるいはまた平和な死への道)、これらは、もしその本人が必要なだけの強さと意志と知識とを兼ねそなえていれば人の手をかりなくともできることかも知れないが、とにかくそうしたことに寄与する活動が看護婦の仕事である。そして患者、あるいは健康な人の場合でも、その本人を助けて、できるだけ早く自分で自分の始末をできるようにするといつた方法でこの活動を行う」(訳書初版による)ことと定義した。基本的欲求は、看護過程の情報収集・アセスメントの枠組みとして採用されている。

3) アブデラ(Faye G. Abdellah:1919－)

　アブデラは、1960(昭和35)年にアメリカで"Patient-Centered Approaches to Nursing"を出版した。日本では1963(昭和38)年に千野静香が、『患者中心の看護』(医学書院刊)という書名で翻訳出版した。アブデラは、看護が専門職であるという認識を妨げる要因のひとつとして看護独自の科学的知識の体系化が欠如しているからだととらえた[17]。そのため、看護問題と看護問題解決の看護処置の分類・分化を行い、「21の看護問題」を提唱し、看護実践を裏づける知識の体系化を行った。

4) ペプロウ(Hildegard E. Peplau:1909－1999)

　ペプロウは、1952(昭和27)年にアメリカで"Interpersonal Relations in Nursing"を出版した。日本では、1973(昭和48)年に稲田八重子らが、『人間関係の看護論』(医学書院刊)という書名で翻訳出版した。「看護は、有意義な、治療的な対人的プロセスである」と述べ[18]、患者－看護婦間の対人的相互作用を重視した。ペプロウが提唱し、アーネスティン・ウィーデンバック(Ernestine Wiedenback)やアイダ・オーランド(Ida Jean Orland)が発展させたプロセス・レコード(患者の反応と看護師の相互作用を知る記録)は、日本でも臨床看護や看護教育において用いられている。

5) オレム(Dorothea E. Orem:1914－2007)

　オレムは、1971(昭和46)年に"Nursing:Concepts of Practice"を出版し、日本では1979(昭和54)年に小野寺杜紀が、『オレム看護論－看護実践における基本概念』(医学書院刊)という書名で翻訳出版した。看護とは、「生命および健康を確保するために、疾病や障害から回復するために、またそれらの影響に対処するために、セルフケア行動が必要なのであるということとそれを継続的に提供し、管理するということ」、つまり自分自身のセルフケアニードを充足できない(セルフケア不足)人に援助を与えることであると定義した[19]。

　オレムの看護論は、日本においては、成人を始め小児、高齢者などのさまざまなライフサイクルにある対象に対して、また、急性期だけでなく慢性期、終末期などの健康レベルにある対象のセルフケアの看護として用いられている。さらに、このような臨床看護としてだけでなく、看護教育においても用いられている。

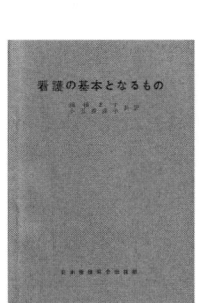

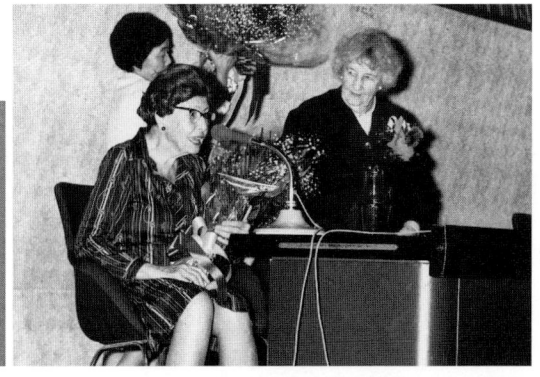

16 日本看護協会・同出版会の創立記念に講演したヘンダーソン（右）。同じ時期に来日していた古くからの友人である『これからの看護』の著者のDr.ブラウンと対面（1982年11月、国立京都国際会館にて）

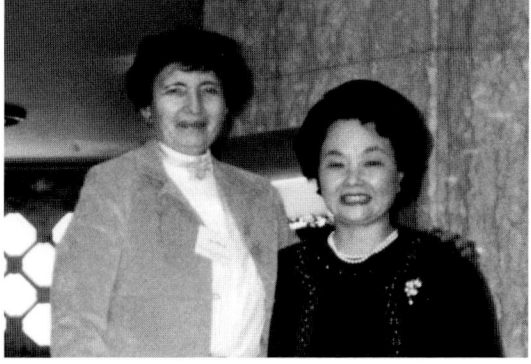

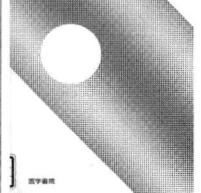

17 1986（昭和61）年WHO主催「世界看護指導者会議」が東京で開催され、同会議に参加来日したフェイ・アブデラ、隣りは草刈淳子

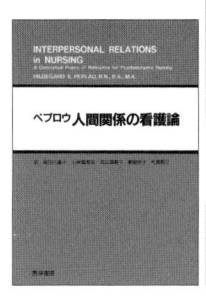

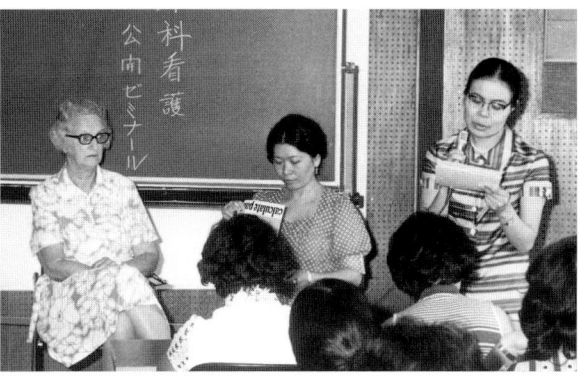

18 第16回ICN東京大会・国内組織委員会との合同会議に出席・来日のペプロウ博士を招いて東京都精神医学総合研究所医療看護研究室を中心に、1975年7月22〜24日、箱根においてゼミナールを開催した。写真右は同研究所・外口玉子

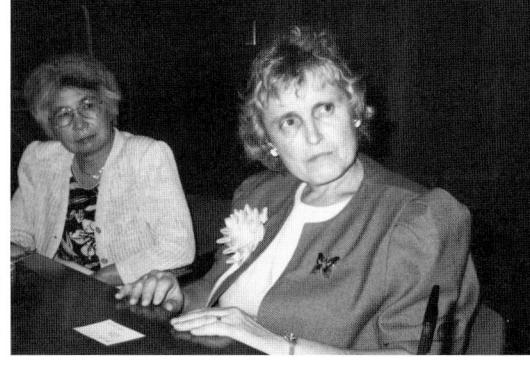

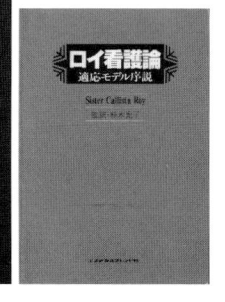

19 第16回日本看護研究学会での招聘講演のため来日したロイ（出典：ナーシング・トゥデイ，5(10)，p.19, 1990）

外国看護の移入

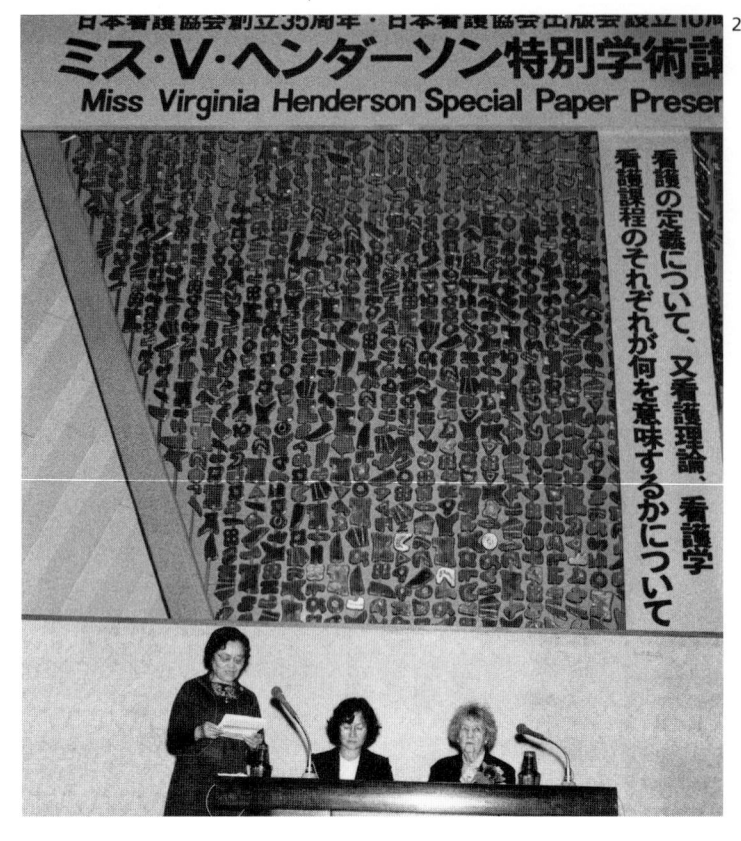

20 『看護の基本となるもの』『看護論』などの著作でわが国はもちろん、世界的に親しまれているアメリカ看護界の大先輩、ヴァージニア・ヘンダーソン女史が1982(昭和57)年11月、日本を初めて訪れた。日本看護協会・同出版会の創立を記念して、女史による協会会員のための特別講演に招聘する。写真は、国立京都国際会館での講演。大森文子(左)日本看護協会会長から演者紹介を受けるヘンダーソン女史(右)

6) ロジャーズ(Martha E. Rogers：1914－1994)

　ロジャーズは、アメリカで1970(昭和45)年に"An introduction to the Theoretical Basis of Nursing"を出版した。日本では1979(昭和54)年に樋口康子らが『ロジャーズ看護論』(医学書院刊)の書名で翻訳出版した。

　ロジャーズは看護の対象である人間に焦点をあて、人間を統一体とする哲学的な枠組みをつくった。ロジャーズは統一体としての人間とその世界を「エネルギーの場」と表現し、人間の生命過程にホメオダイナミックス(動的恒常性の維持機構)の原理を適用した。翻訳出版当時、ロジャーズの理論の斬新さは、多くの看護師に驚きを与えた。

7) ロイ(Sister Callista Roy：1939－)

　ロイはマウント・セント・メアリーズ・カレッジのスタッフとともに、アメリカで1976(昭和56)年に"Introduction to Nursing：An Adaptation Model"(学生用テキスト)を出版した。ロイは「看護の目標は4つの適応様式(生理的—物理的様式、自己概念—集中アイデンティティ様式、役割機能様式、相互依存様式)の各々における適応を促進することである」と定義している[20]。

　松木光子は、1980(昭和55)年、ロイの著書の紹介とロイの看護モデルを使った事例展開を、『看護技術』(26巻1号～8号，1980)に掲載した[21]。1981(昭和56)年、松木光子はそれらをまとめて『ロイ看護論—適応モデル序説—』(メヂカルフレンド社刊)として出版し、ロイの適応看護モデルは日本の看護界に広まった。

6 外国の医療の嵐が日本にも

1) PPC(Progressive Patient Care)

　PPCは、段階別患者看護と訳されている。患者の医学的な特殊性に区分するのではなく、病気の程度と必要とされるケアのレベルに応じて看護単位を区分する看護方式である。集中ケア、中間的ケア、セルフケア、外来、ホームケアなどに区分される。

　アメリカでは、第二次世界大戦後、手術後の患者のためのリカバリールームを設置する病院があったが、医療や看護のハイテクノロジー化が進んだ1960年代から1970年代にかけてICU(Intensive Care Unit：集中治療室)やCCU(Coronary Care Unit：冠疾患集中治療室)が設置されるようになった。患者への適正なケア提供と病院経営の効率化が相まって、日本にも導入された。

　PPC方式を最初に取り入れたのは筑波大学附属病院(1976〈昭和51〉年)で、高橋美智が尽力した。しかし、PPC方式は、患者の回復に伴う集中ケアから中間ケアへのベッド移動等の大変さから定着しなかった。

2) DRG/PPS(Diagnostic Related Groups/Prospective Payment System：診断群分類／包括支払い方式)

　DRG/PPSとは、医療資源の必要度から疾患を500程度の診断群に整理・分類し、診断群ごとに診断と治療に対し一定の診療費が支払われるシステムである。アメリカでは、1965(昭和40)年に開始されたメディケア(高齢者医療保険制度)の医療費が増加し、1980年代には国民医療費を圧迫するまでになった。

　DRG/PPSは、医療費高騰を抑制する目的で、1983(昭和58)年にはメディケアの入院部門に、1997(平成9)年には外来部門に適用された。

　日本の診療報酬制度は、提供した医療サービスの量に応じて、かかった分だけすべての医療費が支払われる出来高払いであったが、厚生省(現厚生労働省)は、1998(平成10)年から日本版DRG/PPSを国立病院中心に試行し、2003(平成15)年から、DRG/PPSを修正したDPC(Diagnosis Procedure Combination：診断群分類別評価)を特定機能病院82施設で導入した。

　その後、2010(平成22)年からは、支払い制度としてのDPC制度は、DPC/PDPS(Per-Diem Payment System)とすることになり、2013(平成25)年4月におけるDPC/PDPSの対象病院は1,496病院である。

3) ホスピス(hospice)

　近代的なホスピスは、1967(昭和42)年にロンドン校外に設立されたセント・クリストファー・ホスピスに始まる。終末期患者の苦痛を、医師、看護師、聖職者などがチームを組んで全人的にケアしようとする試みであった。死は避けられない人生の自然な出来事ととらえ、医学的な延命よりは、苦痛を緩和して生を全うするのを援助するという姿勢に立っている。ホスピスは、その後、全世界に広がった。

　1971(昭和46)年、キューブラー・ロス(Elisabeth Kübler-Ross)の"On Death and Dying"が『死の瞬間』(読売新聞社刊)という書名で翻訳出版され、日本では多くの人々が死に対して理解を深めて

いった。

　日本人は死を家庭で迎えることが普通であったが、1977(昭和52)年には病院での死(50.6%)が家庭での死(49.4%)を上回った[22]。

　1981(昭和56)年には、聖隷三方原病院内に聖隷ホスピス(病院内独立型)が、1984(昭和59)年には淀川キリスト教病院(病院内病棟型)が開設された。1993(平成5)年には、ホスピスのみの施設(完全独立型)としてピースハウス病院(神奈川県)が開設された。

　1987(昭和62)年には日本がん看護学会が発足し、1996(平成8)年にがん看護専門看護師が誕生した。患者と家族のQOL(Quality of Life：生活の質)を高めるために多くの看護師がホスピスで活躍している。

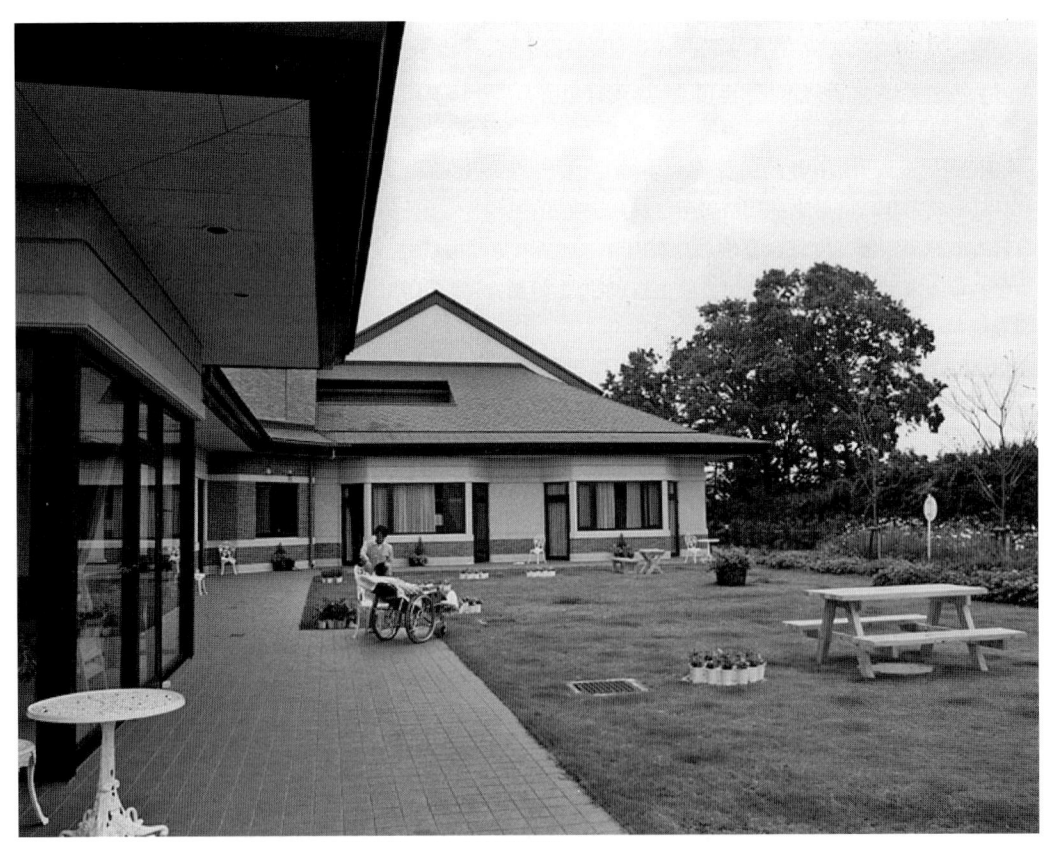

22　完全独立型ホスピスであるピースハウス病院(ピースハウス病院所蔵)

7 ICN、日本から外国への発信

1) ICNへの再加入
　ICNは1899(明治32)年に、イギリスのフェンウィック(Bedford Fenwick：1857-1947)により、看護婦の社会的地位の向上と国際連帯を目的として創立された。1909(明治42)年にロンドンで開催された第2回大会に日本赤十字社の萩原タケが参加した。1933(昭和8)年にパリとブリュッセルで開催された第7回大会に井上なつゑ(日本赤十字社)とヌノ(Christine M. Nuno：聖路加国際病院公衆衛生看護部のアメリカ人看護婦)が出席し、日本帝国看護婦協会の加入が承認された。1937(昭和12)年ロンドンで開催された第8回ICN大会後、太平洋戦争(日中戦争を含む)が勃発し、日本帝国看護婦協会はICNから自然脱退した[23]。

　第二次世界大戦後、ICN本部から再加入の提案を受け、日本助産婦看護婦保健婦協会は会長である井上なつゑを1949(昭和24)年にストックホルムで開催するICN大会に派遣しようとしたが、GHQ看護課は日本人である井上なつゑの出国を認めなかった。井上なつゑの代わりにGHQ看護課2代目課長オルソンが出席し、同年6月に再加入が承認された[23]。

2) ICN東京大会、第22回ICM大会
　1977(昭和52)年5月30日から6月3日まで、第16回ICN4年毎大会が東京で開催された。大森文子日本看護協会会長の下、小林冨美栄が国内組織委員長となり、大会テーマを"New Horizons for Nursing"(看護の限りない可能性を求めて)とした。79カ国から1万2,000名の看護職が参加した。

　また、第22回国際助産婦連盟(International Confederation of Midwives：ICM)学術大会は、1990(平成2)年10月7日から10月12日まで神戸にて開催された。この時のICMの大会長は前原澄子が務めた。

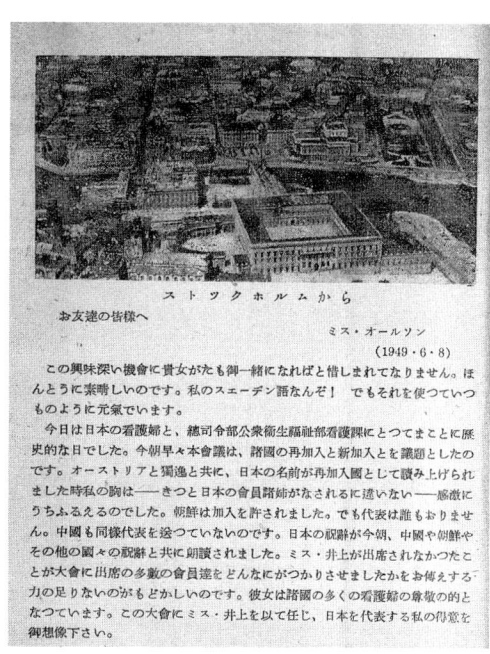

23　ICN再加入を知らせるオルソンの手紙の一部
　　(出典：看護，1(1)，p.10，1949)

3）日本人が初のICN会長に就任

　2005（平成17）年5月20日から26日まで、第23回ICN4年毎大会が台湾で開催され、日本看護協会会長である南裕子が、第25代ICN会長に選出された。ICNの歴代会長は、その時代の看護を表す「合言葉」（watchword）を発表している。1977年、ICN東京大会開催時のドロシー・コーネリウス会長は"ACCOUNTABILITY"（責務）を、南裕子会長は"HARMONY"（和）を合言葉とした。

　2007（平成19）年5月27日から6月1日まで、CNR（会員協会代表者会議：Council of National Representatives）・ICN学術集会が横浜で開催された。テーマを"Nurses at the Forefront：Dealing with the Unexpected"（最前線の看護者たち：予期せぬ事態に立ち向かう）とし、121カ国から3,900名の看護師が参加した。

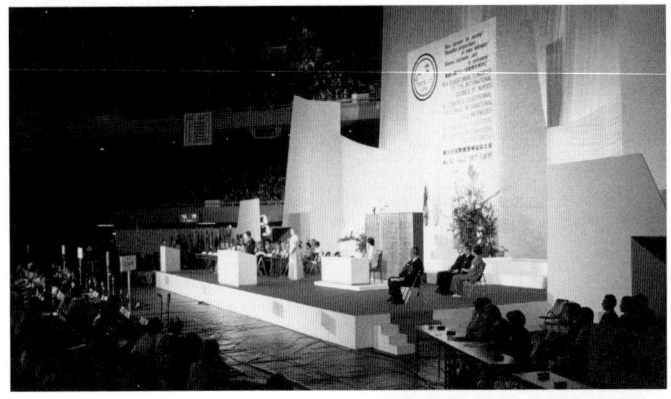

24　第16回ICN東京大会（1977〈昭和52〉年5月30日〜6月3日）
　　武道館は多くの看護婦で埋め尽くされた

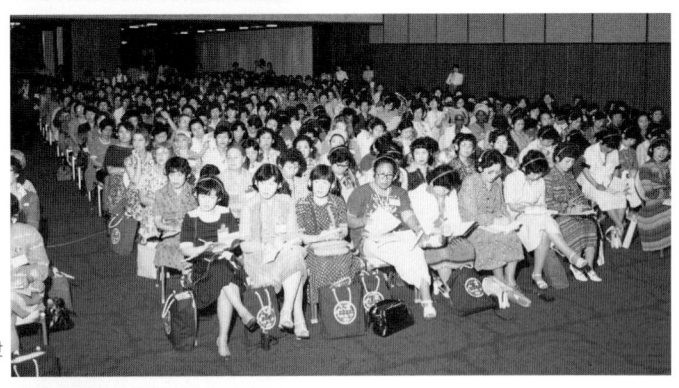

25　第16回ICN東京大会学術大会に参加した世界の看護婦たち

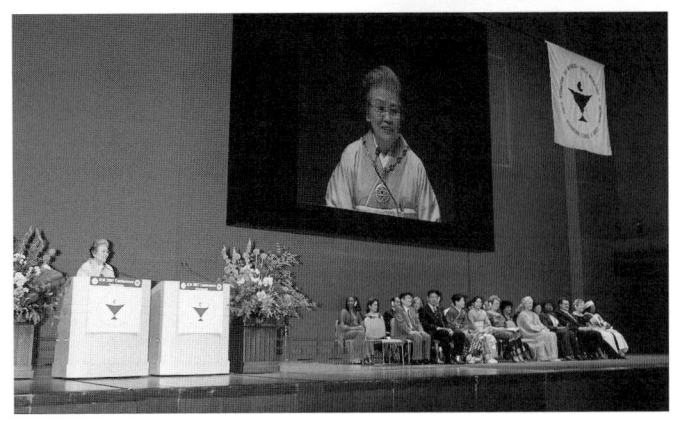

26　2007（平成19）年　CNR・ICN学術集会であいさつをする南裕子ICN会長（2007〈平成19〉年5月27日〜6月1日）
　　（出典：看護，59(10)，2007）

9 看護の学術団体

執筆担当：平尾真智子／草刈淳子／芳賀佐和子

1 専門職へのあゆみ
看護研究の始まりと日本看護学会

　わが国の看護職が「専門職」としての道を歩み始めたのは、第二次世界大戦後、1945(昭和20)年の連合国軍最高司令官総司令部(General Headquarters Supreme Commander for the Allied Powers：GHQ/SCAP；以下、GHQ)の保健・医療分野の改革によるところが大きい。翌1946(昭和21)年10月には看護職のための初めての専門誌「看護学雑誌」が創刊された。同1946(昭和21)年11月には、GHQの指導により、「看護は1つ」の理念の下に専門職能団体として「日本産婆看護婦保健婦協会」設立総会が東京帝国大学法文経1号館(当時)で持たれ、今日の公益社団法人日本看護協会の母体が誕生した。そして、1948(昭和23)年には「保健婦助産婦看護婦法」が制定され、組織的看護教育と国家資格により看護の質向上と看護婦の身分の確立に向けての基盤が整備された。このような状況の中、看護職者は日本看護協会を中心に、よりよい看護実践のための模索を始めたと言える。

1) 看護研究の始まりと日本看護学会の誕生

　看護研究が公に発表されるようになったのは昭和30年代前半からである。当初は職能団体として日本看護協会の保健婦・助産婦・看護婦それぞれの部会で研究発表が行われた。日本看護協会の看護婦部会では1952(昭和27)年、大阪女子学院を会場に第1回看護研究発表会を開催し、13演題に対し1,200名が参加した。この会は、第4回から「看護研究学会」と改称された。

　1967(昭和42)年、日本看護協会創立20周年記念式典と時を同じくして、日本看護協会の事業として第1回日本看護学会が、日本大学講堂で11月18日に開催された。同学会ではシンポジウム「国民の健康と看護」が行われ、このときから看護総合学会として日本看護学会が発足した。第2回日本看護学会は、1969(昭和44)年に開催され、看護教育14題、母性小児13題、成人系15題の研究発表と特別講演、シンポジウムが行われた。1970(昭和45)年に学会規定が整備され、1971(昭和46)年には第3回日本看護学会が5,000名近くの参加者を得て開催された。

　1972(昭和47)年の創立25周年記念講演では、「職業と専門職性」と題して当時日本でプロフェッション研究の第一人者とされた石村善助氏による講演が行われた。これは専門職としての看護職の位置づけを意図したものであった。1973(昭和48)年の第4回学会からは、保健婦、助産婦、看護婦の各部会の研究学会を「日本看護学会」に統合した。しかし、看護研究学会が日本看護学会に移行したのではなく、1967(昭和42)年以後、1972(昭和47)年に看護研究学会が終止符を打つまでの5年間は2本立ての時代が続いた。

　第5回開催を機に、日本看護学会は分科会方式となり、開催日や会場も分科会ごとに決められた。第11回からは「母性看護学」「小児看護学」「看護教育」「看護管理」が独立し、新たに「看護総合」が加わった。第20回からは「老人看護」が、さらに2004(平成16)年の第35回日本看護学会からは、「精神看護」が独立した。

　2013(平成25)年、日本看護学会の目的は、「実践にねざした看護研究の支援を通して看護職の学術研究の振興に努め看護の質の向上を図り、人々の健康と福祉に貢献すること」と謳われている。日本看護学会はライフサイクルを軸として「看護総合」「小児看護」「母性看護」「成人看護Ⅰ」「成人看護Ⅱ」「老年看護」「地域看護」「精神看護」「看護管理」「看護教育」の10領域を設定していたが、2014年からは、「看護の現場においてはライフサイクルだけでなく、疾病・経過・実践の場の特徴など多くの場

面を総合的にとらえて実践が行われている」として、上記10区分の領域を7つに統合・再編成して開催することとしている。改編された新しい7領域は、「急性期看護」「慢性期看護」「在宅看護」「精神看護」「ヘルスプロモーション」「看護管理」「看護教育」である。

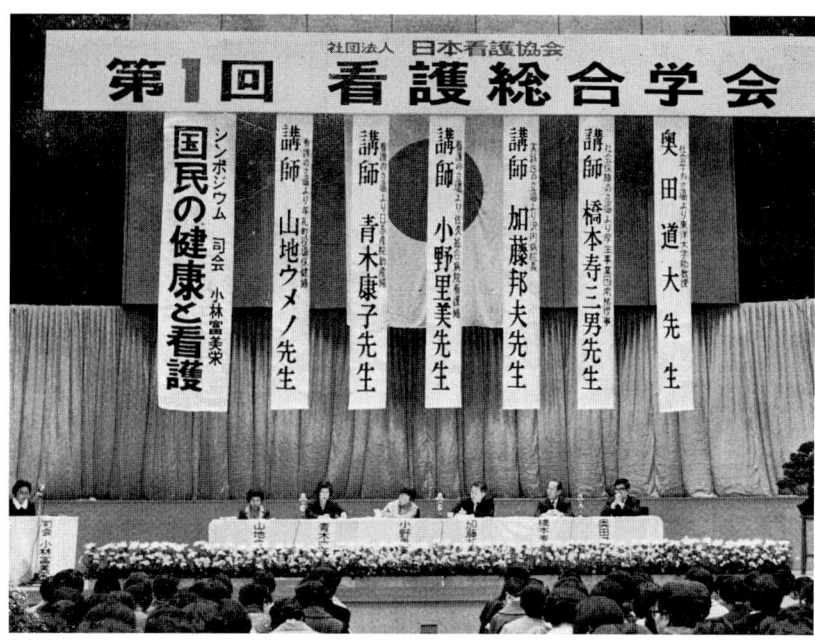

1 日本看護学会　第1回看護総合学会：日本看護協会主催
第1回看護総合学会は、1967(昭和42)年11月18日、日本大学講堂にて開催された。写真は、シンポジウム「国民の健康と看護」。同日同じ会場で、「日本看護協会創立20周年記念式典」が催された

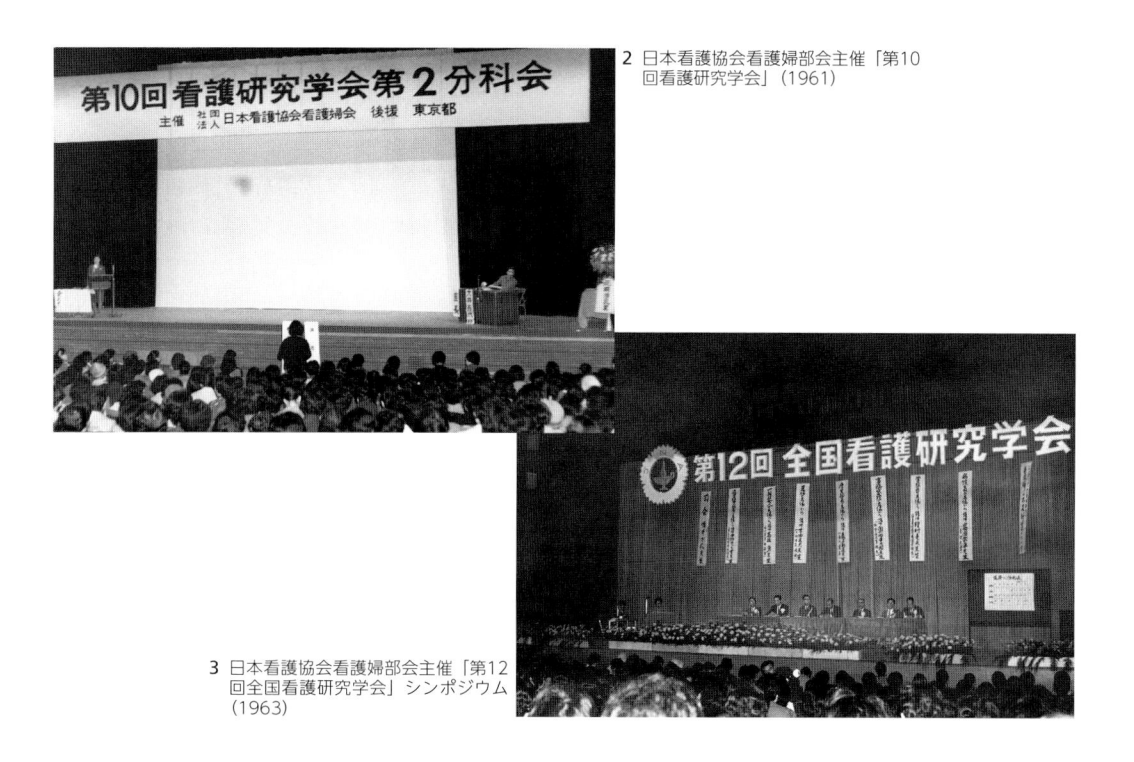

2 日本看護協会看護婦部会主催「第10回看護研究学会」(1961)

3 日本看護協会看護婦部会主催「第12回全国看護研究学会」シンポジウム (1963)

2 新カリキュラム（昭和42年）と看護研究専門誌・書籍の発刊

わが国において「看護学を教授する」「看護研究を行って看護学を構築する」「看護技術を科学的に行う」ということは、昭和30年代から言われるようになった。特に、1955（昭和30）年は日本で最初の看護研究に関する冊子、永井敏枝著『看護研究の手引き』が医学書院から出版された。また、1958（昭和33）年には勝沼晴雄・田中恒男共著による日本看護協会保健婦部会編『調査研究の技術と方法』が出版され、看護現場で働く看護婦の研究的取り組みを支える書となった。

昭和40年代になると、看護職が看護学や看護研究に関心を持つようになる状況が到来した。それは、アメリカで学んだ看護職が看護学や看護研究の重要性を認識し、日本の看護教育に適用しようとしたことによる。アメリカで多くの看護論が出版され、それが邦訳・紹介され、看護の基礎学問が医学ではなく看護学であることが明らかに認識されるに伴い、日本における看護学や看護研究への関心が高まっていった。さらに、看護職にとって看護研究の必要性を明確に認識する契機となったのは、1967（昭和42）年のカリキュラム改正と、前後して増加した看護系短期大学における看護学教育の充実と看護研究活動である。

1967（昭和42）年の新カリキュラム改訂では、従来の医学の体系に沿った各領域の看護法を教えるのではなく、「看護とは何か」を考える「看護学総論」と、人間を発達段階から見た成人、小児、母性各領域の新しい看護学の体系づけの下に教育されることとなった。このカリキュラムで教育を行うために、教員は看護学や看護研究に関心を持ち、あらゆる機会を利用して積極的に知識を吸収し研鑽した。

看護研究に関する雑誌が発刊され、看護研究の夜明けの年と位置づけられたのは、1968（昭和43）年である。この年に創刊された雑誌「看護研究」は、研究を進めていく上での基礎的啓発雑誌となり、2013（平成25）年までに46巻が発行されている。2003（平成15）年には創刊35年を1つの節目として「看護研究」アーカイブス3巻が発行されている。これは、わが国における看護研究の進歩の歴史を知り、テーマの変遷を学ぶ上で貴重な資料となっている。

1975（昭和50）年には『日本看護関係文献集』が発刊され、看護を主体とした雑誌の文献が収録されるようになり、看護研究のための文献検索に一役買っている。また、同年に医学系の代表的索引誌「医学中央雑誌」の衛生学や内科学、社会医学の大項目の中に分類されていた看護の文献項目が、新たに「看護学」の大項目の下に分離・独立した。

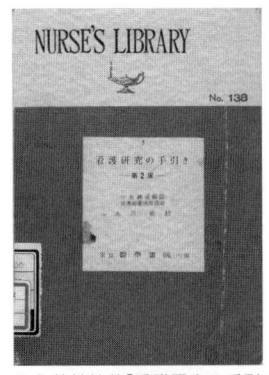

4 永井敏枝著『看護研究の手引き』（第2版），医学書院，1959

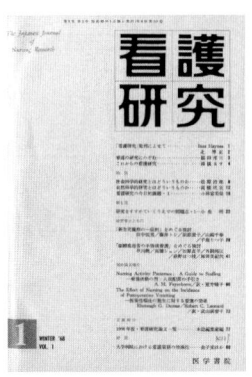

5 雑誌「看護研究」創刊号表紙，医学書院，1968

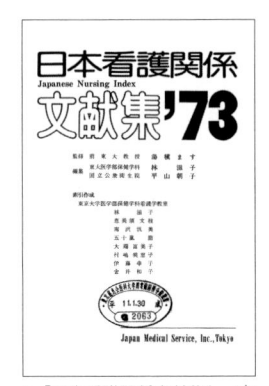

6 『日本看護関係文献集』，ジャパンメディカルサービス，1975

9-3 四大学看護学研究会から日本看護研究学会へ

　看護婦不足を背景に、神奈川県立二俣川高等学校に衛生看護学科が設置され、高卒准看の養成が開始されたのは1964(昭和39)年である。そして、これら高等学校衛生看護科の卒業生の進学先として看護短期大学が全国に設置されるようになった。まだ数の少なかった看護短大の看護教員には、教育研究能力を求められたが、研究の訓練を積んだ教員は少なく、研究費や研究施設などの研究条件や環境も整っていなかった。看護教育の大学化の先駆けとして短大の教員は看護学を教え、その基盤として看護研究を盛んにすることを強く意識せざるを得なかったのである。

　このような高等学校衛生看護科の看護専門科目教員養成を目的として、1966(昭和41)年の熊本大学を皮切りに、1967(昭和42)年に徳島大学、1968(昭和43)年に弘前大学、1969(昭和44)年には千葉大学と、4つの国立大学の教育学部に特別教科(看護)教員養成課程が設置された。高等学校看護科としての看護教育のあり方を話し合うため、四大学間に連絡協議会がつくられた。この協議会で看護学確立のための看護学会設立の必要性が話し合われ、1975(昭和50)年9月、「四大学看護学研究会」を発足させ、1978(昭和53)年には「四大学看護学研究会雑誌」を創刊した。年1回、各大学持ち回りで研究会を開催したが、1981(昭和56)年の第7回研究会より「日本看護研究学会」と改称し、四大学を超えた幅広い学会として拡大された。

　他方、1982(昭和57)年に文部省の継続看護教育施設として全国共同利用施設である「千葉大学看護学部附属看護実践研究指導センター」が開設され、それまで文部省が永年にわたって直接実施してきた看護婦学校養成所看護教員講習会や、国公私立大学病院看護管理者講習会が移管された。これに伴い、教育学部の「特看」課程は閉鎖され、教職員は看護学部の同センターに異動した。全国から来学し受講生となった看護教員や婦長は、同センターの教授・助教授から直接個別に研究の手ほどきを受け、各自の研究成果を同学会に発表した。その結果、会員数が急速に増加するとともに、看護研究の質向上にもつながったと言えよう。

　現在、日本看護研究学会は、広く看護学の研究者を組織し、看護学の教育、研究および進歩・発展に寄与することを目的に、学術集会の開催、学術講演会の開催、学会誌の発行、奨学金事業、関係学術団体との連携、提携等の事業を行っている。1993(平成5)年、日本看護科学学会に次いで、日本学術会議協力学術研究団体として承認され、2012(平成24)年には会員数6,300名を超えるまでに発展し、現在に至っている。

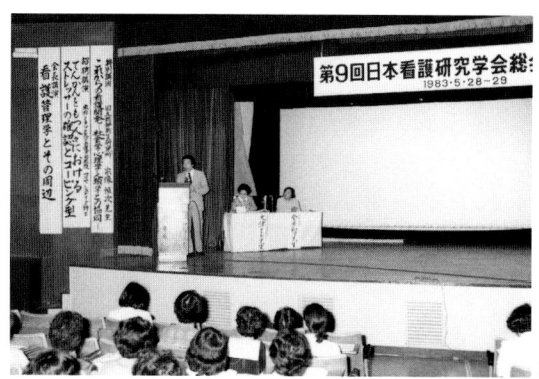

7 第9回日本看護研究学会総会風景

4 日本看護系大学協議会を母体とした日本看護科学学会

　わが国において看護の大学教育は1952(昭和27)年の高知女子大学家政学部看護学科、1953(昭和28)年の東京大学医学部衛生看護学科に始まった。その後、保健医療に対する社会的要請が高まる中で、看護の大学・短期大学の増設が叫ばれていたが、その実現は遅々たるものであった。

　1975(昭和50)年に千葉大学に国立大学で初めて「看護学部」が設置された。すでに看護教育を行っていた聖路加看護大学、東京大学、名古屋保健衛生大学(現藤田保健衛生大学)、高知女子大学、琉球大学の6大学からなる看護教育に関する大学協議会が発足した。当初は看護大学のカリキュラムや学士号、国家試験、大学院、教育研究費の増大など山積する問題について、各大学間の交流を密にして対応に当たった。

　その後、1979(昭和54)年に「日本看護系大学協議会」の第1回総会において看護学会設立準備について討議され、1981(昭和56)年12月6日に国立公衆衛生院(現日本保健医療科学院)において第1回日本看護科学学会が開催された。参加者は436名であった。この年に「日本看護科学学会誌」第1巻を発刊した。また、同学会では1982(昭和57)年度に文部省科学研究費対策委員会が設置され、日本学術会議への登録申請、科研費分科・細目新設の申請についての検討を開始した。その結果、1987(昭和62)年には看護系学会で初めて日本学術会議に登録された。

　1992(平成4)年には、樋口康子会長の下で、日本看護科学学会第1回国際看護学術集会を東京で開催した。その後、国際看護学会は3年ごとに開催され、2004(平成16)年の第5回国際看護学術集会(中山洋子会長)は福島で行われた。この年の6月には、看護学会機関誌ではわが国最初の英文雑誌となる"Japan Journal of Nursing Science"を創刊した。

　2010(平成22)年、公益社団法人日本看護科学学会として公益社団法人格を取得し、2012(平成24)年には会員数7,000名を超える学会へと成長している。

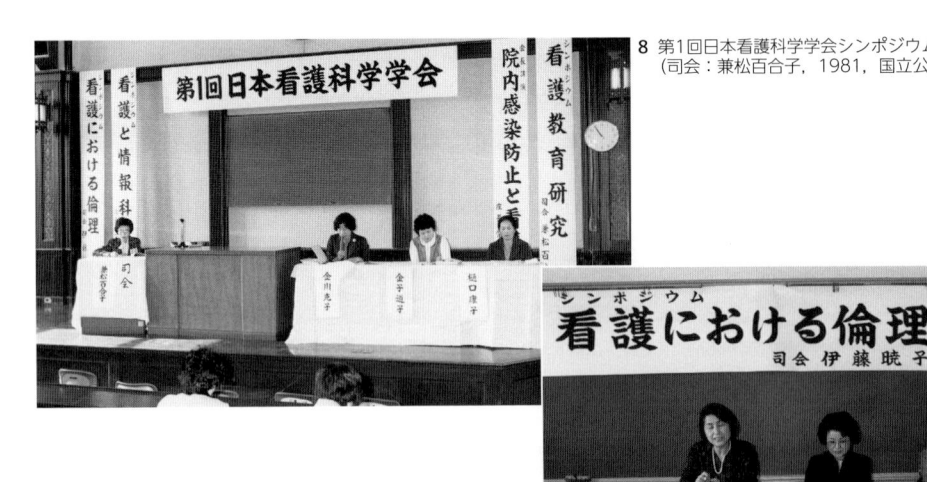

8 第1回日本看護科学学会シンポジウム「看護教育研究」(司会：兼松百合子，1981，国立公衆衛生院にて)

9 第1回日本看護科学学会シンポジウム「看護における倫理」(司会：伊藤暁子，1981，国立公衆衛生院にて)

5 看護の高等教育化と看護系学会の動向

　1979(昭和54)年に千葉大学大学院看護研究科(修士課程)が開設され、翌年には聖路加看護大学大学院看護学研究科(修士課程)が開設され、看護研究者育成の道が開かれた。また1988(昭和63)年には、日本で最初の看護学博士課程が聖路加看護大学大学院看護学研究科(博士課程)として開設された。その後、看護系大学の設立、看護学研究機関としての大学院の設立とともに、1990年代から看護系学会も増加した。

　1984(昭和59)年、看護研究を行うための研究費として、文部科学省の科学研究助成の分野の細目に「看護学」が加わり予算化がなされた。また、民間の研究基金からの助成による研究も行われている。以下に記す学会は、日本看護研究学会、日本看護科学学会以外で初期に発足した学会である。

　「日本看護学教育学会」は、1952(昭和27)年、看護学校専任教員養成講習会(厚生省主催)卒業生の同窓会を母体として「看護教育研究会」が組織され、後に「全国看護教育研究会」として交流・研究活動を開始し、1991(平成3)年に「日本看護学教育学会」として発足。看護学教育の向上を図り、看護学の発展に寄与することを目的に活動を続けている。学会の主な事業として、年1回の学術集会の開催、年3回の学会誌発行、研究助成、看護学教育に関する研究および情報交換、および他機関との連携等をしている。2012(平成24)年の会員数は3,900名を超えている。

　「日本がん看護学会」は、がん看護に関する研究、教育および実践の発展と向上に努めることを目的として、1987(昭和62)年2月に第1回日本がん看護学会を東京で開催した。シンポジウムのテーマは、「がん看護における看護婦の専門的役割」であった。2010(平成22)年以降の学術集会のメインテーマは、「がんとの共生を実現する看護」「がん看護が創る未来への架け橋」「縁が結ぶシームレスながん看護」と続き、専門領域での看護の広がりを感じさせるテーマである。また、同じ1987年には日本助産学会や日本手術看護学会、ホスピスケア研究会が発足している。

　「日本看護歴史学会」は、看護に関する歴史の新たな方向性と可能性を求め、広く看護歴史を考究することを目的に、1987(昭和62)年8月に設立された学会である。第1回大会は、亀山美知子代表幹事の下、「日本看護歴史学会創立」をテーマに京都市立看護短期大学で行われた。翌年より「日本看護歴史学会誌」が発刊され、2013(平成25)年には第26号が発行される。同学会の事業としては年1回の学術集会、会報および機関誌「日本看護歴史学会誌」の発行、研究活動の推進に力を入れている。

　近年も看護学の研究は活発に行われ、2011(平成23)年には「日本在宅看護学会」、2012(平成24)年には「日本放射線看護学会」「日本産業看護学会」が設立されるなど、学会設立が続いている(表1)。

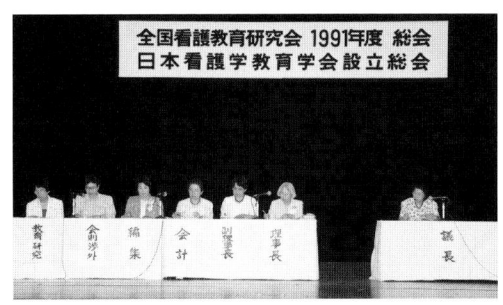

10 日本看護教育学会は、全国看護教育研究会を母体に1991(平成3)年に設立された

表1 看護系学会の発展に関する年表

年	学会の設立	関連事項
1952	日本看護協会看護婦部会第1回全国看護研究学会開催	高知女子大学家政学部看護学科新設
1953		東京大学医学部衛生看護学科開設
1964		聖路加看護大学開学
1966		熊本大学教育学部に特別教科（看護）教員養成課程開設
1967	日本看護学会発足	
1968		「看護研究」誌創刊
1975		千葉大学看護学部開設、四大学看護学研究会発足
		『日本看護関係文献集』刊行
1978	日本看護研究学会	
1981	日本看護科学学会	
1982		千葉大学看護学部附属看護実践研究指導センター開設
1987	日本がん看護学会、日本助産学会、日本手術看護学会、日本看護歴史学会	日本看護科学学会、日本学術会議に登録
1988		聖路加看護大学大学院看護学研究科（博士課程）開設
1991	日本看護学教育学会、日本小児看護学会、日本看護教育学会、日本新生児看護学会、日本精神保健看護学会	
1993		看護学博士誕生
		日本看護研究学会、日本学術会議に登録
1994	日本家族看護学会、日本看護診断学会	
1995	日本老年看護学会、日本難病看護学会	
1996	日本看護管理学会、日本糖尿病教育・看護学会	
1997	日本地域看護学会	
1998	日本災害看護学会、日本腎不全看護学会、日本救急看護学会	
1999	日本母性看護学会、日本看護医療学会	
2000	日本感染看護学会	
2001	日本看護技術学会	日本看護系学会協議会設置
2002	日本アディクション看護学会	
2003	日本生殖看護学会	
2004	日本循環器看護学会、日本クリティカルケア看護学会・	
2005	日本ルーラルナーシング学会	日本学術会議に初の看護職の会員誕生
2006	日本慢性看護学会	
2007	日本母子看護学会、文化看護学会	
2008	日本看護倫理学会	
2011	日本在宅看護学会、日本褥瘡・オストミー・失禁学会	
2012	日本放射線看護学会、日本産業看護学会	

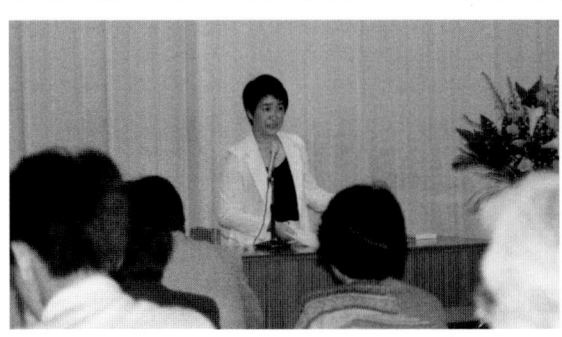

11 第1回日本看護歴史学会大会、1987年8月26日
初代代表幹事：亀山美知子のあいさつ

9-6 日本看護系学会協議会の活動

　看護の大学教育化の中で、「日本看護研究学会」「日本看護科学学会」、他学会の活発な活動は看護の発展にとって大きな力となっている。看護はこの力を結集し、社会の変化に伴う保健医療福祉の新たな課題に向かって、提供するケアサービスの効果を最大にするよう研究成果を活用する役割を持っている。現在、看護系の学会は約50存在し、それぞれで活発な活動を行っている。しかし、これらの学会が社会に役立つ看護学の発展を目指すためには、看護系各学会がお互いに有機的な関連の下に活動を推進することが重要である。加えて、この学会の力を日本学術会議や国内外の学術組織との連携によって、さらなる発展につなげる必要がある。

　日本看護系学会協議会は、日本学術会議第18期看護学研究連絡委員会・樋口康子委員長の呼びかけにより、2001(平成13)年9月に発足した。「看護学の学術的発展をめざす看護系諸学会の相互交流と連携を図り、看護学研究の成果を社会に還元する学会活動を支援し、また看護学学術団体の立場から、人々の健康と生活の質の向上のため国・社会に向かって必要な提言を行う」ことを目的にしている。発足当時は23学会であったが、2013(平成25)年6月現在、41学会によって組織されている。

　日本看護系学会協議会の活動は、①総会の開催、②会員相互の情報交換、③日本学術会議および国内外の学術組織との交流・相互協力、④社会に貢献できる看護の学会活動の支援、⑤国や社会に向けての必要な提言、⑥その他協議会の目的を達成するために必要な事業と規約に示されている。同協議会の活動の中核は、日本学術会議との連携であり、看護学分科会を中心として、他の関連領域の分科会等との学術的活動を推進している。また、研究助成の確保として科学研究費申請拡大の動きを推進している。一方、社会に対しては、看護学の理解や将来を担う人材育成のために、会員学会でナーシングカフェ事業を行っている。

　日本看護系学会協議会ホームページの2013(平成25)年3月のニュースとしては、3月4日：第15回公開シンポウム「わが国における高度実践看護師のグランドデザイン」、3月11日：「日本学術会議看護学分科会・日本看護系学会協議会主催　大学院教育から考える高度実践看護師教育のあり方意見交換会」などが掲載されており、活発な協議会活動がうかがわれる。

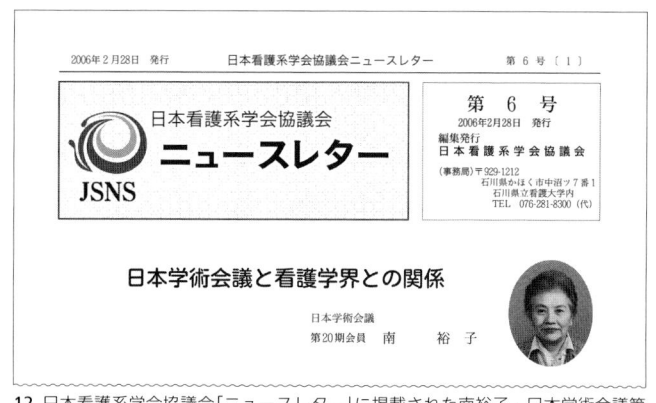

12　日本看護系学会協議会「ニュースレター」に掲載された南裕子・日本学術会議第20期会員の「日本学術会議と看護学界との関係」論文。「2005年10月1日付けで小泉純一郎内閣総理大臣から日本学術会議会員に任命されました」と論文は始まる。

看護の学術団体

7 日本学術会議との連携

　日本看護系学会協議会の活動の中核は日本学術会議との連携である。日本学術会議は、わが国の人文・社会科学、生命科学、理学、工学の全分野の約84万人の科学者を内外に代表する機関である。設立は1949(昭和24)年1月、内閣総理大臣の所轄下で政府から独立して職務を行う「特別の機関」として設立された。

　1989(平成元)年には、日本学術会議主催により、医学教育・医史学研連シンポジウムが「Health Personnelの養成－現状と問題点－21世紀の医療にむけて」をテーマに医療関係職5人のパネリストにより行われ、看護界からは当時の千葉大学看護学部の草刈淳子が参加している。

　その後、約20年の歳月を経て2008(平成20)年に、同じ日本学術会議講堂において、日本看護系学会協議会と日本学術会議看護学分科会が「看護の役割拡大に向けてのイノベーション」と題してシンポジウムを開催している。

　また、日本学術会議会員210名の中に看護界の代表として初めて南裕子が任命されたのは2005(平成17)年10月1日である。こうした一連の動きは、保助看法制定65年を経てようやく、看護職が社会的にも学問的にも「専門職」として認識されてきたことを意味し、看護界にとって意義深い出来事であると言えよう。

　日本学術会議は「科学が文化国家の基礎であるという確信の下、行政、産業および国民生活に科学を反映、浸透させること」を目的として設立された。その職務は、①科学に関する重要事項を審議し、その実現を図ること、②科学に関する研究の連携を図り、その効率を向上させることの2つである。

　日本学術会議の役割は主に、①政府に対する政策提言、②国際的な活動、③科学者間ネットワークの構築、④科学の役割についての世論啓発、である。役割遂行のための組織としては、総会、役員、幹事会、3つの部(第一部：人文・社会科学、第二部：生命科学、第三部：理学・工学)、3つの委員会(機能別委員会、分野別委員会、課題別委員会)が置かれている。看護学は第二部の生命科学に属している。また、分野別委員会では「健康・生活科学委員会」と「臨床医学委員会」に所属している。健康・生活科学委員会に分科会が設けられ、2008(平成20)年に看護学分科会が設立され、前記シンポジウムが開催されたわけである。

　日本学術会議には、日本学術会議協力学術団体がある。日本学術会議と各団体との間で協力関係を持つことを目的とし、2005(平成17)年に設けられた。日本看護科学学会、日本看護研究学会を始めとして、日本看護系学会協議会の多くの学会が協力学術団体に登録している。今後も日本学術会議のさまざまな活動を通して、看護界の意見を社会や政府に提言していく場として、有機的連携の下に看護学の発展に寄与することが期待される。

10 災害と看護

執筆担当：山本捷子／川原由佳里

10
1 災害看護の黎明から現在まで

　わが国は昔から地震・津波、火山爆発、台風・水害など、おびただしい自然災害に襲われているが、人々はその自然の変化のもたらす災害に適応して生き続けてきた。災害時の看護も日常生活の営みの一端であるため、記録されないことが多く、詳細を知ることは難しい。

　近代以降、災害救護の記録の中に、初めて看護婦が登場するのは、1888(明治21)年の磐梯山の噴火である。日本赤十字社(以下、日赤)および福島県立病院の医療チーム、帝国大学医科大学(東京帝国大学の前身)の医員たちが被災地を訪れ救護活動を行った。その中に、福島県立病院に雇用されていた2人の看護婦(養成制度以前の「従来看護婦」)も含まれていた。

　わが国の災害看護の幕開けは、近代的・組織的に養成された看護婦によって行われた1891(明治24)年の濃尾地震である。岐阜・愛知県の被災地に、東京からは日本赤十字社病院や東京慈恵医院、関西からは京都看病婦学校を卒業した同志社病院の看護婦が派遣され、同じく被災地に赴いた従来看護婦とともに、救護活動にあたった[1]。看護活動としては、西洋医学に基づく外科治療を行う医師の介助や患者運搬の他、入院患者の清拭や排泄介助などの世話も行った。

　明治期から戦前までの大規模な災害は、1896(明治29)年の明治三陸大津波や、1923(大正12)年の関東大震災に代表される。

　明治三陸大津波には、青森、岩手、宮城の日赤が雇用した看護婦と東京の日赤の看護婦が派遣された[2]。関東大震災では日赤、聖路加国際病院を始め多くの医療機関の看護婦、当時最盛期を迎えていた派出看護婦会や産婆が、東京警視庁に協力して急性期の医療や助産を実施し[3]、また済生会は巡回看護班を組織して、中長期的な支援を行った。

　第二次世界大戦後も、数多くの自然災害ならびに大規模交通機関の事故・大火事などの人為災害があり、自治体を中心に消防・警察とともに看護婦が活動している。

　災害看護の大きな転換点になったのは1995(平成7)年の阪神・淡路大震災である。都市直下型の大規模な地震によって損壊した医療機関には系列病院の看護職が応援に派遣され、急性期看護だけでなく、慢性疾病の継続治療と同時に「こころのケア」が重要視されるようになった。さらに、避難所や仮設住宅における中長期的支援に着目した保健師活動も始められた。

　それらの経験から、看護基礎教育課程カリキュラムに「統合分野」として災害看護を含む改正がなされた。日本看護協会は災害支援ナース登録制度を設け、都道府県看護協会との連携による災害時支援ネットワークが構築されるようになった。1998(平成10)年12月、日本災害看護学会が設立され、大学院コースなど研究活動も深化してきた。実践場面では、要支援者の健康と生活に注目した医療・行政・福祉関係者との連携ならびにボランティアとの協働、国内外に組織化された団体に看護職が参加する動きも盛んになった。

　2011(平成23)年の東日本大震災は、国難とも言うべき「複合災害」であった。強大な地震は東日本全体を揺るがし、北海道から千葉県に至る太平洋沿岸には大津波が襲った。大震災は2万人余の人命を奪い、住宅やコミュニティを喪失させ、経済・産業活動に大打撃を与えた。さらに東京電力福島第一原子力発電所の大事故は、長期的な放射能による健康不安や家族離散、生活基盤再生の困難さを引き起こした。現在も、仮設住宅を始め、住み慣れた土地を離れ、いつ戻れるのかの見通しのつき難い状況で、医療と福祉の連携による支援活動が求められている。

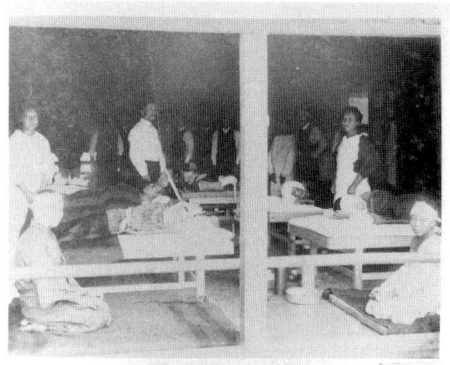

1 1888（明治21）年の磐梯山噴火における猪苗代町仮病院。福島県立病院から派遣された2名の看護婦（筒袖の白エプロン着用）が写っている（宮内庁書陵部所蔵）

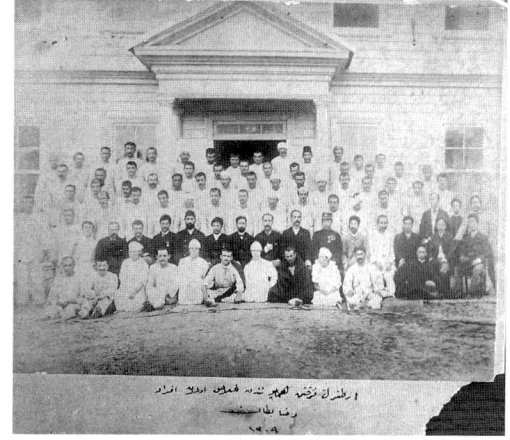

2 1890（明治23）年のトルコ軍艦遭難事故における神戸和田岬停留所（仮病院）前での遭難者との記念撮影。日本赤十字社病院から派遣された従来看護婦4名の姿がある（串本町所蔵）

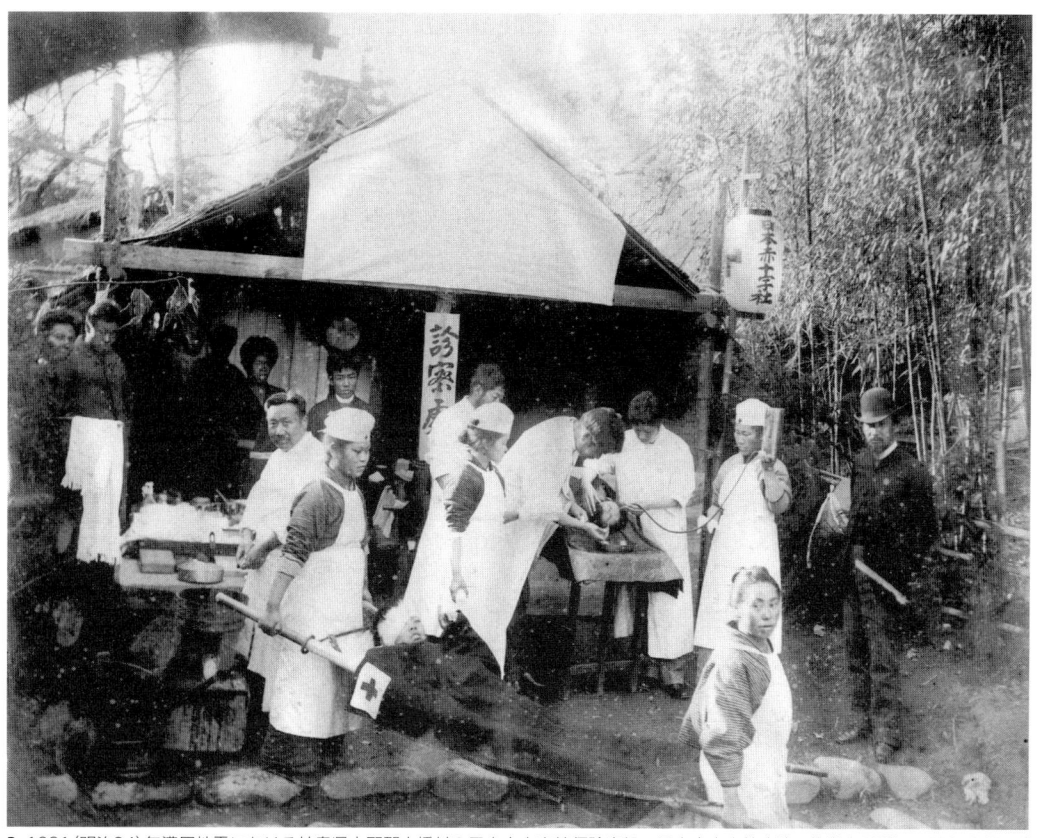

3 1891（明治24）年濃尾地震における岐阜県大野郡古橋村の日本赤十字社仮診察処。日本赤十字社病院の修学中看護婦と従来看護婦が救護に従事した（日本赤十字看護大学所蔵）

10-2 明治期の災害と看護

1) 濃尾地震と看護

　地震国と言われる日本において、今日においても内陸地震として最大規模とされているのが濃尾地震(M8.0)である。1891(明治24)年10月28日に発生した大地震により、愛知・岐阜両県下を中心に死者7,000余名、負傷者1万7,000余名、家屋全壊14万戸以上という甚大な被害を生じた。名古屋市・岐阜市は壊滅状態となった。この地震を機に、建築物などの地震災害対策が始まった。

　当時、看護教育を開始していた同志社病院・日本赤十字社病院・東京慈恵医院などの看護婦と看護婦生徒が被災地へ派遣され、延べ2カ月近くにわたって救護に従事した。また、東京麻布聖慈病院、大阪基督教バルナバ病院などのキリスト教系の病院からも看護婦が派遣された。被災地の仮病院や仮診療所で、誠意を持って負傷者の看護をする看護婦たちの姿が写真に残されている。仮宿舎での不自由な生活に耐えながら、初の災害看護を成し遂げた。

　看護婦の服装は、筒袖和服の上に白エプロンを着用し、白帽をかぶり、履物は草履である。当時の看護教育では、包帯法や救急法、傷者運搬法などの教科もあり、突然の救護活動にもすぐに対応ができた。

　11月初旬から岐阜県では腸チフスが発生し、二次災害としてとらえた岐阜県は、感染の拡大予防を目的に9カ町に避病室を設置、東京、大阪等から現地を訪れた17名の看護婦・看病人が看護を行った。

2) 明治三陸大津波と看護

　1896(明治29)年6月15日(旧暦5月5日)には、明治三陸大津波が発生した。この日の午後7時半過ぎに岩手県東方沖に大地震(M8.5)が発生し、その15分後に大津波が三度にわたり襲来して、岩手県下を中心に宮城県・青森県にかけて死者2万2,000余名に上る大被害が生じた。

　交通の不便な海辺の村落へ東京や各地から救護に赴いた看護婦と看護婦生徒が、被災した負傷者の看護に従事した。白衣・白帽のまま、脚半を着けて徒歩で山越えをして来た看護婦たちを見て、地元の人たちは「女の兵隊が来た」と騒いだという。多数の負傷者は、津波によって侵された傷口が腐敗して惨状を呈していたが、その生命を救うために懸命の救護を続けた。

　この災害では日赤の看護婦長あるいは看護婦長見習いが、現地の篤志の女性たちに対して教育を行い、その女性たちに撤退後の看護を引き継いだ。

　また、日赤および軍隊から初めて看護人が派遣された。日清戦争を経て、看護婦長、看護婦長心得、看護婦、看護人伍長と看護人という序列が生まれ、看護婦と看護人による役割分担がなされるなど、災害看護が組織化された[注1]。

　明治期には、その他にも東京地震(1894〈明治27〉年)、陸羽地震(1896〈明治29〉年)、芸予地震(1905〈明治38〉年)を始め、全国各地で水害、津波、噴火、大火、船の遭難、炭鉱爆発などの災害が多く、またコレラのような疫病の流行もあったが、そのたびに地方の看護婦・看護人(男性)による傷病者の救護活動が実施された。

注1)日清戦争(1894〈明治27〉年)では、看護人(男性)が従軍した。明治三陸大津波でも、看護人が災害救護に従事した。

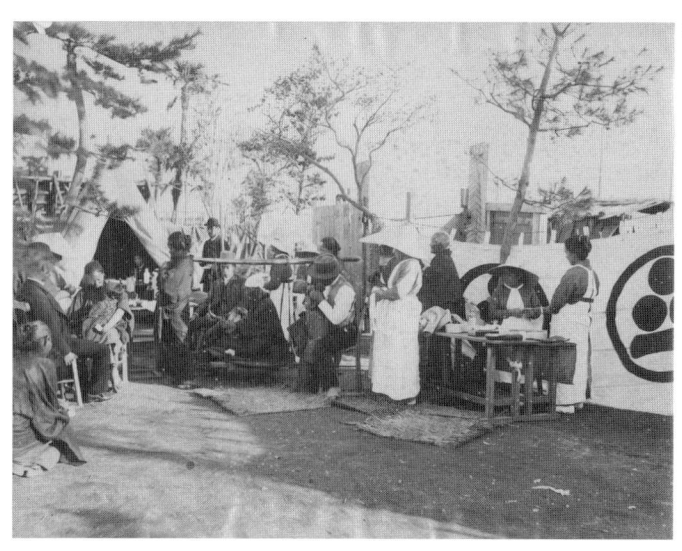

4 1891(明治24)年の濃尾地震における慈恵医院卒業看護婦の活動。写真は慈恵医院中島郡下祖父江村一宮区裁判所出張所跡ニ於テ負傷者施療ノ現況(日本赤十字看護大学所蔵)

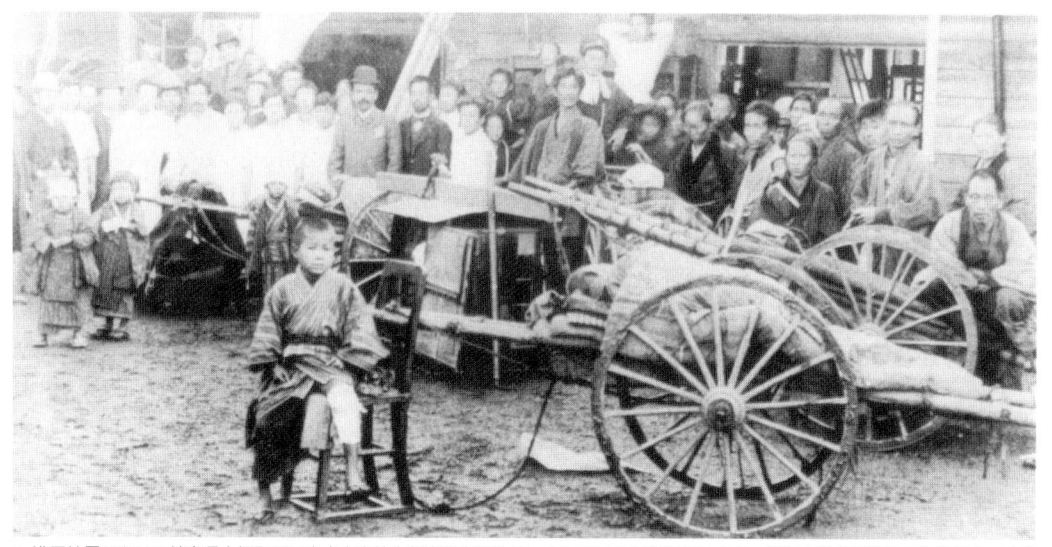

5 濃尾地震における岐阜県大垣町の日本赤十字社京都支部仮診療所。大垣では地元開業医に加え、帝国大学外科佐藤三吉教授ら、京都医会、日本赤十字社京都支部、同志社病院の4チームが活動。京都看病婦学校を卒業した看護婦も参加した(出典：日本赤十字社創立125周年記念展)

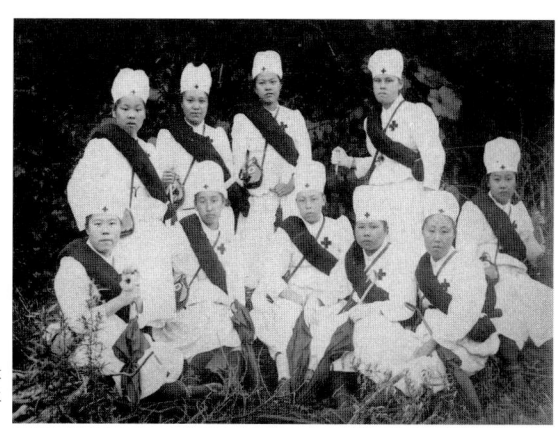

6 1896(明治29)年の明治三陸大津波の救護に従事した日本赤十字社の看護婦。盛岡から派遣先の宮古まで100km以上の道のりを徒歩で移動した(日本赤十字看護大学所蔵)

10-3 大正期の災害と看護

1）関東大震災と看護

　大正期の最大の災害は、1923(大正12)年 9月 1日午前11時58分に発生した関東大震災(M7.9)であった。東京・横浜両市を中心に17万戸以上の家屋が損壊した上に、各所に火災が起きて避難民の生命を奪い、10万人以上の犠牲者を出した。首都圏の機能が麻痺するほどの打撃を受け、治安が悪化して社会不安を招いた。

2）派出看護婦会と産婆会による救護

　この大災害の中で地震直後から開始された救護活動は、長期にわたり大規模であった。まずは現地の派出看護婦や産婆が、それぞれの担当する患者や妊婦の身を案じ、自発的に彼らの元に向かい救護活動を開始、病院でも看護婦による必死の救助活動が行われた。当時、病院や養成所で学んだ女性は派出看護婦として働くことが多く、最盛期には東京だけで1,000名を超える派出看護婦や産婆がいて、病院看護婦を凌駕していた。

　次いで彼女らは、東京府や東京市、警視庁による召集に応じ、これらの組織による救護に協力した。看護婦会や産婆会の会長らも、会員の安否を確認し、さらに不焼地区の会に交渉して看護婦の召集に協力し、最終的には120余班の救護班を組織した。

　派出看護婦や産婆の中には、患者を守りながら避難する途中で亡くなった殉職者も多く、後に殉職者の慰霊祭が行われた。

3）全国から派遣された看護職による救護と訪問看護・公衆衛生看護教育のはじまり

　また発災と同時に、全国の病院や日赤支部からも大勢の看護婦が派遣され、皇居外苑に設置された大テントの救護所を始め、病院内の仮病院や各所の仮診療所で、懸命の救護活動が行われた。外国からの救援も相次ぎ、アメリカ寄贈のテント病院ではアメリカ・フィリピンの看護婦が救護に従事した。中には修学中の看護婦生徒も加わった。患者を避難させた後の食料の調達に苦労した看護婦長もいた。すでに一部では、患者を搬送する自動車が使用された。

　被災地の大病院では巡回看護も実施して、地域住民のために活動した。中でも済生会は、社会事業家らの意見を取り入れて、看護婦・産婆への講習を行い、関東大震災の翌年から巡回看護制度を本格的に実施し、その後も継続させた。

　また、聖路加看護専門学校では1927(昭和2)年から、日赤では1928(昭和3)年から、公衆衛生看護婦養成が開始されることとなった。

　大正期の災害救護では、桜島噴火(1914〈大正3〉年)、秋田仙北地震(1914〈大正3〉年)、但馬地震(1925〈大正14〉年)を始めとして、各地の大火、風水害などがあり、また鉄道の発達に伴った列車事故の救護も多くなった。

　世界各国に多数の死者を出したスペイン風邪(インフルエンザ)の流行(1918〈大正7〉年から1919〈大正8〉年にかけ2,000万～4,000万人が死亡したと言われる)を始め、コレラ、腸チフスなどの発生もあって、看護婦の活動の場はさらに拡大した。

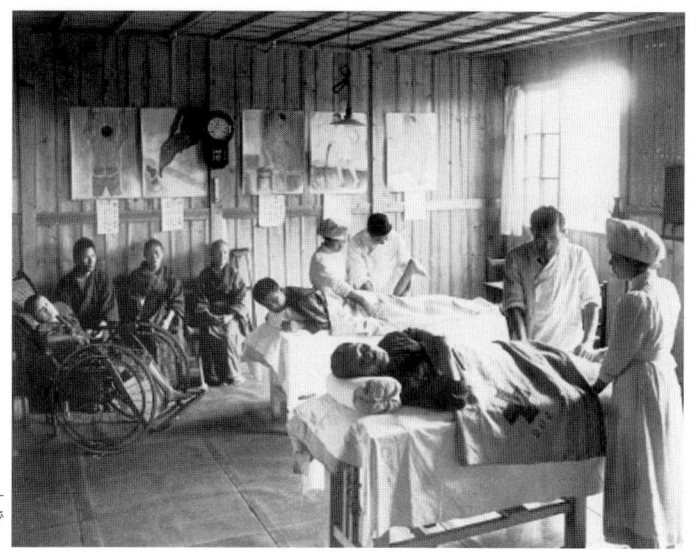

7 1923（大正12）年、関東大震災で日本赤十字社病院に設置された仮病室（整形外科）での治療と看護（日本赤十字看護大学所蔵）

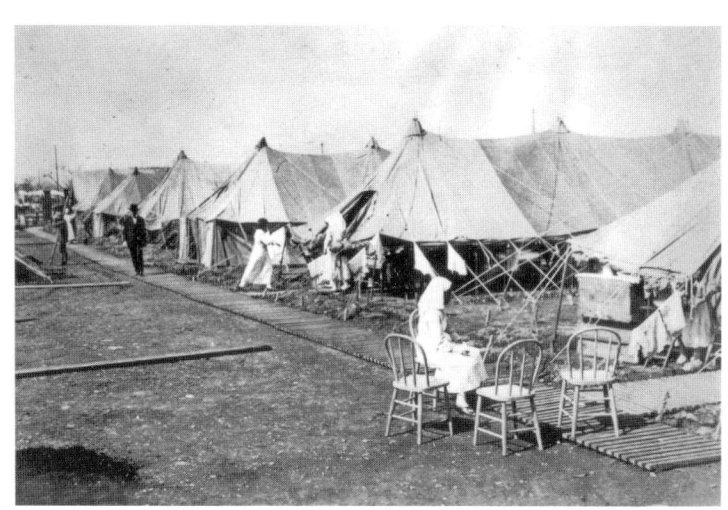

8 聖路加国際病院は9月7日から東京市の救療事業に参加。シスターの姿が見える（東京都復興記念館所蔵）

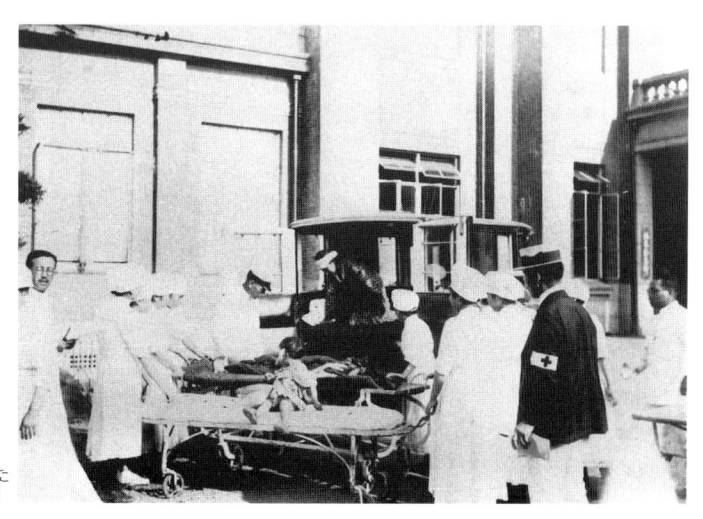

9 関東大震災において救護車で搬送された患者と看護婦（日本赤十字看護大学所蔵）

災害と看護

10-4 昭和前期の災害と看護

1) 北丹後地震と看護

昭和期に入ってすぐの1927(昭和2)年3月7日、京都府北部地方一帯が北丹後地震の被害を受け、3,000名近い犠牲者を出した。日赤京都支部の10箇班および陸海軍病院救護班が出動した。続いて1930(昭和5)年11月26日には、北伊豆地震が発生した。いずれも臨時の病院やテントの救護所が設けられ、派遣された看護婦による住民の救護が実施された。

2) 昭和三陸大津波と看護

明治期の三陸大津波から37年後の1933(昭和8)年3月3日、またもや三陸沖の地震に伴う大津波が発生した。この昭和三陸大津波では約3,000名の犠牲者を出し、前回と同じく交通不便な土地での救護活動は困難を極めた。最大の被害を受けた岩手県田老村では、死亡・行方不明を含む1,000名を超える住民が犠牲となり、残された人々の心の傷は大きかった。

3) 室戸台風と看護

次いで1934(昭和9)年9月21日には、室戸台風が高知県室戸岬に上陸し、大阪から滋賀県琵琶湖方面へ抜け、広範な地域に大きな災害をもたらし、3,000名以上の犠牲者が出た。この台風襲来の様子は、小説『細雪』(谷崎潤一郎著)の中にも描かれている。負傷者は1万5,000名を超え、木造校舎の倒壊が多発して学童の救護も行われた。

さらに日中戦争、太平洋戦争と続く戦時下には、看護婦が戦時救護に動員されていったが、鳥取地震(1943〈昭和18〉年)、東南海地震(1944〈昭和19〉年)、三河地震(1945〈昭和20〉年)などの被害甚大な災害がたびたび発生し、病院勤務の看護婦が負傷者の救護に尽力した。

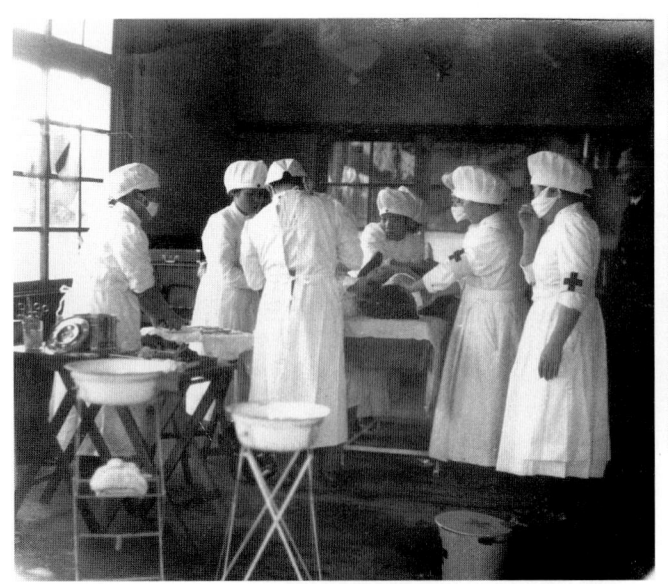

10 1930(昭和5)年、北伊豆地震、救護病院、手術室(日本赤十字看護大学所蔵)

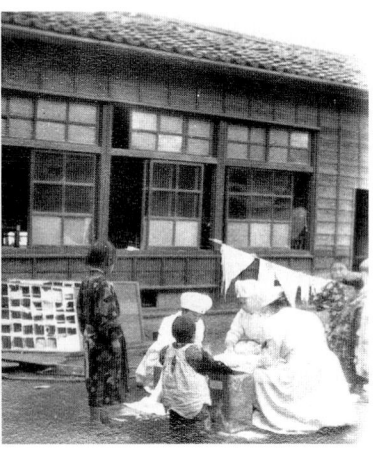

11 1930(昭和5)年、北伊豆地震、救護病院、函南小学校内(日本赤十字看護大学所蔵)

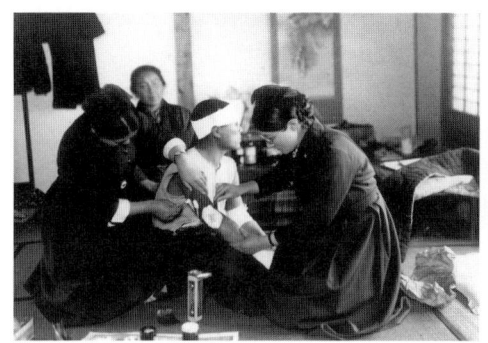

12 1933(昭和8)年、昭和三陸大津波の被災者を往診する看護婦

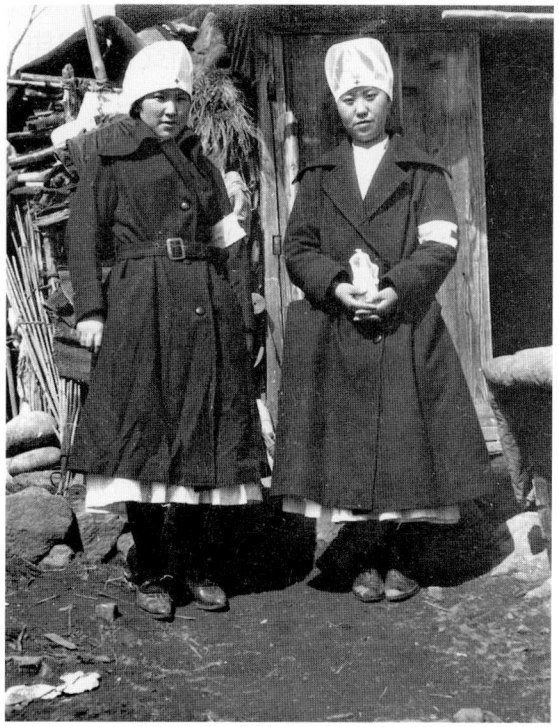

13 1933(昭和8)年、昭和三陸大津波で被災者を往診する看護婦(日本赤十字看護大学所蔵)

　その他にも、大火、風水害、鉱山事故、列車事故などの災害が全国的に発生し、また空襲による各都市の被害も続出した。物資の欠乏する中で、自分の身をも顧みず、患者や被災者の救護に尽くした看護婦が多かった。

　終戦(1945〈昭和20〉年8月15日)直後にも、枕崎台風(1945年9月17日)が西日本を襲い、原子爆弾被災地の広島は重なる被害を受けた。そうした中で、戦後の復興へ向けての看護活動のあゆみが始まった。

> ### Column
>
> **三河地震と看護(1945〈昭和20〉年1月13日)　名古屋赤十字病院看護婦長**
> 　(前略)四日目頃、先発の救護班と交代することになった。昼間見る現地の様子は悲惨なものだった。(中略)朝から晩まで手当てに来る患者さんは、毎日100人以上であった。なかには手術を受ける者、ギブスを当てる者などが多く痛々しく感じられた。資材の乏しい救護所で治療が十分できないのに、患者さんたちは喜んでくださった。しかし破傷風発病の人があっても血清がないなど、看護する者としては辛く心が重かった。
> 　私たちの宿舎は、道をへだてた建物の一室だったが、窓ガラスもなく、風が吹き抜ける寒い部屋だった。(中略)患者さんを収用しているために看護婦は二人一組で隔日の夜勤をした。しかし人手が足りないので、みんな休まず頑張った。(中略)夜勤をしながらカルテを整理して、第一日目からの統計表を作り、患者名簿の索引もできるようにした[4]。　　　　　(出典：日本赤十字社愛知県支部，百年史)

災害と看護

10-5 昭和の戦後復興期の災害と看護

　1945(昭和20)年8月15日、15年間続いた戦争(日中戦争・太平洋戦争)はわが国の敗戦で終わった。1944年末から熾烈になった本土空襲で主な都市は焦土と化し、住まいも食料も欠乏し、環境衛生・健康状態は劣悪な状況にあった。連合軍占領政策の下で産業復興が進み、1951(昭和26)年のサンフランシスコ平和条約締結により独立国家となった後、1960年頃には人々の生活はようやく立ち直りを見せた。

　終戦直後、自然災害は、広島県で2,012名の死者を出した枕崎台風(1945〈昭和20〉年)、利根川・荒川の決壊により関東平野の泥海化と東京都の東半分に大水害を起こしたキャサリン台風(1947〈昭和22〉年)などが起こったが、治山治水、家屋の脆弱性や防災体制の崩壊により被害は大きかった。

　その後もアイオン台風(1948〈昭和23〉年)を始めとして、デラ台風(1949〈昭和24〉年)、キティ台風(1949〈昭和24〉年)、ジェーン台風(1950〈昭和25〉年)、ルース台風(1951〈昭和26〉年)と大型台風の襲来、西日本水害(1953〈昭和28〉年)など、いずれも大災害を引き起こした。

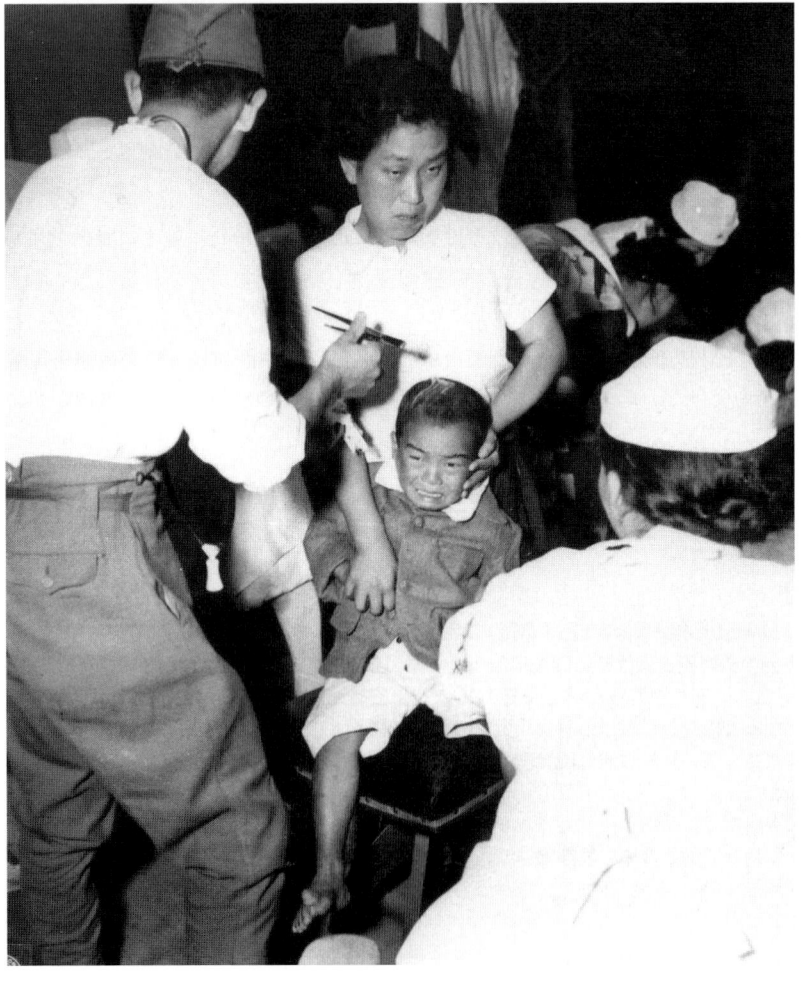

14　1948(昭和23)年6月に福井市を中心に地震が発生した。戦災からようやく復興しつつあった矢先のことである。家屋の天井から物が落ちて頭に裂傷ができたのか、恐怖に引きつった顔の子どもの頭に薬を塗布している(福井新聞社提供)

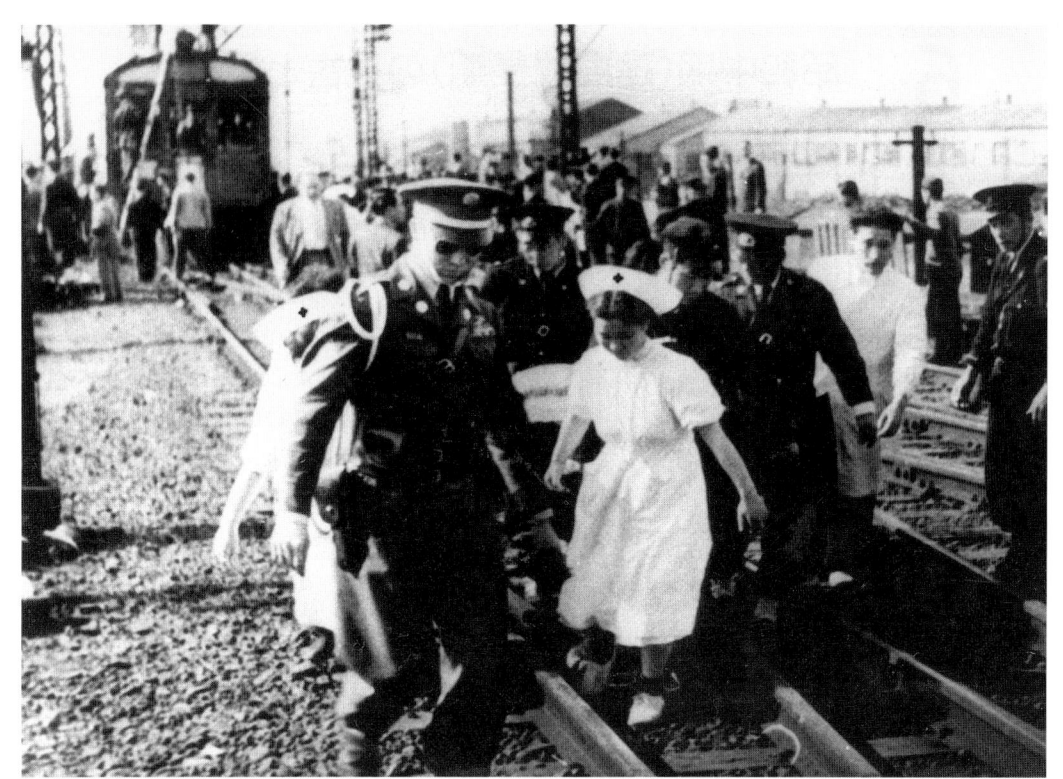

15 1951（昭和26）年、桜木町電車事故、負傷者救助や遺体移送にあたる看護婦。占領下を象徴するようにサングラスをかけたアメリカのMP（憲兵）が写っている（日本赤十字社所蔵）

　その中で1947（昭和22）年「災害救助法」が制定され、全国的に組織化した救護活動を行っていた日赤は災害救護協力団体となった。1951（昭和26）年以降、風水害防災体制は整備されていった。
　その間の災害救護は、大災害以外は地元の警察・消防団員・病院医療者によるものが多く、大災害になると日赤の各府県支部の医療班が派遣された。

1）福井地震と看護
　1948（昭和23）年6月28日、福井平野直下を震源とする地震が起きた（M7.1）。福井市ではほとんどの家屋が全壊し、火災により2,069戸が焼失し、鉄道線路の破壊や堤防の決壊も起きた。被害範囲は限られていたが、戦災からようやく復興しつつあった福井市に壊滅的打撃を与えた。災害救護は、日赤の救護班を始めとして、全国から多くの支援が長期間にわたってなされた。

2）桜木町電車事故と看護
　1951（昭和26）年4月24日、国鉄京浜東北線下り電車が桜木町駅（横浜市）ホームに進入直前、パンタグラフに架線がからまり、最前車は全焼、2両目は半焼する事故が発生した。火炎に包まれた乗客は外に逃げ出そうとしたが、ドアは開かず三段式の狭い窓であったため逃げ場を失って、死者105名、重傷者16名を出した。この時、事故の発生を知った桜木町駅構内赤十字ハウスに詰めていた看護婦は日赤神奈川県支部に急報、支部では救護主任が現場に駆けつけるとともに横浜赤十字社病院に連絡、病院長始め医師4名、看護婦15名が現場に向かい、支部の担架15個を動員して負傷者の救助や死体の運搬にあたり、23名を病院に送った。

10-6 昭和中期（高度成長期）の災害と看護

　日本は、昭和30年代後半には高度経済成長期に入った。産業経済や社会構造、人々の生活様式は急速に変化し、人や物の流通は盛んになった。急速な経済発展は、交通事故の激増、自然環境の破壊や公害を引き起こし、災害発生時における二次被害の発生など、多くの問題が生ずる結果を招いた。
　当時の災害は、青函連絡船・洞爺丸沈没事故を起こした洞爺丸台風（1954〈昭和29〉年）、伊勢湾台風（1959〈昭和34〉年）など、自然災害後に大規模な人為的災害・都市型災害が起こった。また、岩手県雫石町全日空機衝突事故（1971〈昭和46〉年）、群馬県御巣鷹山日航機墜落事故（1985〈昭和60〉年）が起こっている。
　1961（昭和36）年11月、伊勢湾台風での経験を踏まえて災害対策基本法が公布され、日本の災害対策は、災害予防、災害応急対策、災害復旧・復興までの各段階に応じた総合的な内容となった。

1）伊勢湾台風と看護

　1959（昭和34）年9月26日、名古屋市の西を通過した超大型台風で、伊勢湾では台風の通過が満潮時と重なったために観測史上空前の高潮が発生し、烈風と河川の増水が重なって湾岸地域に大災害を引き起こした。死者4,697名、負傷者3万8,921名、被災者162万名に達し、明治以来、最大の災害となった。名古屋第一赤十字病院では職員の3分の1が被災していたにもかかわらず、早速全員の非常招集を行い救護班を編成し時を移さず出勤した。隣接県からも救護班が駆けつけ救護班は延べ1,483班が救護活動を行った。災害対策について定めた災害対策基本法は、この伊勢湾台風を教訓として成立した。

2）新潟地震と看護

　1964（昭和39）年6月16日、新潟県粟島沖を震源地とする地震があり、新潟市では、砂地盤の液状化現象による建物・施設の倒壊が目立ち、また海岸にある石油タンクが火災を発生し長時間燃え続けるなど、近代都市災害となった。地震直後に、新潟大学医学部の職員、学生が協力して救護にあたり、日赤各県支部の救護班が到着するまで治療にあたった。日赤富山県支部救護班は海上保安庁の巡視船で、東京都支部、神奈川県支部救護班は、赤十字飛行隊機で現地に到着した。救護班は延べ116班、60日間の被災者救護を行い、救護の延べ従事者は831名で、取り扱い患者は8,737名であった。

3）岩手県雫石町全日空機墜落事故と看護

　1971（昭和46）年7月30日、盛岡市西方、奥羽山脈上空で全日空機と航空自衛隊機が空中接触し、ともに墜落した。全日空機（乗客・乗務員162名）の遺体が、岩手県雫石妻の神沢中腹を中心に幅2.8km長さ8kmにわたり散乱する惨事になった。事故発生と同時に岩手県は、各病院と盛岡赤十字病院に医療班派遣の要請を行った。県内から参集した医師151名、看護婦215名を始め消防団、自衛隊等、総勢6,346名が夜を徹して作業を継続し、翌日の事故発生時刻には160遺体を収容した。
　約1万mを落下した遺体は、損傷が激しく内臓がなかったり、地面にのめり込む等バラバラであり、30度を超す猛暑の中で腐乱臭を放ち蛆虫が湧いた。看護婦はその遺体を洗浄し、医師の縫合に続いて包帯を巻き納棺し、ドライアイスと生花を入れて合掌した。可能な限り元に近い形にと、一遺体の修復作業に多くの時間をかけ、関係者から称賛された[5]。

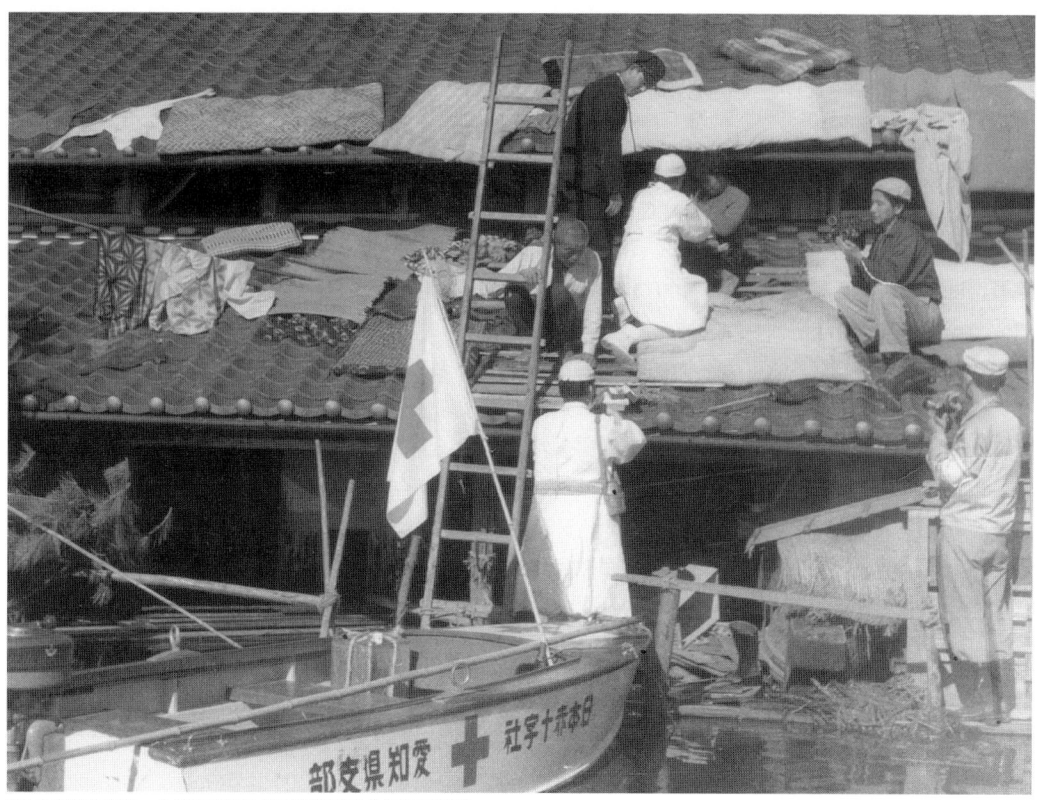

16 中部地方を襲った伊勢湾台風(1959〈昭和34〉年9月26日)
伊勢湾では、台風通過と満潮時が重なり記録的な高潮が発生。また烈風・高波と河川の増水により湾岸地域に大水害を引き起こした。死者・行方不明者は5,098名、負傷者3万9,000名に上り、明治以来最大の被害を出した。この犠牲者の数は1995年1月17日に発生した阪神・淡路大震災まで戦後の自然災害で最多のもの。写真は、船に乗り巡回診療中の名古屋第一赤十字病院の看護婦(日本赤十字社所蔵)

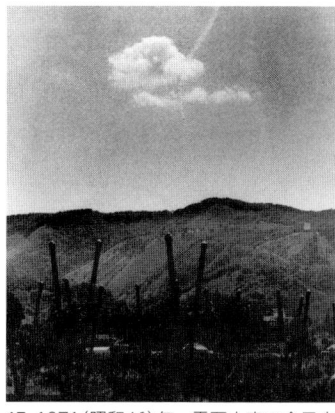

17 1971(昭和46)年、雫石上空で全日空機と自衛隊機の衝突・墜落の瞬間。真逆さまに落ちていく全日空機(岩手日報社提供)

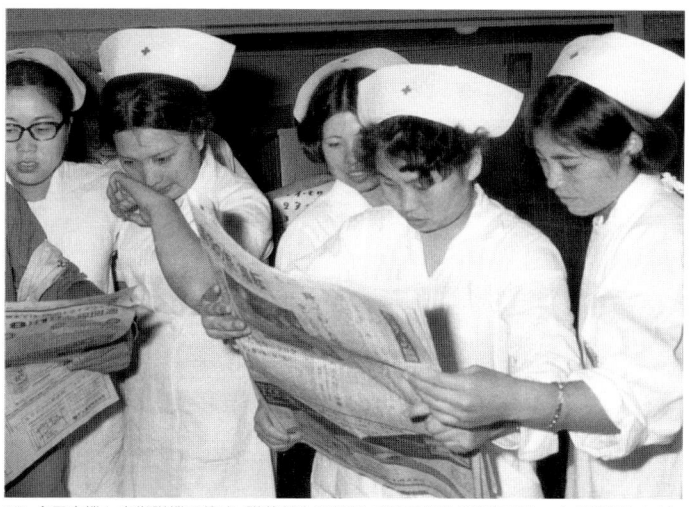

18 全日空機と自衛隊機の衝突・墜落発生の翌朝、徹夜で遺体処理にあたった看護婦たちは、改めて事故の詳細記事を読み、痛ましさに衝撃を受けている(岩手日報社提供)

災害と看護 179

4）群馬県御巣鷹山日航機墜落事故と看護

　1985（昭和60）年8月12日午後6時54分頃、羽田発大阪行き日本航空123便（乗客・乗員524名）が群馬県御巣鷹山の山腹に激突し炎上した。翌日昼頃、奇跡的に4名の生存が確認された。日赤群馬県支部救護班医師と看護師4名が自衛隊のヘリコプターに同乗して生存者を救出した。生存者の精神的ショックは大きかったが、意識は明瞭、全身打撲・骨折であった。520名の遺体は山腹に散らばった部分遺体で、警察・自衛隊・消防団の協力によって、山麓の藤岡市立体育館へ運ばれた。検視・身元確認には群馬県警、群馬県医師会ならびに日赤関東ブロック支部救護班が担った。日赤救護班は8月13日より9月末日まで延べ154箇班が活動した。体育館内のすさまじい暑さと異臭の中での遺体の判別作業は困難を極めたが、看護婦の真摯で献身的な姿は関係者から称賛された。

　この救護で特記することは、日赤救護班の「遺体整復」の工夫である。遺族から体格の大きさを伺い、新聞紙や段ボール、さらし綿布などを用いて、その人らしい形につくり、生前の衣類を着せて納棺した。それは遺族に不幸中ながらも心の救いとして慰めを与えた。一方、活動に参加した看護婦には、数カ月、数年経っても、その時の光景や感情がフラッシュバックし、食欲不振や不眠などの症状を呈する人がいて、「救援者のこころのケア」の必要性が注目されるようになった。

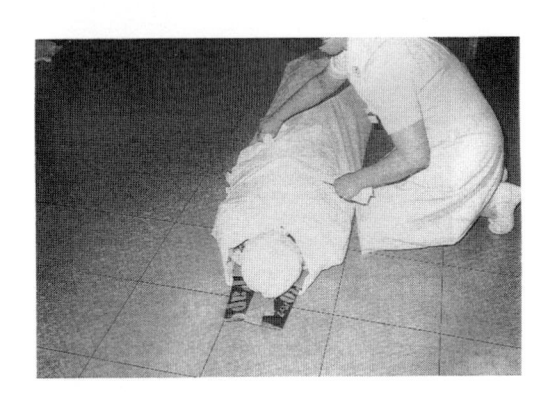

* 縦結びで結びきること

*. 頭部を三角巾の頂点を上にして台とともに首の所で固定する

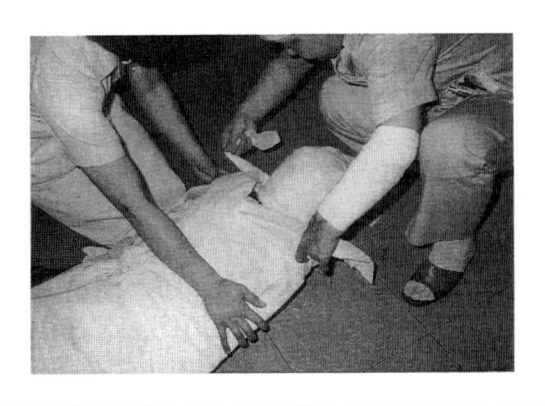

19 日赤救護班の「遺体整復」の工夫。1985（昭和60）年8月12日、群馬県御巣鷹山で日航機墜落事故が発生した。乗客・乗員524名中520名が死亡された遺体は部分遺体となってしまったが、「家族の心を思い、『こんな残酷なご遺体をお渡しするわけにはいかない。何とかできないものか』と考えたのが遺体整復であった」。その際、遺族の方々に、お着せするもの・納棺の際にお入れになりたいもの等を伺い、希望に添うように努力したという。丁重な15工程の遺体整復作成過程を示している（出典：日本赤十字医療センター救護班、金田和子編、救護記録〈昭和60年日航機墜落事故〉）

10-7 平成の災害と看護(その1)

1) 阪神・淡路大震災と看護

　1995(平成7)年1月17日早朝に発生した阪神・淡路大震災は、淡路島を震源とするM7.2の大強震と余震によって、神戸から芦屋、大阪にかけてビル・家屋・工場などを損壊し、道路・交通機関・通信網を破壊、ライフラインを途絶し、2次災害として大火災を発生させた。被災者は約80万人、全壊家屋10万棟以上、重傷者1万683名、死者は6,434名に上った。

　看護職は自らも被災したにもかかわらず、損壊した病院の中で不眠不休で看護を続けた。外来では、殺到する膨大な数の負傷者の治療、DOA(到着時心停止)やクラッシュ・シンドロームなど災害特有の傷病、遺体の対応など、通常では遭遇しない体験をした。

　外部からの組織的な、また個人的なボランティアの応援も目覚ましかった。兵庫県看護協会は全国看護協会員の受け入れをコーディネートし、被災病院の看護力不足をカバーした。国公立病院や大学病院も各組織が連携して医療看護職の応援団を派遣した。日赤は、全国の各府県支部救護班(延べ981班5,957名)を派遣し、臨時救護所を設けて傷病者の手当を行い、体育館などの避難所や自宅を巡回して傷病者のケアを行った。

　各地の小中学校体育館・校庭などの避難所は、ピーク時には31万名の避難者で溢れた。厳冬期のため、集団生活における呼吸器感染症対策、公衆衛生面の管理、食事栄養や清潔維持、不定愁訴的な病気のケアなど、日常的な健康維持への看護の役割が強く認識された経験となった。さらに衝撃を受けた被災者の急性期の心理的反応やその後のPTSDが表面化し、「災害時の心理的ケア」が認識されるきっかけとなった。被災2、3カ月後には仮設住宅が建てられ、4年後には恒久的な復興住宅に移行した。しかし、高齢者や独居者の「孤独死」が社会問題となり、保健婦やボランティアが継続して訪問活動を行い、効果を上げることができた地域もあった。

2) サリン事件と看護

　1995(平成7)年3月20日、宗教団体の行為によって、東京の地下鉄5路線の車両内で同時に猛毒のサリンガスが散布された。乗客や駅員が急性中毒にかかり、死者12名、重軽症者5,500名を出した。その後も、後遺症に苦しむ被害者には、リエゾンナースによる心のケアが続けられている。サリン事件は、NBC(Nuclear:核物質、Biological:生物剤、Chemical:化学剤)災害に分類される。紛争やテロ行為も、社会不安や恐怖を引き起こす人為災害として関心を集めるようになった。

　1999(平成11)年9月30日、茨城県東海村JCOで臨界事故が発生。被曝死亡者は3名であったが、周辺住民の不安に対する心理的援助と医療看護職の放射線事故に関する研修が課題となった。

3) 災害看護学の学問的構築

　阪神・淡路大震災では、全国から駆けつけた約1,000名の看護職ボランティアの取りまとめを兵庫県立看護大学(現兵庫県立大学看護学部)が担当し、「県看護ボランティア調査本部」を設置して、その采配を行った。これにより災害看護の組織化とケア実践者の育成、災害看護の学問的構築が推進された。2008年の看護基礎教育カリキュラム改正で「災害看護論」が統合分野の一端に位置づけられた。

　1995(平成7)年12月に開催された日本看護科学学会で、災害看護に関する特別シンポジウムが開催

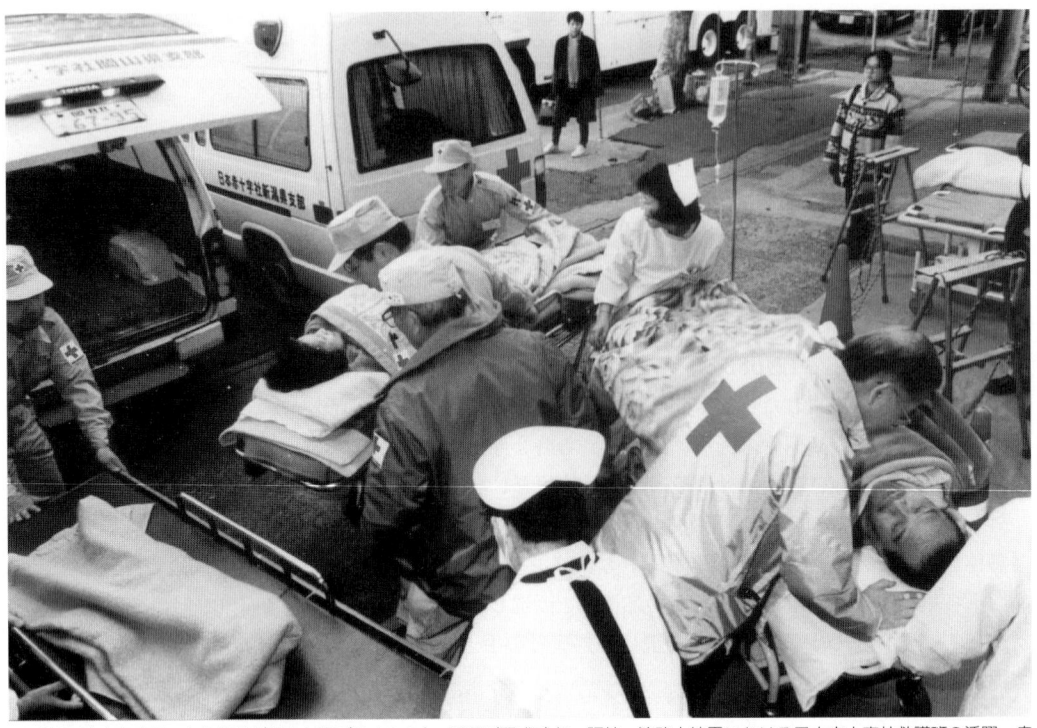

20 「神戸赤十字病院へも負傷者が続々と運び込まれた」、1995(平成7)年、阪神・淡路大地震における日本赤十字社救護班の活躍。病院内に収容しきれないほど負傷者が次々に運ばれた。救急車は全国から動員され、写真の救急車の車体には、日本赤十字社新潟県支部や岡山県支部の文字が読み取れる(日本赤十字社兵庫県支部所蔵)

表1　日本の災害対策における医療の位置づけの変遷

①**1880(明治13)年「備荒儲蓄法」太政官達第31号(明治32年廃止)**
政府が10年間毎年120万円を支出し、うち4分の3を府県の財源として「非常ノ凶荒不慮ノ災害ニ罹リタル窮民ニ」対し、30日以内の食料、小屋掛け料として一戸10円以内、農具・種もみ代は一戸20円以内を供与することを定めた。

②**1899(明治32)年「罹災救助基金法」法律第77号(昭和22年廃止)**
各府県が50万円を最少額とした基金を用意し、「非常災害ニ罹リタル者」に対し、(1)避難所費、(2)食料費、(3)被服費、(4)治療費、(5)埋葬費、(6)小屋掛け費、(7)就業費を原則として現物支給することを定めた。

③**1947(昭和22)年「災害救助法」法律第118号**
1946(昭和21)年の南海大地震を契機に、災害時の応急救助として(1)収容施設の供与、(2)炊き出しその他の食品の供与、(3)被服、寝具その他生活必需品の供与または貸与、(4)医療及び助産、(5)生業に必要な資金、機具または資料の給与または貸与、(6)学用品の給与、(7)埋葬、(8)前各号に規定するものの他、命令で定めるものを原則として現物支給することを定めた。

④**1961(昭和36)年「災害対策基本法」法律223号**
1959(昭和34)年の伊勢湾台風を契機に、災害予防や復旧を含めた総合的な一般法として成立。阪神・淡路大震災を契機に国は1997(平成9)年、災害拠点病院の設置を開始、2006(平成18)年には避けられた死を回避するための災害派遣医療チームを発足させた。

され、1998(平成10)年12月に日本災害看護学会が設立された。兵庫県立大学は、2007(平成19)年にWHO災害と健康危機管理に関する看護協力センター(WHO Collaboration Center for Nursing Disasters and Health Emergency Management)の認証を受けている。

10-8 平成の災害と看護(その2)

1) 新潟県中越地震と看護

　2004(平成16)年10月20日、新潟県川口町を震源(M6.8)とし、小千谷市、長岡市、六日町などで死者67名、受傷者4,000名以上となる大きな被害をもたらした。阪神・淡路大震災の都市型災害と違い、山間地・高齢化・過疎化・通信の途絶による問題が生じたが、集団避難によりコミュニティの崩壊を防ぐなど、それまでの教訓が活かされた。健康管理では、車中泊による「エコノミークラス症候群(深部静脈血栓症／肺塞栓症)」の死者が出たため、健康指導や「こころのケア」が行われた。

2) 福岡県西方沖地震と看護

　2005(平成17)年3月20日、福岡市沖北西10kmを震源とする活断層ずれによる地震(M7.0)が発生した。過去に地震がない地域にも発生するという経験をした。

　死亡者は1名であったが、古い建築ビルのガラス窓破損による軽傷者が多数出た。震源地の玄界島は壊滅状態となり、全島民約900名が福岡市内の体育館に避難、1カ月後、仮設住宅へ移り、3年後、玄界島に復興住宅が完成し、全島民が帰島した。看護職は体育館の他、福岡市内の公民館の避難者の健康管理と地域巡回を行った。

3) 新潟県中越沖地震と看護

　2007(平成19)年7月16日、震源は柏崎沖で、大陸型プレート逆断層ずれの地震(M6.8)が発生した。新潟県柏崎市を中心に、長岡市・上越市・小千谷市・出雲崎町などに被害が出た。死者11名、負傷者2,000名、家屋損壊4,000棟の被害が出た。柏崎刈羽原子力発電所では直接の被害はなかったが、放射線漏れの不安を惹起した。また、正確な情報伝達のあり方も問題になった。

　日本看護協会は、「災害時支援ネットワークシステム」を稼働させ、25都道府県看護協会から「災害支援ナース」307名が登録、7月20日から8月11日まで延べ719名を派遣。避難所21カ所、総合病院、保健所へ派遣し、健康管理を行った。

4) 岩手・宮城内陸地震と看護

　2008(平成20)年6月14日、岩手・宮城県境の山間地で死者・行方不明22名を出した逆断層型地震。山間部の山崩れ・道路遮断による集落の孤立、梅雨時のため「堰止め湖」氾濫の危険の恐怖をもたらした。

　この地震の直前の5月初めには、ミャンマーでサイクロンによる洪水、中国では四川大地震、フィリピンでも台風6号災害が発生し、世界的な異常気象、食糧や環境衛生の悪化、貧困など、災害とも関連するグローバルな課題として、国際的にも関心が高まっている。

5) 災害急性期における災害医療の体制づくり

　災害急性期の看護は、従来、日赤の救護班が中心に活動してきたが、阪神・淡路大震災以後の経験ならびに今後の大規模災害を想定して、2005(平成17)年から、災害拠点病院(平成20年度末現在579カ所)や救命救急センターを中心に「災害派遣医療チーム(DMAT：Disaster Medical Assistance

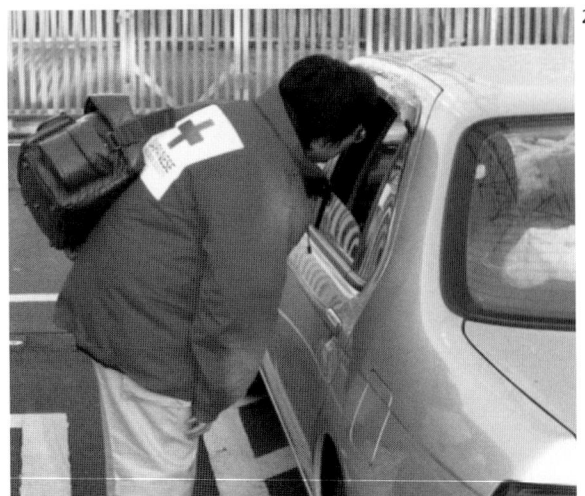

21 2007(平成19)年、新潟県中越沖地震で車中泊する被災者・避難民に声をかける巡回診療の日赤救護班の「こころのケア班」の看護師。狭い車で寝泊りすることにより「エコノミー症候群」が発生した(日本赤十字社所蔵)

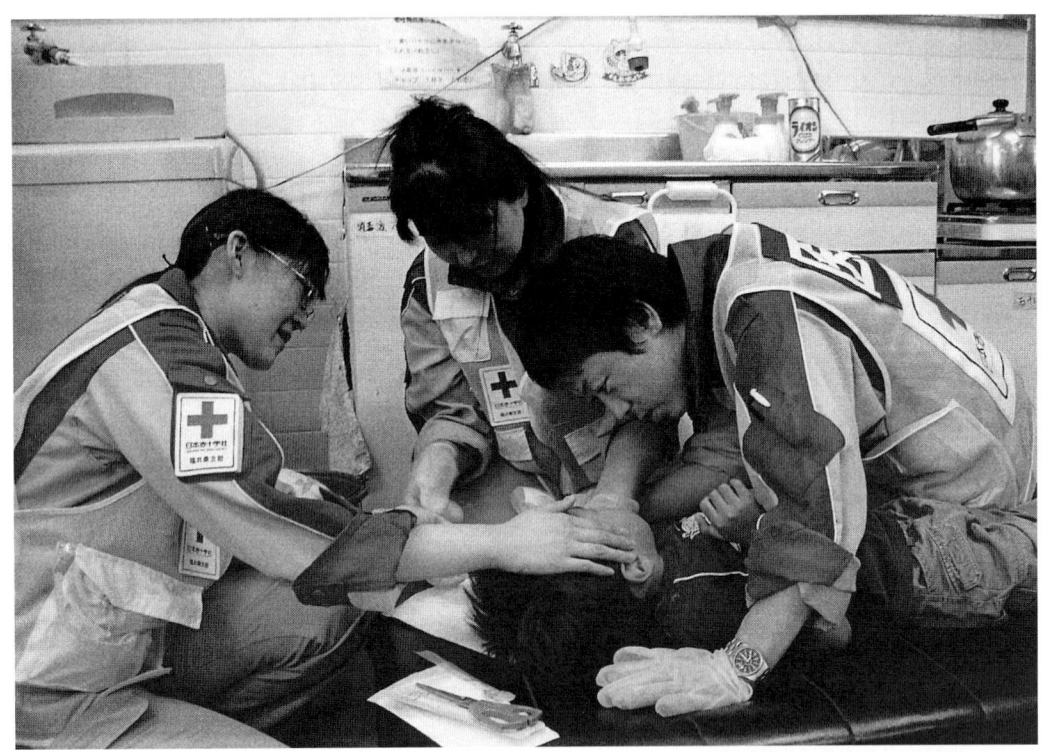

22 2007(平成19)年、新潟県中越沖地震の避難所・救護所の様子。比角小学校避難所にて救護処置をする(日本赤十字社所蔵)

Team」が整備されるようになった。DMATの隊員は、医師・看護師で構成され、国立病院機構災害医療センターにおいて養成を行っており、2006(平成18)年末現在で、約110チーム、550名の隊員が誕生した。

　これからは災害の規模の大小を問わず、地域の医療機関の看護職はDMATの役割を認識し、責務を果たしていかなければならない。

10-9 平成の災害と看護（その3）―東日本大震災

1）東日本大震災の発生

　2011年3月11日、宮城県牡鹿半島沖を震源とする海溝プレート型地震(M9.0)が発生した。首都圏を含む東日本は、最高震度7の地震に見舞われ、さらに約30分後より北海道から千葉県に至る太平洋沿岸のリアス式海岸や平野を最高波34mの大津波が襲った。津波により多くの人命が奪われ、建造物・交通機関、農漁業等の生産手段などは壊滅的に破壊され、生活基盤は甚大な被害を受けた。首都圏では交通機関のマヒによる膨大な帰宅困難者が出た。その上、地震と津波の衝撃により東京電力福島第一原子力発電所の破壊・爆発が起こり、大量の放射性物質が放出された結果、人々は放射線被曝の危険に脅かされた。直後には、半径30km圏内の住民は強制的に避難させられ、長期にわたって故郷を離れざるを得ない事態となった。

　犠牲者は発生から2年を経過した時点で、死者1万5,882名、行方不明者2,668名、避難者31万5,196名を数える（2013年3月11日警察庁調べ）。

　震災直後、2011年3月12日の政令により、激甚災害、特定非常災害に指定され、岩手・宮城・福島・青森・茨城・栃木・千葉県ならびに東京都には災害救助法が適用された。同年6月24日には東日本大震災復興基本法が制定され、同法に基づいて復興庁が設置され、現在と将来の国民の生活基盤の安定、経済社会の実現に向けた施策がとられている。

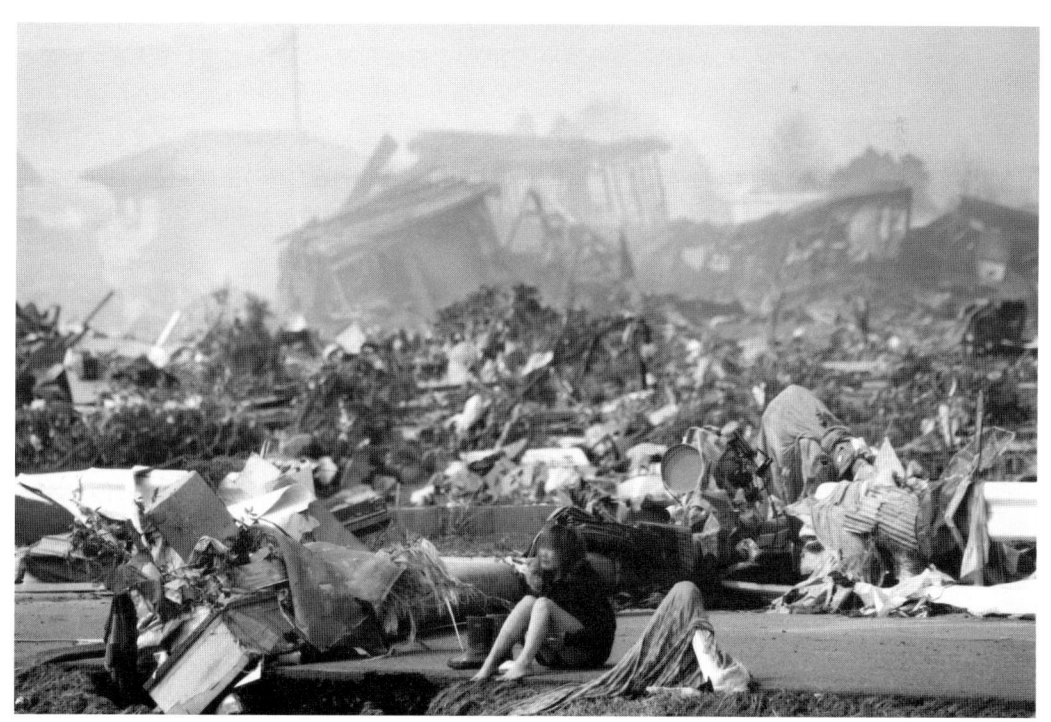

23　津波発生の翌日・宮城県名取市閖上地区の光景（朝日新聞社提供）

災害と看護　185

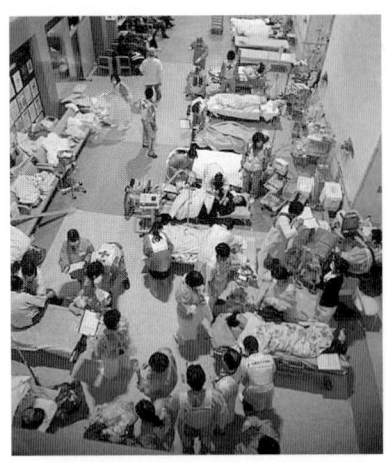

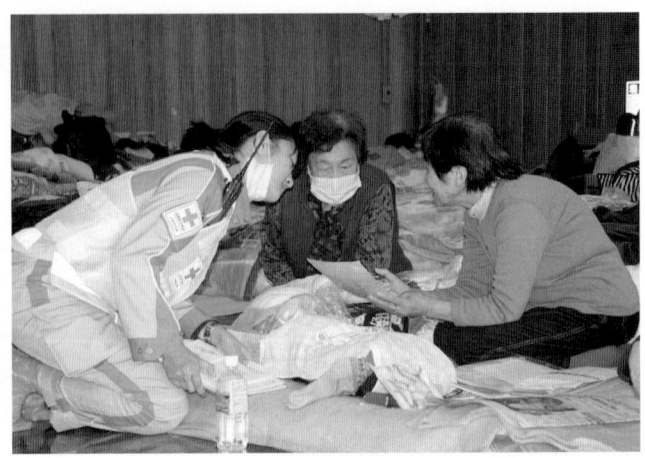

24 災害拠点病院：宮城県・石巻赤十字病院の様子　25 心のケア：岩手県山田町の避難所にて（日本赤十字看護大学所蔵）

2）医療ニーズ・健康問題

　犠牲者の死亡は、60歳代以上の高齢者が6割を占め、仕事で車内に閉じ込められた男性の死亡も多かった。死亡原因は92.4％が津波による溺死で、海水・汚水を飲んで肺炎を起こした例もあったが、圧死や外傷は少なかった。ライフラインが途絶した高齢者施設内で救出を待つ間や他施設への移動の間に低体温症、脱水症に陥って死亡し、災害関連死と認定された。災害関連死とは、地震や津波による直接的な死亡ではなく、避難所生活に伴う体調悪化などの間接的な原因による死亡で、福島県1,337名、宮城県848名、岩手県362名で合計2,547名であった（2013年2月7日復興庁調べ）。

　初期に避難所に入った人は30万人以上であったが、ライフラインの途絶や、季節的にも東北地方はまだ寒く、インフルエンザの蔓延、高齢者の生活不活発化、慢性疾患の悪化、避難生活の長期化や生活・経済基盤の喪失などがもたらす精神的ショックやPTSD等の健康問題が以前にも増して大きな課題となった。現地の医療機関の多くは被災・損壊し、大勢の患者が押し寄せた病院は機能不全に陥り、重症患者をヘリコプター等で後方の医療機関へ移送した。福島第一原発事故の後には、子どもたちの残留放射線被曝の恐れから子どもの運動不足や栄養問題、県内/外への移転に伴う家族・学校生活の変化がもたらす心理的問題など、将来の成長や健康不安に関わる長期的な問題が大きくなっている。

3）医療・看護職の活動

　厚生労働省は、被災地へ保健チーム（保健師、公衆衛生医師、管理栄養士を含む145名）を派遣するとともに、日本DMATに派遣を要請した。日本DMATは発生直後から3月22日までに340チーム、約1,500名を岩手・宮城・福島・茨城県に派遣した。その他、日本医師会、日本歯科医師会、日本薬剤師会、日本臨床心理士会など多くの医学系学会や団体が支援活動を行った。

　日赤は、発災1時間後にはdERU（国内緊急救護ユニット）を持つ医療救護5箇班を急送、9月末までに全国の赤十字病院から被災地へ896班を派遣した。福島第一原発事故による一時帰宅者に対しても5月から翌2012年3月までに警戒区域外に中継基地を設け87班（620人）を派遣、住民の健康チェックや診療活動を行った。また、岩手・宮城・福島県に「こころのケア要員」計718名を派遣、住民1万4,309名の「こころのケア」に携わった。

　日本看護協会は、発災当日に「東日本大震災災害対策本部」を設置し、災害支援ナースネットワーク・システムを稼働させた。3月21日より全国の災害支援ナース938名（5月17日まで延べ3,770名）が、岩

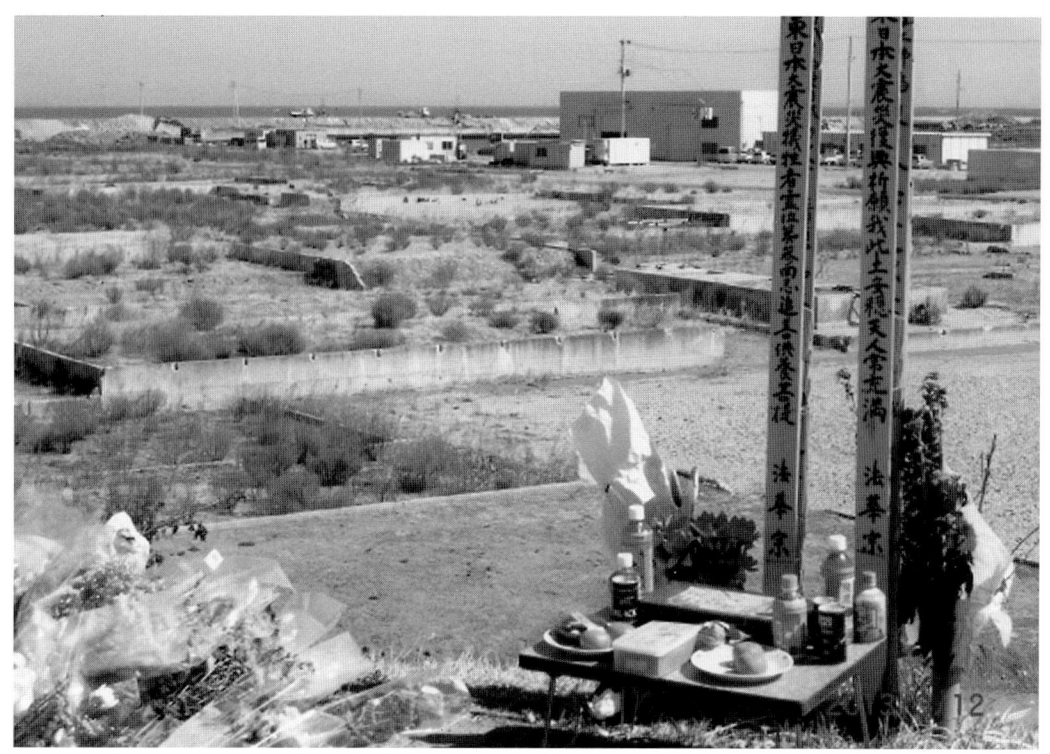

26　2013年3月12日の宮城県名取市閖上地区の光景（震災2年目の慰霊の丘と荒れたままの住居跡）

手・宮城・福島県の病院・避難所などへ赴き、被災者の健康管理、被災した看護職の業務負担軽減などの支援を行った。宮城県看護協会には「救急看護認定看護師」教育課程の教員が常駐して被災地巡回、支援ニーズの情報収集、避難所などへの看護師配置のコーディネートを行い、継続的な看護ができるように支援した。発災後1カ月過ぎからは、ケアが必要な要介護者・障害者を福祉避難所に統合するなど、緊急支援から日常化に向けた援助を行った。

日本災害看護学会は、発災翌日には先遣隊を派遣し、福島・宮城県の看護協会と連携して、看護職のニード調査や継続的支援調整を行った。次いで「東日本大震災プロジェクト」を組織して、被災地の仮設住宅における高齢者の健康相談会や交流支援、看護職を対象にした「語りの場」等を開催するとともに、同時に被災地域の健康情報の蓄積と健康問題の明確化を促進している。

4）東日本大震災の今後に残された課題

発生から3年余、被災地の経済や生活の復興には、地域格差が大きい。復興住宅の建設ができず、仮設住宅に住まざるを得ない高齢者も多く、在宅訪問看護や地域住民のニードに対応した援助がますます重要になっている。一方、被災地で働く看護職の人員不足が起こり、地域住民の健康管理や医療活動を阻んでいる。看護職が働きやすい環境づくりをすることが重要で、そのためには全国的・長期的に日本看護協会と各県看護協会、NPO看護職や日本災害看護学会、看護教育機関等が連携し合うことが必要であろう。

さらに、福島第一原発事故による放射線被曝の健康障害への長期的観察・情報の集積をしていくこと、ならびに帰還困難住民、離散した家族の健康管理には注目する必要がある。ことに、故郷を離れた子どもを受け入れている地域・県の医療・福祉・教育に当たる人たちの役割課題でもある。

10 災害看護の国際化

1）災害時の国際救援における看護職の活動

　中近東から東南アジア諸国は、ユーラシア大陸南縁のプレート型地震の好発地域であり、かつ亜熱帯モンスーン帯はサイクロン（台風）が発生しやすく、洪水も多発する。近年の主な災害は、1999年トルコ地震、台湾地震、2001年インド南西部地震、チベット北部地震（M8.1）、2002年アフガニスタン北部地震（M7.4）、2003年イラン南東部地震、2004年スマトラ島沖地震（M9.1）・インド洋大津波、2006年ジャワ島中部地震（M7.2）、2006年パキスタン北部地震、2008年中国・四川大地震（M8）等であり、以後、各国で毎年大きな地震が起こっている。

　特に、2004年12月26日のスマトラ島沖地震と同時発生のインド洋大津波は、インドネシア、スリランカ、インド、マレーシア、タイのインド洋沿岸9カ国を襲い、死者・行方不明者は31万人以上に上り、世界中を瞠目させた。日本からは国際緊急援助隊JMTDR、日赤、あるいは人道的医療援助団体HuMAなどに所属する看護職が救援に赴いた。

　しかし、経済的・社会的開発途上にあるアジア諸国の防災体制は脆弱であり、自然災害後の感染症の蔓延や貧困を増大させる誘因となっている。スマトラ島沖地震・インド洋大津波後には、日本の看護教員がインドネシアに赴き、通常の保健衛生や防災教育の向上に資するための看護教育者の指導・支援を展開するようになった。

2）国際的な災害看護学の発展

　グローバル化した現代では、HIV/エイズ感染や2003年に発生したSARS（新型ウィルス性肺炎）、新型インフルエンザなどの流行は国境を越えた健康危機を招いている。2006（平成18）年に重慶において、中華護理学会と日本看護協会は合同学会を開催したが、SARSに直面し困難を克服した中国の看護活動

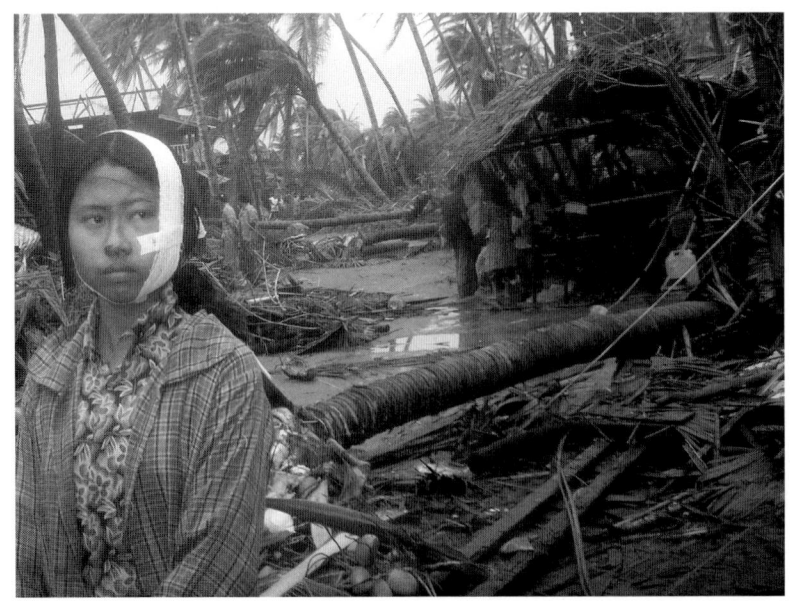

27　2004年スマトラ島沖地震・インド洋大津波で被災したタイ国の少女（日本赤十字社所蔵）

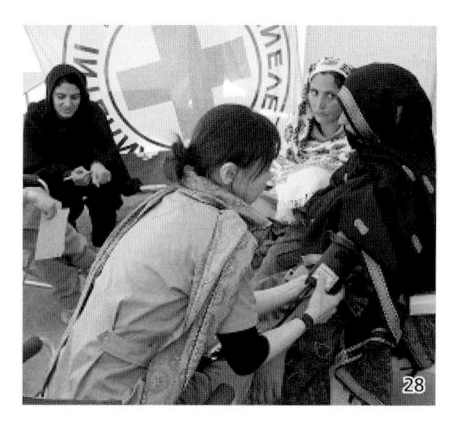

28 パキスタン北部地震で国際赤十字・赤新月社連盟より派遣された日赤助産師の母性保健活動

29（右） 2006（平成18）年、ジャワ島中部地震の被災者へ服薬指導をする看護師。机上にある"虫取り棒"が熱帯地方を思わせる（日本赤十字社所蔵）

30 2013（平成25）年8月28日、フィリピン・オーロラ州の台風・水害救援活動。経口補水液のつくり方をデモンストレーションする津田看護師（日本赤十字社所蔵）

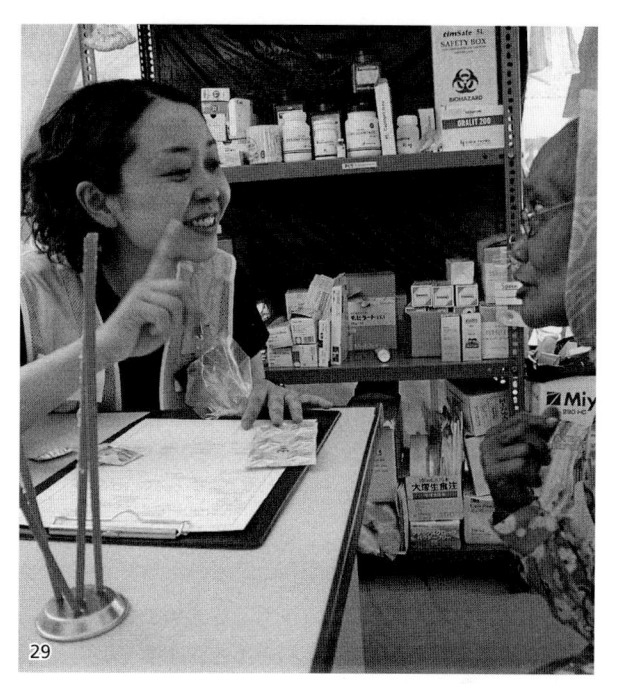

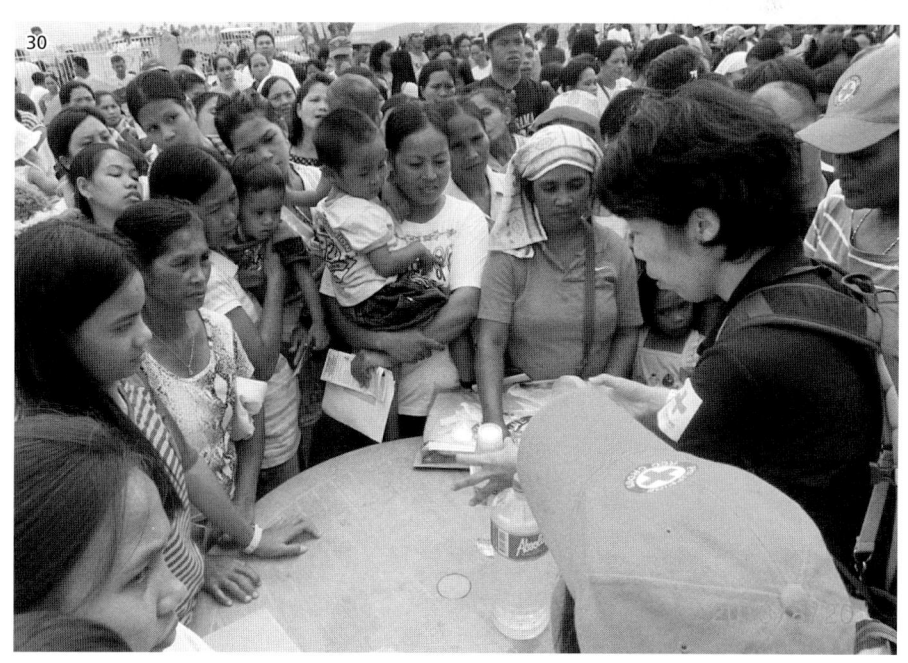

が報告された。

　その後、2007（平成19）年には、横浜で国際看護師協会（ICN）の学術大会が、「Nurses at the Forefront：Dealing with the Unexpected」をテーマとして開催され、世界の看護職が集った。

　2008（平成20）年1月には、災害看護に特化した世界災害看護学会（World Society of Disaster Nursing：WSDN）が神戸で設立され、2010（平成22）年に第1回学術集会（南裕子会長）が開催された。第2回は2012年8月23、24日にイギリス・ウェールズで開かれ25カ国200名の参加があった。

11 災害看護のいまとこれから

　阪神・淡路大震災とその後も相次ぐ地震や洪水、大規模交通事故などの救護経験から、2009(平成21)年度より看護基礎教育カリキュラムの中に、統合科目として「災害看護」が導入された。ところが、災害看護教育が十分に浸透しないうちに東日本大震災が発生した。地球規模で見れば経済・政治情勢がもたらす健康破壊など、国内外のどの地域にも災害は広範囲に生じている。人々の生命と自然環境や生活の破壊と喪失をもたらす災害は、健康問題の多様性と看護の場と時間の拡張、社会的な問題を生み出しており、看護の果たすべき責務と役割を、再び深く考えるべき課題を我々に突きつけている。

1) 災害看護の役割の拡大と深化

　災害時の看護は、生命の危機や受傷者に対する急性期の救急・外科的対応だけではなく、生活の破綻がもたらす健康障害の悪化予防や、中長期にわたる健康維持を目指した看護が求められる。災害看護の場は、救護所・避難所・在宅、さまざまな医療・福祉施設に広がっている。傷病者、子ども・妊産婦・高齢者・障がい者など要援護者の人権を尊重した援助が、時間と場を連続して実現されなければならない。そのためにも、看護職は専門的分担に留まらず、「繋ぎ目が見えない援助"Seamless Care"」を進めていきたい。

　そこから看護職には、基礎教育から卒後においても、「人間の命・健康・生活」に視座を定めたアセスメント能力と、災害によって生起する年齢・性別を問わない総合的な健康問題を解決する実践能力を養い、たゆまない修練が求められる。「統合科目としての災害看護」は、災害に特化した内容だけではなく、"統合された人"を対象にした実践に向かう看護の学びなのである。

2) 科学の力と防災・減災の知恵を生活の中に生かす

　繰り返される災害は、先人の教訓を生み、科学の発展によって発生メカニズムが解明されてきた。近い将来に南海トラフ大地震の発生も予想されている。効率・利便性を追求する工業化社会の発展、原子力発電所事故やNBC(核・生物・化学物質)災害、異常気象の要因としての地球温暖化など、災害発生に関する多くの情報が身近に存在している。個人レベルでも社会レベルでも、生活のあり方を見直し、防災・減災の知恵を身につけ実行するように努力することが今我々に求められている。

3) 「災害時こころのケア」からの学び

　さまざまな困難な事態に直面した人に寄り添い、傾聴という技を生かした「災害時こころのケア」と称する心理的援助が重要であることは言うまでもない。それは災害の衝撃から立ち直り、再生して生きていく力を自らもてるような働きかけである。それはまた、援助者(看護者)自身の精神的あり様(Spiritual Health)の反映に他ならない。看護者には、災害時だけでなく日常的にも心理的援助(Spiritual Care)が自然に、自発的に実践し、対象の人との信頼関係を形成する人間性を持つこと、および後進の育成が期待される。

　東日本大震災からの復興再生にはまだまだ長い道のりが続くだろう。「2011.3.11」を忘れることなく、体験からの学びと残された課題を土台に、常に人々の命を護り、健康に生きることを支える看護の責務を果たしていきたい。

11 戦争と看護

執筆担当：吉川龍子／鈴木紀子

11

1 戦傷病者の救護のために

　19世紀後半の明治期初めから、20世紀半ばの第二次世界大戦終結までの78年間に、日本は内戦を含めて数回の戦争を体験してきた。戦後の日本国憲法により戦争放棄を明示して以来、国民が戦争のために召集される義務はなくなり、かつての戦時体験者は減少しつつある。それとともに戦争を知らない世代が増加しているが、戦時中に戦いで傷ついた兵士の命を守るために活動した多くの看護婦や、住民の健康や母子の安全を守るために尽力した保健婦、助産婦が多数いたことは、近代看護史の上で忘れられない出来事であった。

　明治期の初めの西南戦争(内戦)では、男性の看病人・看病夫が戦傷者の救護に従事したが、西欧諸国の見聞により、女性による看護業務の必要性が論じられるようになり、日清戦争では初めて看護婦が救護活動に参加した。その結果、女性の特性を活かした看護の実績が認められ、日露戦争からは戦時救護に加わる看護婦の数が増加していった。

　明治期の看護婦派遣は国内の軍病院と病院船であったが、大正期からは国外への派遣が始まり、第一次世界大戦ではヨーロッパへまで行くようになって、日本の看護婦の動作や技能が注目された。さらに昭和期になると、中国大陸への派遣が増加し、太平洋戦争の勃発とともに東南アジア一帯にまで及ぶようになった。戦争の激化に伴い、殉職者も増えていった。

　戦争を推進したのは職業軍人であり、動員された多数の兵士たちは、一般国民の中から強制的に召集された人たちであって、戦場の傷病者は戦争の犠牲者であった。この傷ついた人たちを救うために活動したのが、赤十字救護看護婦と陸海軍従軍看護婦であった。それは、傷ついて武器を捨てた者は一人の人間であり、その苦痛を救うのに差別はない、という博愛精神に基づくものであって、当時の国民が抱いていた「国のために」という時代の流れによるものであった。

　召集された看護婦の中には、十代の若い世代や、乳幼児のいる既婚者などもいて、出発前に別れの乳を与えて派遣先へ旅立った人もいた。だが、兵士の召集令状のように絶対的な強制ではなく、家庭の事情により免除される場合もあった。太平洋戦争末期には、救護班のほぼ全員が殉職した例もあり、それは外地だけではなく内地の場合も同様であった。大都市は空襲により焦土と化し、物資や食料が不足した中で、看護職は国民の生命を守るために必死で働いた。

　多数の国民の生命を奪った戦争の結果、日本は敗戦国となり、平和条約の発効までの数年間の国内は被占領下となって、連合国軍最高司令官総司令部(General Headquarters Supreme Commander for the Allied Powers：GHQ/SCAP；以下、GHQ)の指導の下に看護改革が行われた。外地へ派遣された看護婦は帰国して新たな看護体制の中で出発していった。しかし内戦下の中国では、現地の解放軍の看護婦として働き、大幅に帰国が遅れた人たちもいた。

　戦時中は「白衣の天使」と呼ばれ、身の危険も顧みず救護に明け暮れた看護婦の手記が、戦時下から戦後にかけて多数出版されている。

　新憲法により日本は軍隊を放棄し、再び戦争犠牲者を出す危惧は遠のいた。しかし第二次世界大戦後も、世界各地では内戦・紛争・暴動などの争いが絶えない。戦場の傷病者を敵味方の別なく救護するために19世紀に結ばれたジュネーブ条約(国際人道法)は、戦後改正されて、国内紛争の一般住民の救護にまで拡大された。同条約に基づいて、戦後は日本からも他国の紛争の際に生じる難民の救護に赴くようになり、看護職の国際人道支援活動が行われている。

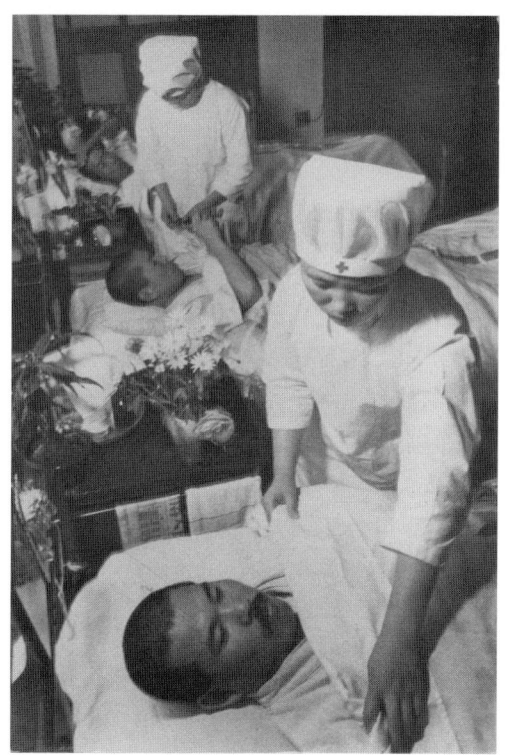

1 戦時救護活動中の昭和前期の看護婦
 (日本赤十字看護大学所蔵)

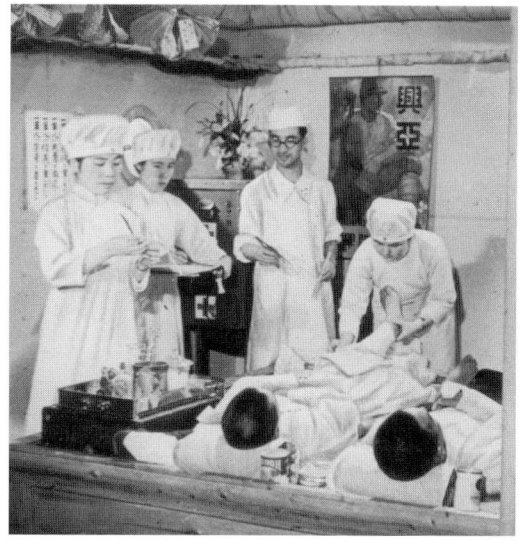

2 1に同じ

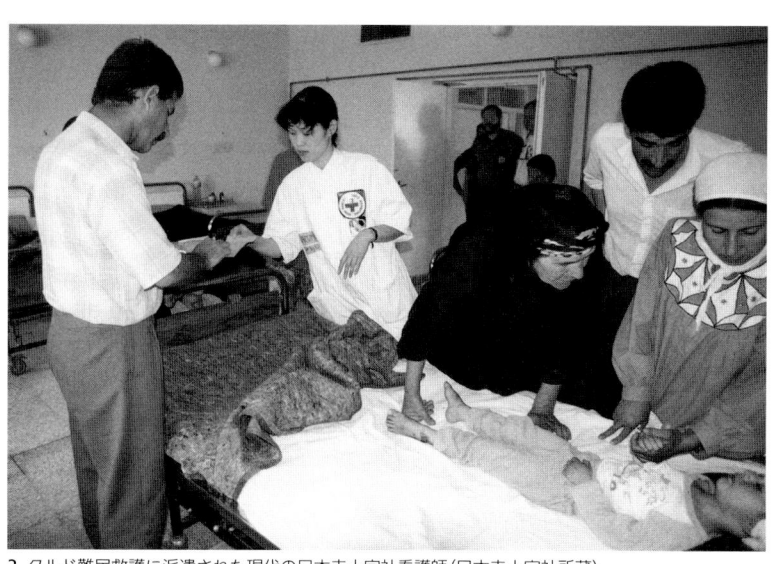

3 クルド難民救護に派遣された現代の日本赤十字社看護師(日本赤十字社所蔵)

2 明治・大正期の戦争と看護

　明治新政府の発足以来、近代国家への道を歩み始めた日本は、19世紀末から20世紀初めにかけて外国との戦争を経験した。看護婦が戦時救護に派遣されたのは、日清戦争が最初である。

1) 日清戦争と看護
　1894(明治27)年8月1日に清国との戦争が開始した直後、日本赤十字社から看護婦を主体とする救護班が広島陸軍病院へ派遣された。赤十字看護婦の養成は、赤十字国際会議の決議と、外国の救護事業にならって開始したものであり、戦時救護は軍衛生部を幇助するためであった。その後も、看護婦の派遣は各地の軍病院へ拡大し、東京慈恵医院や京都看病婦学校卒業生なども加わって、戦場から内地に移送された傷病者の看護に従事した。この戦いでは、銃弾などによる負傷者よりも、伝染病や脚気などの多発による戦病者のほうが多く、救護中に感染し殉職した看護婦が4名いた。国籍の別なく戦争の犠牲者の生命を救うというジュネーブ条約(戦時国際法)の趣旨に沿って、日本に移送された清国の傷病者の看護も行われた。

2) 北清事変と看護
　1900(明治33)年に起きた北清事変では、看護婦も病院船に乗り組んで、外地から移送する戦傷病者の船内看護を担当した。この事変には各国連合軍が参戦したため、フランス人を始め外国人の患者も移送されて、初の国際救援となった。外国人患者の看護のため、外国語を習って意思の疎通を円滑にする看護婦もいた。

3) 日露戦争と看護
　20世紀初頭の1904(明治37)年に勃発した日露戦争では、中国東北部(旧満州)で激戦がたびたび行われ、両軍に多数の死者が出た。そのため赤十字看護婦の派遣と活動の場がさらに拡大し、激務のため39名が殉職した。日露戦争の際にも、東京慈恵病院から臨時救護看護班が派遣された。呉海軍病院勤務の看護婦は、広島の地震の負傷者をも看護した。
　その間にはアメリカ人医師マギー夫人と看護婦の一行が救護のために来日し、日本の看護婦とともに病院勤務や病院船勤務を体験し、日米看護婦の交流が行われた。

4) 第一次世界大戦と看護
　世界の主要国が参戦した第一次世界大戦(1914〈大正3〉年～1918〈大正7〉年)には、日本も日英同盟のよしみで連合国側に加わり参戦した。中国大陸の青島(チンタオ)(ドイツ租借地)でドイツ軍と戦ったため、赤十字救護看護婦も初めて国外の青島仮設病院へ派遣され、ドイツ人傷病者をも看護した。
　さらに、イギリス・フランス・ロシアの各赤十字社の要請で、政府の閣議決定の下に看護婦組織の救護班が三国へ派遣された。日本の看護婦の動作や熟練した包帯法が関心を集めたという。
　大戦末期のシベリア出兵(1918〈大正7〉年～1922〈大正11〉年)の際も看護婦派遣があり、酷寒の地での救護が続き、2名の殉職者が出た。聖路加国際病院からも医師、看護婦の救護班がシベリアへ派遣され、野戦病院を開設した。

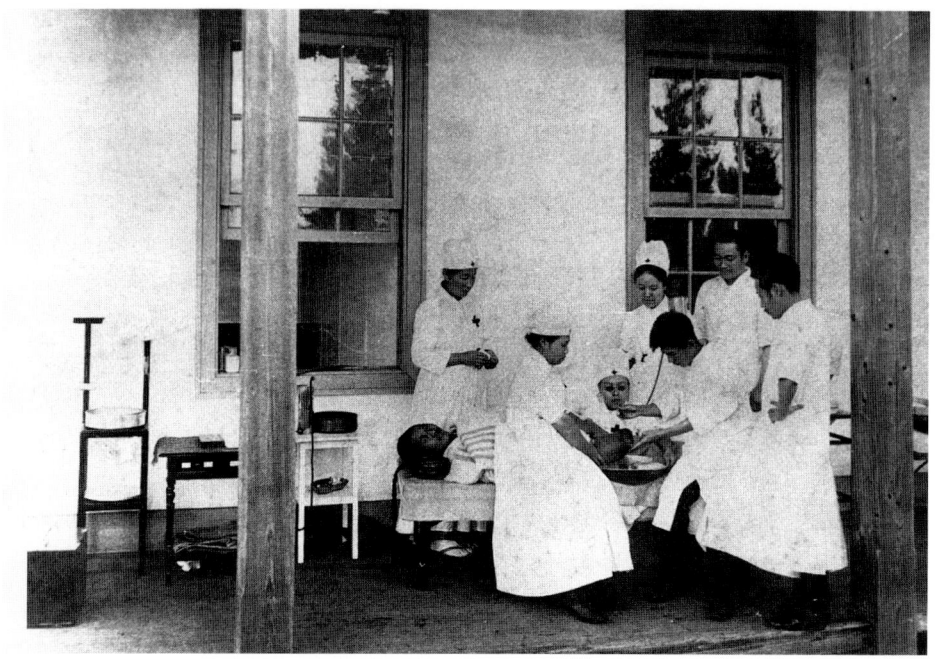

4 日清戦争：日本赤十字社病院内で清国人負傷者を救護する看護婦と看護婦生徒たち（日本赤十字看護大学所蔵）

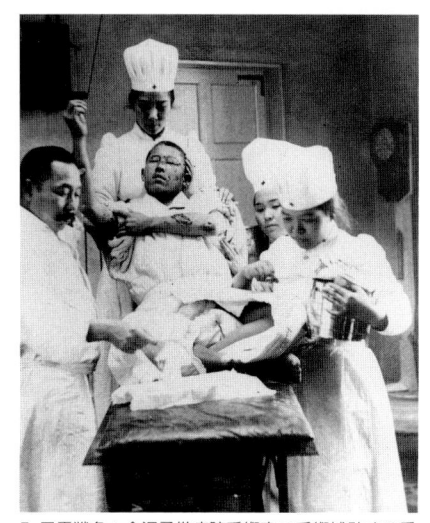

5 日露戦争：金沢予備病院手術室で手術補助する看護婦（日本赤十字社所蔵）

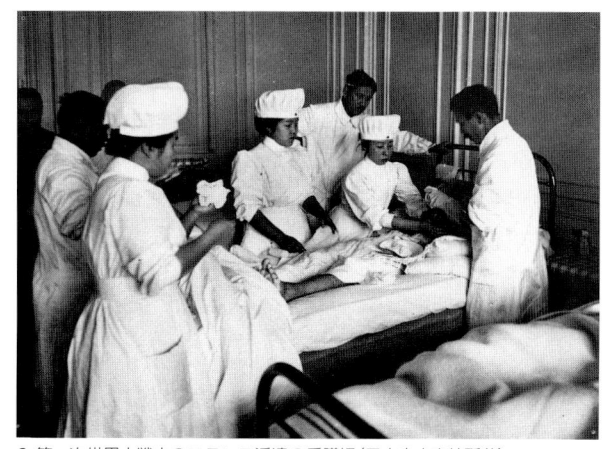

6 第一次世界大戦中のフランス派遣の看護婦（日本赤十字社所蔵）

Column

篤志看護婦人会の活動

　1887（明治20）年に日本赤十字社に所属する有志の婦人団体として、篤志看護婦人会が東京に発足した。当時の一般社会が看護の職業を賤業視していた偏見を正すとともに、看護法を習得して、戦時には傷病者の救護・慰安に協力するという目的を持っていた。やがて、地方にも支会ができて会員数が増え、日清戦争では看護婦取締となって、看護婦と起居をともにし、軍病院で看護補助活動をした会員もいた。

11-3 日中戦争・太平洋戦争と看護

　年号が昭和になった頃から続けて外国との事変が起こり、日本は長い戦争への道を進むこととなった。昭和初頭の1927(昭和2)年には中国山東地方の動乱による山東出兵があり、翌年には済南事変が起きて、いずれも看護婦を含む臨時救護班が中国大陸へ派遣された。次いで1931(昭和6)年に満洲事変、翌年に上海事変が起こり、救護班要員として派遣される看護婦が増えた。

1) 日中戦争と看護

　1937(昭和12)年7月7日夜に、中国の北京郊外で起きた日本・中国両軍の衝突(盧溝橋事件)を発端として開戦した日中戦争は、宣戦布告がないまま進展した戦いであり、間もなく戦火は中国中部に拡大し、支那事変と呼ばれて拡大していった(戦後は日華事変、また日中戦争とも呼ばれるようになった)。
　開戦後間もなく陸海軍大臣の要請を受けて、日本赤十字社救護班が内地と外地の軍病院に派遣され、多数の救護看護婦が戦時救護に従事することとなった。
　外地では戦場の後方の兵站病院勤務が原則であったが、臨時に野戦病院に派遣されて、血まみれの軍服のまま運ばれた患者の手術介助を体験する看護婦も出てきた。
　看護婦の戦時救護活動は新聞・雑誌に報道され、「白衣の天使」と呼ばれて人々の注目を集めるようになった。赤十字救護看護婦の他に、自ら志願して陸軍看護婦・海軍看護婦となる看護婦有資格者が多くなった。男子が兵士となって国を守るのと同じように、女子も傷ついた兵士を看護するのが国に尽くす道という思いからであった。
　陸軍が看護婦を採用したのは1919(大正8)年からで、当時スペイン風邪が大流行して軍病院の看護力拡大が必要となったのが契機であった。
　戦時救護に従事中の看護婦たちは、病床での看護や生活援助の他に、傷病者の慰安にも努め、音楽や演劇、運動競技などを楽しむ憩いの時もつくった。

2) 太平洋戦争と看護

　日中戦争が解決しないままに、1941(昭和16)年12月8日には、アメリカ・イギリスなど連合国と対戦する太平洋戦争(当時は大東亜戦争と呼んだ)に突入した。日中戦争と太平洋戦争は第二次世界大戦に含まれる。戦場は東南アジアに拡大し、フィリピン、マレー半島、タイ、ビルマ、ニューギニアや南の島々に救護班が派遣された。
　日中戦争開戦から太平洋戦争終結までの8年間に、内地と外地へ派遣された赤十字救護看護婦は3万1,450名と記録されている。厚生省の外局であった軍事保護院も陸海軍従軍看護婦の募集を行い、ニューギニアなど南方の軍病院へ派遣した。
　緒戦は奇襲攻撃により南方各地を占領下にしたものの、間もなく物量を誇る連合国軍の反撃に遭って、日本軍は敗退の道をたどることとなった。戦いは年ごとに激化し、非戦闘員である救護員の身辺にも危険が及び、マラリアなどの伝染病に罹患する看護婦が増えた。物資や食料も欠乏して、戦傷病者の看護は極端に不十分になっていった。
　戦場から離れた内地でも、空襲に備えて防空壕を設置し、患者の避難訓練や防火演習、食料の確保など、看護婦の任務も多様化した。

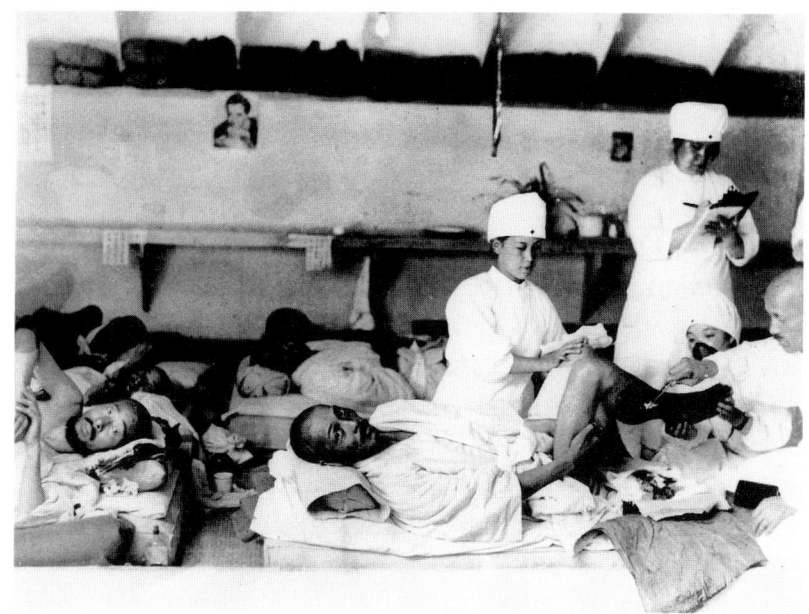

7 病院船「パシフィック丸」での包帯交換(故大嶽康子氏所蔵の写真を複写：日本赤十字看護大学所蔵)

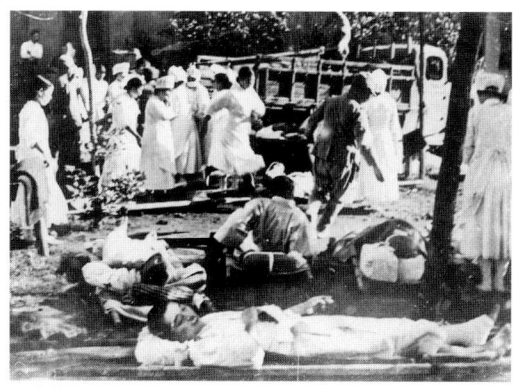

8 満洲事変における救護看護婦の活動(日本赤十字社所蔵)

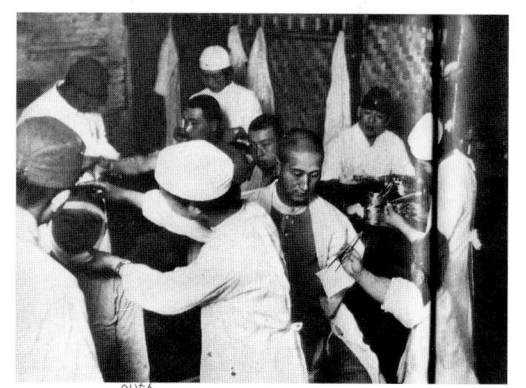

9 日中戦争：兵站病院で救護する看護婦(日本赤十字社所蔵)

3)病院船と看護婦

　戦時には船舶を改装して医療設備を整え、戦傷病者を収容して戦地から内地へ移送する病院船が活躍した。病院船内で看護婦が勤務するようになったのは、明治期の北清事変からで、男性看護人とともに船内の看護業務に従事した。

　日中戦争開戦以来、病院船への救護班の派遣数は毎年多数に上った。往復の航海中は荒波にもまれることが多く、船内の移動も困難な状態の中で、看護婦も船酔いに苦しみながらの勤務であった。看護婦がその体験を記した『病院船』(大嶽康子著，1939)は、映画や演劇にもなったほど当時の人々の関心を集めた。

　病院船は、傷病兵士の搬送目的のため、戦時国際法により攻撃できない規定であったが、戦いが激化すると兵士の輸送にも用いられたため、飛行機や潜水艦の攻撃により沈没する船も出た。患者と看護婦、船員が避難ボートで数日間も漂流したという例もある。

11-4 戦時下の看護職

　日中戦争が始まったことで、わが国は永続的な侵略戦争を維持するために、健康な「人的資源」の増殖を求める人口政策を打ち出し、国家統制が強まった。1938(昭和13)年1月11日、厚生省が設置され、1942(昭和17)年2月25日には「国民医療法」が制定された。この法律により、「産婆」に代えて「助産婦」の名称が初めて用いられるとともに、保健婦、助産婦および看護婦は、医師・歯科医師および薬剤師と並んで医療関係者として規定された[1]。

　政府は国防対策(健兵健民対策)の見地から結核療養所の拡充政策を推進、軍事病院の整備・拡充に乗り出し、1937(昭和12)年当時、17施設あった赤十字病院も陸軍病院に転換された。1941(昭和16)年末には全国の病院総数は4,858施設、総病床数は19万9,831床にまで発展した[2]。太平洋戦争が終わるまでは、国民医療の大半は開業医の元で行われた。しかし、医師の戦時強制動員(昭和16年医療関係者徴用令)により、医師不足からの病院・診療所の閉鎖、さらにアメリカ軍の無差別爆撃による病院の焼失・破壊が相次ぎ、敗戦時には医療体制は壊滅的な状態となった。そのような状況下、看護職はさまざまな場所で看護を提供した。

1) 看護婦の活動

　日中戦争から太平洋戦争へと拡大するにつれて、戦傷病者は年ごとに増加し、その救護業務を担当する看護婦の負担は重くなっていった。国内および国外における軍病院には、日本赤十字社が派遣した救護看護婦、陸軍と海軍が看護婦有資格者を採用した陸軍看護婦・海軍看護婦が多数勤務し、戦時救護の遂行のために日夜激務に耐えていた。陸軍病院の看護婦らは、銃後の備えとして射撃訓練を行うこともあった。

　1940(昭和15)年当時、看護婦の登録申告者数は9万8,401名に達していたが、急激な需要の拡大に対処するため、戦時特例による「看護婦資格引き下げ」「繰り上げ卒業」によって、戦場へ駆り出された看護婦らが多くいた。1943(昭和18)年には高等女学校生徒に対し、看護に関する補習教育を実施し、受講修了生には看護婦免許を県によっては無試験で下付したところもあった。同じく戦争末期、看護婦教育隊の募集に愛国心を燃やして応募し、3〜6カ月の基礎訓練を受けた後、実習という名目で勤務を続け、日本赤十字社から召集された救護看護婦や陸軍看護婦の指導の下、看護にあたった少女たちも多くいた。

2) 助産婦の活動

　日中戦争から太平洋戦争へと戦争が激化するにつれて、子どもは次の世代を背負う「少国民」と呼ばれ、「産めよ殖やせよ」の国策の下に出産が奨励され、助産婦業務も増加した。しかし、妊娠中の自然流産・死産・早産による死亡、乳幼児死亡は高率であり、死産原因の20〜30％を占める妊娠中毒症の早期発見と早期治療、早産の予防等、死産を減少するための政策として、1942(昭和17)年7月に「妊産婦手帳規程」が交付され、第7条において「妊産婦は保健所、医師又は助産婦に就き力めて保健指導を受くべし」と定められ、世界で初めて妊産婦登録制度が発足した。妊産婦手帳導入後は、助産婦による妊娠の認定や分娩の立ち合い率は2割から9割へと激増し、助産婦の役割は重要であった[3]。

　また戦時中は生活必需物資も欠乏し、乳児の死亡の原因にミルク不足もあったが、妊産婦手帳を持

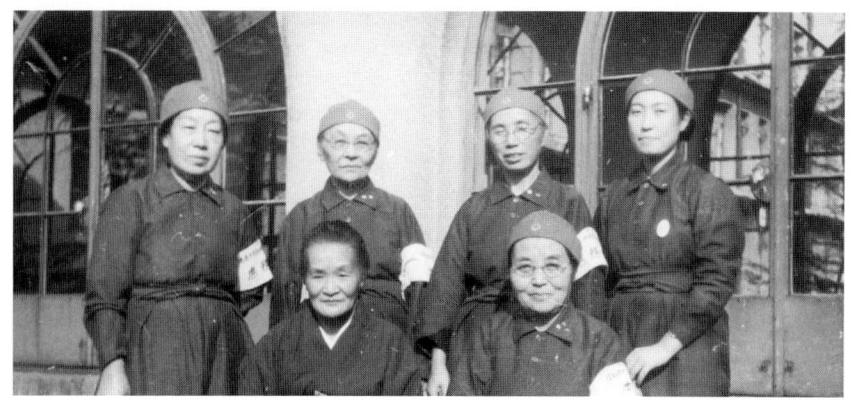

10 病院の防空演習に参加した看護婦監督・副監督たち（日本赤十字看護大学所蔵）

参することで、米、出産用脱脂綿、腹帯用さらし等、優先的に貴重な物資の配給を受けることができた。さらに、妊産婦手帳の提示によりミルクも手に入るため、当時の手帳交付率は70％となった。

　戦時中は自宅分娩、開業産婆が普通であった。妊産婦手帳を交付されても定期的に検診に訪れる習慣はなく、助産婦が曜日を決め4週ごとに集落を決め、妊婦を訪ね検診をして回った。助産婦は妊娠中の保健指導やお産の介助の他に、毎日の沐浴の実施、お七夜への参加など、地域住民の個別的な生活に関わることも多かった。

　空襲警報が鳴ると、電気を消した真っ暗な押入れの中でのお産介助、沖縄では、道に死して横たわる日本兵に合掌しながら、その死体をまたいでお産に駆けつけた助産婦もいた。

　1943(昭和18)年、助産婦は「十字令書」という徴用令によって強制的に救護班に駆り出された。空襲警報が鳴ると救護所に直行し、救護を担当した。さらに、1945(昭和20)年には、東京に残った全妊婦を貸し切り列車に乗せ、集団疎開させた[4]。

3）保健婦の活動

　1941(昭和16)年7月10日には、国民保健指導業務の重要性に鑑み、「保健婦規則」が制定された。

　1937年4月5日に国民の体位向上を図るために「保健所法」(7月15日施行)が制定され、人口12万から13万地区に1カ所の割合で、道府県を設置主体として保健所が設置された。厚生省設置後は、各地で自主的に見られた保健婦活動も一元化されていった[5]。1939(昭和14)年、厚生省は乳児や褥婦の死亡減少政策として、乳児一斉検診と健康相談を開始し、保健婦が乳幼児のいる家庭を巡回し、母子保健相談や生活指導を行うこととなった。

　当時保健婦には、保健看護婦、社会保健婦、公衆衛生看護婦、保健指導婦、巡回看護婦等、1940年厚生省の保健婦名称調べでは、82種(同名含む)の名称が存在しており、知識・経験の差が大きかった。そのため、1941年7月に制定された「保健婦規則」により資格能力の統一化が図られた。

　保健婦活動の多くは、部落ごとに相談日を設けて巡回活動として行われた。経済面のバックアップから、分娩介助、妊婦検診、伝染病発症患者の入院手続きなど、仕事は広範囲なものであった。特に夫や息子が戦地に召集され、老人や嫁の労働負担が重くなる中で、家族への支えも必要な看護活動であった。しかし保健婦自身、出産後の休養もままならずに働き始め、巡回や訪問のためには、わが子を誰もいない部屋に寝かせて働きに出なければならない、自分の夫も召集されるなど、同じ状況下に置かれることもあり、家族の理解と協力なしにはできるものではなかった。

11-5 戦争と男性看護人

1) 男性看護人養成の始まり

　最後の内戦である1877(明治10)年の西南戦争では、両軍の負傷兵を救護することを目的として博愛社が創設され、この時、救護活動にあたったのは男性看護人であった。
　日清戦争では、看護婦の海外派遣は認められなかったため、陸軍看護手であった者や看護の経験を持つ有志者を募り、包帯法や看護法の訓練をした上で戦地へ派遣した。日本赤十字社は、1896(明治29)年5月に「準備看護人規則」を定め、同年9月『日本赤十字社看護人教科書』を刊行し、男性看護人の養成を開始した。看護人生徒の就学期間は陸軍看護卒経験者を中心に10カ月の短期間で、後期の5カ月は実務に就くこととし、本部の日本赤十字社病院の他に、各支部でも地元の病院や医師、陸軍衛戌病院に嘱託して、養成が開始された[6]。日露戦争では、「婦人ノ海ヲ越エ戦地ニ到ルハ交戦中之ヲ許ス場合ナカリシ」との理由から、戦地の最後方の兵站病院へは看護人組織の救護班が送られた。

2) 精神障害者を支えた男性看護人

　男性看護人として戦時救護の学術を学んだ者、その後、日本赤十字社救護員となり、日清・日露戦争の救護に従事した者も多い。戦争恐怖症や戦争ノイローゼで入院治療の必要な兵士や、梅毒による脳障害患者の看護を、戦時中に担ったのは男性看護人であった。学校に通い資格が取れるとの条件で、民間の精神病院に看護人見習として就職、その後、付属看護婦看護人養成所を卒業し、有資格者として精神科看護を支えた者も多い[7]。男性看護人らは、防空壕掘り、食料調達のための畑づくり、燃料の調達、特に清潔保持のためのケアなど、引きこもりがちで、家族に見放されて孤独となった精神障害患者の生活を支えた。

3) 陸軍衛生兵・海軍の看護兵

　1873(明治6)年に富国強兵政策に則り、徴兵令が制定されたことで、陸海軍では徴兵した兵士の中から看護を担当する兵士(陸軍では看病卒、海軍では看病夫という名称であったが、本稿では陸軍では衛生兵、海軍では看護兵とする)に戦場医療に必要な看護法を修得させるための教育を開始した。陸海軍で発行された『陸軍病院扶卒須知』(1875)、『看病要法』(1879)は日本における先駆的な看護教科書であった。
　陸軍では衛生部隊編制に向け、明治20年前後に衛生兵に関する規則を整備し、軍事教育6カ月と病院での実習を含めた看護学の教育6カ月の計1年間の教育を受け、試験に合格した兵士を「陸軍看護学修業兵」として卒業名簿に管理し、有事に看護長(衛生兵の上官)として召集するシステムを確立した。その結果、日清戦争では野戦衛生部隊が初めて戦場医療を行い、その役割を担ったのが軍医と看護長(下士官)、衛生兵であった。
　日清戦争では、中国現地に開設された病院に続々と患者が前線から運ばれ、衛生兵らは診断、薬の投与、食事、排泄の介助を行った。衛生兵らは上陸した現地の不潔さに驚き、大量の蠅が伝染病の媒体となり、赤痢・チフスなどに罹患する兵士が後を絶たなかった。前線から離脱した病兵を直接看病する衛生兵の罹患率は高く、日清戦争中大きな問題となった。さらに、清国では厳しい寒さのため凍傷に罹り(足部・手指・目・耳・陰茎など)、その凍傷患者から破傷風を併発する者も出始め、その看

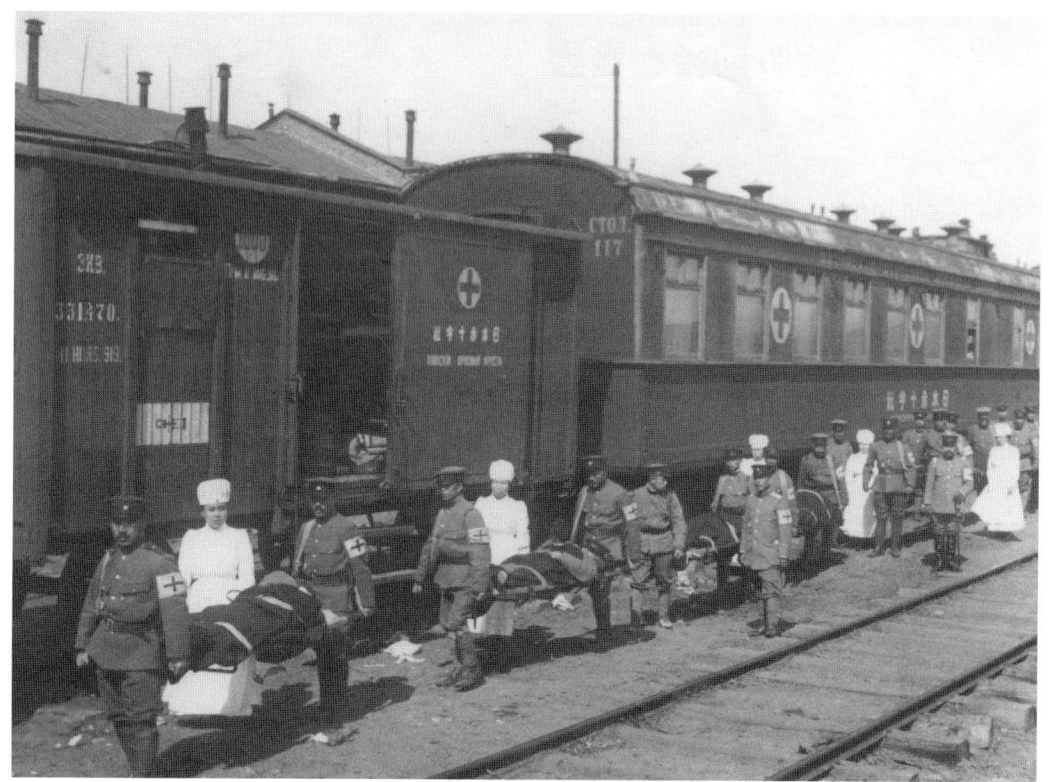

11 シベリア出兵の時の病院列車と看護婦・看護人（日本赤十字看護大学所蔵）

護による衛生兵の過度の負担は兵士の治療にも影響を与える悪循環を生んだ。

　時代が昭和になると医事衛生組織も整備され、薬剤官と歯科医は軍医学校で必要な軍事教育を受けた。野戦衛生部隊は戦時編制に基づいて編成され、軍医は大隊以上の部隊、海軍では軽巡洋艦以上の軍艦に配置され、軍医を直接補助するのが衛生兵であった。衛生兵の任務は兵士の保健に注意し、患者を看護することを本分とし、派遣地における衣服や食料、医薬品や衛生材料の準備、予防注射の実施も軍医の支持の下に行った。また、死者の遺留品をまとめ、死亡診断者を作成し遺体とともに原隊に交付することも行った[8]。その他、重さ60〜80kgもある医柩(いきゅう)（医療用行李）の輸送、薬局で秤量された薬を混合し薬包紙で包む作業、顕微鏡検査なども担当した[9]。

　衛生兵は負傷兵を速やかに隊に復帰させることを目指し、軍医とともに負傷兵の治療や処置にあたった。負傷兵は症状あるいは受傷箇所に応じ、治療後送系統に則り、前線(火線救護)－仮包帯所(隊繃帯所)－野戦病院－野戦予備病院－兵站病院－戦地の軍病院－(病院船)内地の軍病院へと転送された。火線救護では戦友の救護より、戦闘の継続が軍律では優先されるため、衛生兵らは戦術と人道との狭間で葛藤した。また、上等兵になると、敵の猛射を浴びながらの担架卒の指揮、泥にまみれての負傷兵の収容、急性伝染病のコレラ患者の防疫に走り回るなど、戦地での任務は命がけであった。

　海軍の場合、受傷は砲創や火傷であり、軍医や看護兵は、戦闘中の艦内で手術・処置を行い、長期療養が必要な兵士は本国へ移送した。彼らは乗艦が沈没すると、多くは運命をともにした。また、海軍病院船では、精神患者を収容する病室では、女性である看護婦の危険を回避するため、その病室の看護は看護兵が担当した。

11-6 終戦前後と看護

　1945(昭和20)年は、日本国民に忘れられない年となった。国内の大都市では度重なる空襲を受けて多くの人命と家屋が失われ、さらに4月には沖縄本島が戦場となって、住民の命と生活が奪われた。8月には広島市と長崎市に原子爆弾が投下され、無数の被爆犠牲者が生じた。外地では日本軍の敗退が明らかとなり、派遣された救護班の看護婦たちは、転進中に銃弾を受けたり、事故や病気のために、次々と殉職していった。

1) 空襲と銃弾の下での看護

　前年に始まった日本の大都市へのアメリカ軍の空襲により、軍と民間の医療施設は多大の被害を受けた。空襲警報の発令のたびに看護婦は患者を防空壕へ移動させ、極度の物資不足の中で包帯やガーゼ再生から食料の調達、防火訓練など、厳しい看護活動を強いられた。

　呉海軍病院派遣中の救護班の中には、空襲中の防空壕で班員21名全員が殉職した班もあった。空襲を受けた住民被災者の救護では、薬が不足したので新聞紙を焼いた黒粉を火傷に振りかけたという。

　外地の中でも南方地域においては、前年から日本軍の撤退や全滅が相次ぎ、多くの軍艦が沈没するなど、敗北の道をたどっていたにもかかわらず、救護班派遣の要請はさらに増加していった。陸軍従軍看護婦の補充も志願者だけでは不足し、陸軍看護婦生徒の養成を開始した。

　敵機による空襲は内地でも外地でも激しさを増し、赤十字の標識も無視されて病舎まで爆撃されたため、重症患者を防空壕に入れたまま医療介助や食事の世話をする状態となった。

　ことにフィリピン、ビルマ、南方の島々では、敵軍の進撃に追われてジャングルや山地の中を患者とともに移動し、食物不足のために人間として最低限の生き方を強いられた看護婦が増加していった。移動中に銃撃を受けたり、川を渡る際に急流に流されて命を落とす看護婦が出た。逃避行の際に連れて行けない重症者の生命を絶てという命令に従わなければならなかった人もあり、戦争の悲惨さを最も強く体験したのが戦時救護下の看護婦たちであった。

　栄養不良の上に伝染病に罹患する看護婦が多くなり、戦争末期には殉職者が急増した。逃避行を続けた救護班の中には、班員の大半が事故や傷病のために犠牲となった例もある。日中戦争開始以来の赤十字救護看護婦の殉職者は、1,120名に及んだ。

　このような過酷な戦争の中でも、敵兵への思いやりを示した看護婦もいた。看護婦生徒の時に、敵味方の別なく救うと教えられていたので、墜落した飛行機にいた全身大火傷の敵兵に、周囲が反対する中でチンク油を塗ったと体験記に記した人がいる。食物不足の中で重労働をする捕虜にひそかに食物を届けたり、捕虜患者から家族写真を見せられて笑顔の交流をしたという人もいる。

2) 沖縄戦の中の看護

　沖縄県は、国内で唯一の戦場となった県である。1944(昭和19)年に開設された沖縄陸軍病院は、沖縄在住の看護婦有資格者を採用して病院体制を整えたが、10月の大空襲により損害を受けて、南風原へ転進した。同年から翌年にかけて、県内の高等女学校上級生に看護法の講習が行われ、看護要員としての訓練が実施された。1945(昭和20)年3月末にアメリカ軍の上陸作戦が開始され、4月1日に沖縄本島に上陸すると、各学校ごとに編成された女子学徒隊が軍病院の看護要員となって看護婦とともに

勤務することとなった。ひめゆり学徒隊(沖縄師範学校女子部・県立沖縄第一高等女学校)は有名であるが、その他にも、白梅学徒隊、なごらん学徒隊、瑞泉学徒隊など数校の学徒隊があった。

　空襲による病棟の焼失のため、多数の横穴壕(病院壕)が構築され、その内部に患者が収容されて看護活動の場となった。戦いが激化すると、壕内は血と膿と排泄物の悪臭が充満し、負傷者のうめき声が絶えなかったが、看護婦と学徒隊員は包帯交換、蛆の除去、水くみ、食事介助、排泄物の処理などの他に、手術時に切断された手足の処理まで担当して、必死に働いた。

　戦況が悪化した5月末には沖縄本島南部への撤退命令が出て、看護者にも犠牲者が続出した。患者のために水をくみに行き、弾丸を受けて命を落とした学徒隊員もいた。

　6月中旬には病院の解散命令が出て、各自が危険な戦場を彷徨する状態となり、さらに犠牲者が増加した。仲間とともに自決をした人もいた。沖縄戦の終結も知らず、彷徨を続けた人たちもいた。

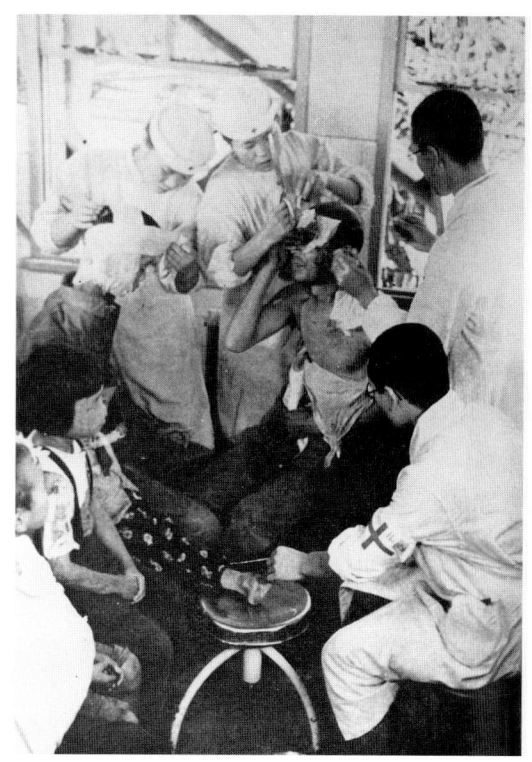

12　原子爆弾の被爆後の広島赤十字病院の救護状況(日本赤十字社所蔵)

3)広島・長崎の被爆者救護

　広島市は世界最初の被爆都市であるとともに、初めての被爆者救護が行われた地である。8月6日午前8時15分、市の中心部に投下された原子爆弾は、一瞬にして市内を廃墟と化し、多数の人命を奪った。その中で生き延びた人たちも、強度の熱線により重度の大火傷を負い体内の組織や臓器にまで障害を受けた。

> **Column**
>
> **原爆投下前後の想い出(元広島第二陸軍病院三滝分院救護看護婦長)**
>
> 　八時過ぎ、いつものように五十七号病棟事務室に於いて、当事者より申し送りをうけていました時、突然右後方より光と音と風圧がやってきて、物は飛ぶ、人は倒れるの大騒ぎ、何が起きたのかさっぱり分かりませんでした。ただちに軍医に伺って患者の避難を始めました。(中略)病院と避難所を往復する毎に市民の避難者が、北へ北へと行列して急いでいました。中には眼球の飛び出ている人、下肢の皮膚が一枚続きではがれている人、何という惨状でしょうか。(中略)市民避難所に救護班出動が出され、交代で何ケ班に分れ、歩いて二〜三十分かかる所へ通ったものでした。(中略)処置して廻っている中に、危篤の人もあり、腕や足の傷にはうじがいっぱいわいている人もいて、戦争の悲惨さをいやという程みて参りました。
>
> 　　　　　　　　(『鎮魂の譜』日本赤十字社看護婦同方会広島県支部編・刊)

皮膚ははがれて垂れ下がり、男女の区別さえ不明の異様な姿の人が、外壁だけ残った病院や急造の臨時救護所に殺到した。軍病院や市内の病院での勤務中の看護婦と勤務実習中の看護婦生徒にも犠牲者が多く出たが、辛うじて生き延びた人たちは、自分が受けた傷の処置は後にして、被爆者の救護に寝食を忘れて活動した。残留放射線を含む黒い雨に打たれながら救護をした人もいた。医療用品の極端な不足と処置法が不明のため死者数は増加するばかりで、遺体の火葬も看護婦と看護婦生徒の担当となった。

　被爆時に無傷であっても、やがて高熱と紫斑と出血を伴う原爆症の患者が続出するようになり、看護婦たちにまで危機感が及んだ。当時のある看護婦長は、業務報告書に「誠に残酷なる殺人爆弾」と記録している。

　被爆者たちは周辺の地の病院へも搬送されたが、治療法が不明のままに火傷の手当や皮膚に刺さったガラス片の除去、傷口に涌いた無数の蛆の除去などが行われるに過ぎなかった。また周辺の地から広島市内へ救護に派遣された看護婦たちもいた。焦土の中に設置した仮救護所には足の踏み場もないほど被爆者が集まってきたが、簡単な応急処置しかできず、むなしい思いを残した。

　次いで、8月9日午前11時2分には、長崎市の浦上に原子爆弾が投下され、爆心地に近い長崎医科大学と附属病院では900名近くの犠牲者が出た。その中で生き残った看護婦たちは、医薬品をかき集めて臨時救護所を設置し、被爆者の応急処置を実施した。さらに、永井隆医師とともに被災地の巡回診療を開始し、多くの被災傷病者を救護した。

　近辺の軍病院からも直ちに救護班が派遣され、また救援列車やトラックが周辺地域への患者を搬送したので、各地の看護婦が被爆者救護に従事した。広島の場合と同じく患者の焼けただれた皮膚に突き刺さった無数のガラス片や、傷口の蛆の除去など、生き地獄さながらの救護であった。

　被爆者救護に従事した看護婦の中には入市被爆の該当者もあり、後に体調が悪くなり、原爆症の治療を受けた人もいた。

4) 終戦に伴う看護業務

　日本の敗戦により8月15日に太平洋戦争(第二次世界大戦)は終結した。外地に在住の多数の一般人と、戦場に残された元兵士たちを帰国させるための引き揚げ事業が開始され、引き揚げ船内の傷病者の救護に看護婦が派遣された。

　引き揚げ船が外地に到着し、船上で看護婦たちがやさしく迎えると、引き揚げ者たちは安堵の涙を流した。

　戦場で栄養失調になった元兵士たちの体は、痩せ衰えたり、浮腫のために膨れていて、顔色も悪かった。無事に故国へ連れ戻したいという願いもむなしく、帰国を前にして落命した人もいた。手首を切断して洗面器の中で焼却し、遺骨としたという。引き揚げ船勤務の他に、検疫所や引揚地方援護局などへ派遣された救護班もあった。

　外地で戦時救護に従事していた多数の看護婦は、日本人収容所内で傷病者の看護を担当した後に、帰国した。日中戦争の開戦以来、何度も外地勤務を体験した人も多く、空襲で焦土となった故国の町には出迎える肉親がいない場合もあった。

　かつての陸海軍病院は、厚生省に移管されて国立病院となり、新たに出発した。戦後も軍病院に派遣されたままであった看護婦のうち、希望者はそのまま国立病院で勤務を続けた。

　またGHQの命令により、聖路加国際病院や大阪赤十字病院などの建物が接収されたため、被占領下で仮病院を設置し、戦後の多難な時期を体験した医療従事者たちもいた。

5)抑留された看護婦たち

　中国東北部に1932(昭和7)年に建国した満洲国には、日本の関東軍が駐留し、行政なども日本の意のままに行われ、多数の日本人開拓移民が送り込まれていた。満蒙開拓義勇軍と呼ぶ若者の集団移民が行われ、それに伴い病院の設置や看護婦の養成も行われた。

　戦時中に満洲へ派遣された救護班も多く、ソビエト社会主義共和国連邦(以下、ソ連)との国境近くの病院では、酷寒に耐えながらの勤務であった。

　1945(昭和20)年8月8日に、ソ連は日ソ中立条約を無視して突然に満洲に侵攻し、開拓移民の多くが犠牲となった。各地の病院で勤務中の看護婦たちには万一に備えて自決用の青酸カリが渡されたり、身を守るために軍服を着て男装するなど、非常事態が続いた。

　さらにその後は、中国人民解放軍に看護婦として強制抑留されることとなった。中国では革命戦争が起きていて、看護婦が必要とされたためであった。時には長い移動行進に加わったり、激しい戦闘による重傷者の看護に従事して、戦時中の勤務と同じ活動が続いた。

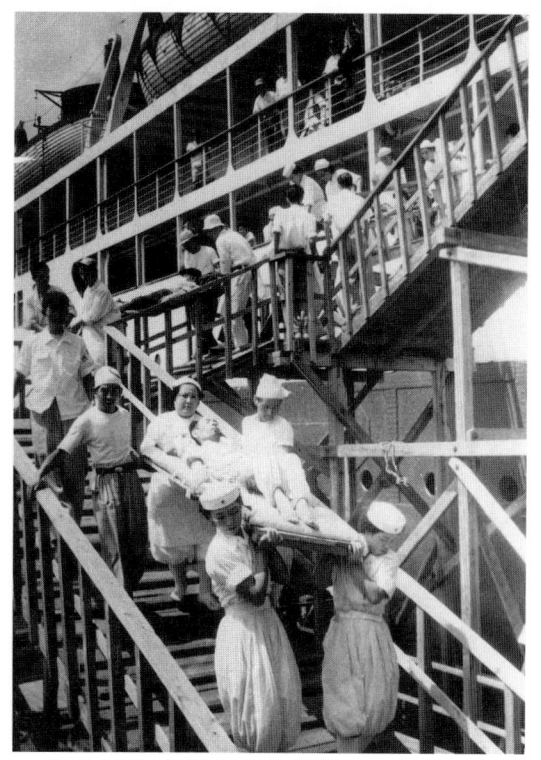

13　外地からの引き揚げ者を救護する看護婦(日本赤十字社所蔵)

　また一部の看護婦は、ソ連によりシベリアへ強制連行されて労働や看護業務に服し、厳しい抑留生活を強いられたという。

　外地派遣の看護婦のうち、このようにして中国内に残された未帰還者は、日中間での帰国問題に関する協定が結ばれた末に、1953(昭和28)年から帰国が実現した。中には、終戦後10年以上を経てようやく帰国した人もいて、戦時救護の余波はあまりにも長かった。

Column

戦後の「召集令状」

　戦争の終結とともに看護婦の戦時救護への召集状は中止された。しかし、戦後5年を経て、戦傷者の救護のための召集令状を受けた人たちがいた。それは1950(昭和25)年に勃発した朝鮮戦争で、国連軍に多数の傷病者が発生したため、日本の看護婦の協力が必要となったためである。

　GHQの命令により、日本赤十字社の各支部からの召集令状が出され、国連軍の兵站病院で勤務することとなった。戦争放棄を明記した新憲法の下で、召集に応じない人もいたが、日本赤十字社を始め民間から召集された看護婦たちは、看護法も言語も食事も異なる病院内で、敗戦国の惨めさを身にしみながら勤務を続けた。

11-7 被占領期の看護活動

1) 病院の改革と看護

　1945(昭和20)年12月、GHQの命令により旧陸海軍病院および傷痍軍人療養所は、すべて国立病院・療養所に転換し一般人の診療を開始した。さらに、GHQの戦後処理方策に基づき、膨大な数の施設が整備・統合され、その多くは国の結核対策に大きく貢献した[10]。また、軍から厚生省へ移管され国立病院となった病院には未復員患者、外地から帰国した一般引揚者の病人も収容された。

　戦争終結後は極度の人員不足、戦時下の看護教育年限の短縮などにより、看護のレベルは質・量ともに低下した。病院には治療を行うための物品もなく、患者の看護(生活の世話の部分)は家族に任され、看護婦は、医師の診療介助、注射、検温、与薬などの業務に追われていた。

　病院では看護婦の他に、甲種看護婦養成所の看護婦生徒が勤務という呼び名で実習しながら看護にあたり、二交代制勤務の夜勤も看護婦と看護婦生徒が組んでこなした。検査や電話交換など、看護婦生徒はあらゆる仕事に駆り出された。ナースコールもない、ベッドも間仕切りのカーテンもない時代であり、動けない患者、女性患者の苦労は大きかった。

　結核感染予防対策として、排泄物や喀痰は病棟と病棟の間に深い穴を掘って捨てる、食後の食器はオートクレーブ消毒をしたが、生徒らは常に結核への感染の危険を感じながら実習を行った。実際、喀痰や喀血の扱いの不衛生によって看護婦や看護婦生徒の結核罹患患者も多かった。

2) 戦後の活動の変換－人口増加政策から受胎調整へ

　戦時に資格を得た保健婦の、戦時中の業務との大きな違いは、人口増加政策から受胎調節への指導への変換であった。終戦直後、第一次ベビーブームが訪れ、1953(昭和28)年の人工妊娠中絶の届出は100万件を超えた。そのため、助産婦・保健婦が受胎調節実施指導員の講習を受けて資格を取り、中絶の危険や受胎の仕組みなどの衛生教育を行い、避妊具の無料配布・廉価販売も行った。

　さらに、1947(昭和22)年制定の児童福祉法により、身体障害のある児童についての家庭訪問、結核の家庭訪問、妊産婦死亡・乳幼児死亡を下げるための母子衛生指導、助産施設のない地域の出産介助、寄生虫対策なども保健婦の仕事であった。しかし、1952(昭和27)年の地方自治法改正により保健所運営費は削減され、保健婦の充足率も満たせない保健所が全国で増大し、「公衆衛生の黄昏」という言葉で衛生行政の縮小が問題となり、青森県などでは保健婦派遣制度実施につながる動きが芽生えることとなった。

3) アメリカの統治下での沖縄の看護活動

　日本本土では1952(昭和27)年の対日平和条約(通称、サンフランシスコ平和条約)の発効によりGHQによる占領が終結したが、沖縄は、1972(昭和47)年までアメリカ軍の直接統治下に置かれた。よって、本土とは異なる看護行政や活動が行われた。

　アメリカ占領下では「保健婦」という呼称は存在せず、1951(昭和26)年1月に「公衆衛生看護婦(以下、公看)が誕生した。沖縄では、離島が多いという地理的特徴および医師不足という事情を鑑み、四国軍政部看護指導官 J.ワタワース(1909年～1965年)の指導の下、香川県・高知県での成功に続き、沖縄でも駐在制度が導入され、看護に大きな成果をもたらした。

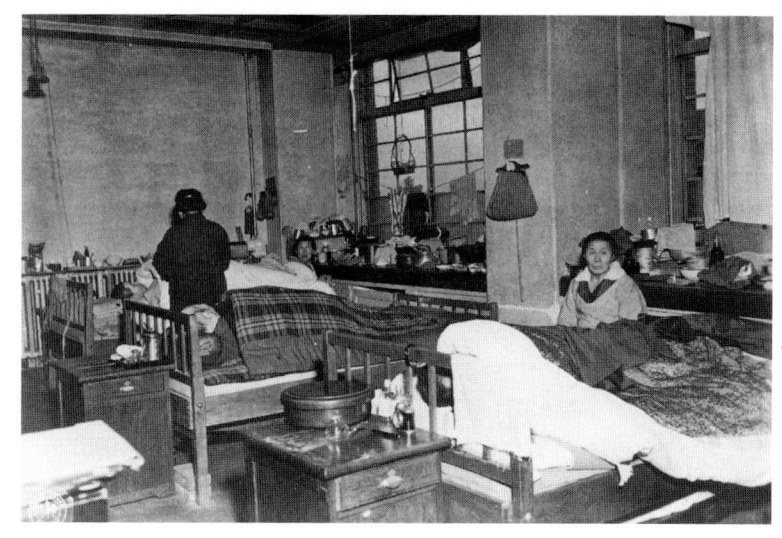

14 1949(昭和24)年12月頃の東京大学病院の病室風景。患者それぞれに家族が付き添い、病室には患者が持参した食器が置かれている。窓側には寝衣が干してある。「当時の病室としてはとてもきれいなほうだった」とオルソンは言う(オルソン氏所蔵)

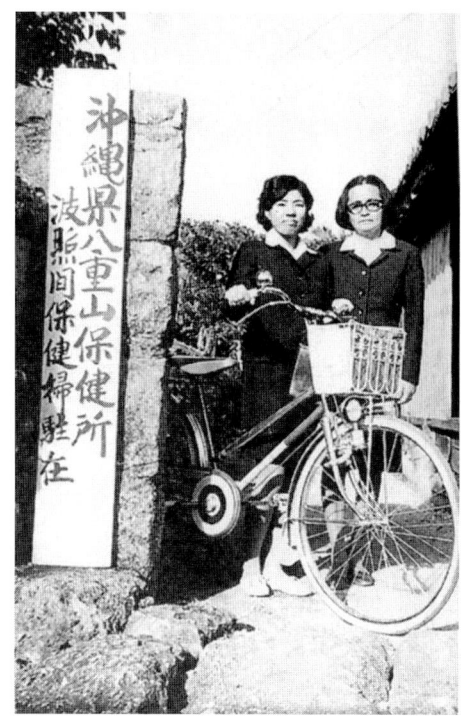

15 1972(昭和47)年沖縄県の本土復帰で「公衆衛生看護婦駐在所」は「保健婦駐在所」へと名称を変更(沖縄県)

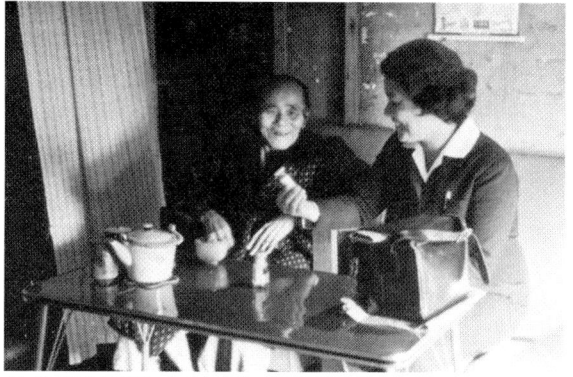

16 公衆衛生看護婦の服薬指導訪問(沖縄県)

　沖縄では戦争終結時、沖縄全土での生存医師は戦前の3分の1の64人に激減し、医師免許を持っていない衛生兵経験者などに医師助手制度「医介補」認定試験を実施したが、医療従事者の不足に対して公看への依存度は高かった。アメリカ主導の公衆衛生政策では、軍隊保護の観点から急性伝染病予防、性病予防が優先の施策とされた、次には結核予防、ハンセン病対策にも公看は関わった。ハンセン病患者の家庭では子どもを預かり、家族との生き別れに立ち会い、隔離施設への入所を拒む患者たちに向き合う活動も強いられた。

11-8 国際活動(人道事業)の時代へ

　現在、宗教や民族の違いから生じる紛争、内乱や戦争が世界各地で繰り返されている。日本赤十字社、国境なき医師団のような認定特定非営利活動法人(認定NPO法人)、陸上自衛隊による人道的な国際緊急援助活動が実施されている。

1) 日本赤十字社の活動

　日本赤十字社は、1960(昭和35)年コンゴ動乱の被災者救護(1960年～1965年)に戦後初めて海外派遣をし、看護婦が医療チームに加わったのは、1970(昭和45)年ビアフラ紛争の難民救援(1967年～1970年)からである。派遣される看護婦や助産婦は日本赤十字社の職員であり、医師・看護婦からなる医療救護チームが緊急ユニット(Emergency Response Unit：ERU)を拠点に診療を行った。日本赤十字社は、基礎保健・医療型ERUを所有し、基礎保健・小規模手術などの基本医療の活動を行っている。原則として、日本赤十字社チームは独立した医療を行う。また、国際赤十字の一員として、国際救援チームに加わる活動もしている。近年においても、パキスタン紛争における難民援助活動、タンザニアに流入した難民支援活動などに看護師が派遣され、災害の場合と同様に広く活動を継続している。

2) 国境なき医師団の活動

　国境なき医師団(Medecins Sans Frontieres：MSF)は、1971(昭和46)年12月にフランスの医師たちによって設立された。世界19カ国に支部を持つ非営利団体で国際的な民間の医療・人道援助団体である[10]。

　国境なき医師団日本は1992(平成4)年に設立され、1994(平成6)年、ルワンダ紛争(1990年～1994年)に助産婦を初めて派遣した。2002(平成14)年には認定特定非営利活動法人(認定NPO法人)となり、その目的は、「援助を必要とする人々に医療を提供すること」である。派遣される看護師や助産師はボランティアであり、日本から派遣される看護師や助産師は、多国籍の医療者で組織されるチームの一員として活動する。

3) 陸上自衛隊国際平和協力活動

　陸上自衛隊では、移動外科病院、救急病院、護送病院等に看護婦を配置する必要性から、1952(昭和27)年、警察予備隊に看護婦の任用が開始され、婦人自衛官制度が誕生した。1958(昭和33)年4月より看護学生課程教育が開始され、卒業とともに看護官として全国8カ所の自衛隊病院に赴任している。1995年以降は衛生体制の見直しにより、看護官が部隊に配属され、部隊における医療チームの一員として活動することとなり、看護教育とともに武器訓練および射撃、通信、格闘、特殊武器防護、診療収容班訓練などの自衛隊員としての訓練も強化された。

　自衛隊は1992(平成4)年、PKO活動への参加として、国連カンボジア暫定統治機構(UNTAC)に施設を主体とする部隊を初めて派遣し、国際貢献へと活動の場を広げた。その後、モザンビーク共和国などへのPKO活動と、人道的な国際救援活動としてのルワンダ難民救援活動、インド、インドネシアなどへの国際緊急援助活動、イラクへの人道復興支援活動が実施されており、看護官の派遣は東チモール(2002年2月～2004年6月)からである[11]。

12 看護の草創期

執筆担当：川島みどり／川原由佳里／髙橋みや子／
　　　　　芳賀佐和子

12

1 近代看護教育のはじまり

　近代看護のはじまりを何時にするのかに関して、学術的に一致した見解があるわけではない。看護という営み自体のルーツを遡れば、家族という社会の小単位が発生する以前からあったであろうことは、内外の文献等からも類推できることである。また、職業としての看護の芽生えは、江戸時代の養生所等における女性たちの働きからも見てとれる。しかし、近代看護は、明治維新を経て、当時の政府により日本の医療の主流が漢方から西洋医学に転じることになった頃を起点とすべきだろう。医制公布(1874〈明治7〉年)により開業医が誕生し、その手助けを求められて業に就いた女性たちは、医師の家に住み込み、見よう見まねで医師を手伝い、主家の雑用も負わされたであろう。未だ、看護婦という資格はなかったが、恐らく没落武士の子女たちであったがゆえに、文字の読み書きを始め、当時としては知的水準の高い女性たちであったことは想像できる。

　とはいえ、当時の日本社会では、病人の世話を他人に委ねることは恥であるような風潮もあり、看護という家族的な営みを独立した職業とすることなど、医師らはもちろん、当の看護婦自身にも思い浮かばなかったのではないだろうか。こうした考え方のある一方で、イギリスのナイチンゲール看護婦訓練学校を実際に見た高木兼寛(慈恵)や、アメリカ社会の諸事情を目の当たりにして帰国した新島襄(同志社)により、近代看護教育の種が播かれることになる。また、時期を同じくしたアメリカ人宣教師ツルー夫人の来日により、いずれもナイチンゲール方式を取り入れた看護婦養成事業が始まった。近代看護の夜明けとも言われるこの初期の看護婦養成は、後述する有志共立東京病院看護婦教育所(1885〈明治18〉年)が嚆矢となって、同志社病院京都看病婦学校(1886〈明治19〉年)、櫻井女学校付属看護婦養成所(1886年)と続く。そして、帝国大学医科大学附属第一医院看病法講習科(1889〈明治22〉年)、日本赤十字社病院看護婦養成所(1890〈明治23〉年)による看護婦養成が始まる。

　前記3校のうち有志共立東京病院看護婦教育所は皇室華族の拠金により設立され、上流家庭への派出看護を目的としたと言われている。また櫻井と同志社はキリスト教精神を教育理念とし、看護を通してキリスト教の伝道を目指したが、「看護婦はどこまでも看護婦であり、医師でもなければその助手でもない」というナイチンゲールの思想を受け継いだ外国人看護婦らにより行われた教育が、当時の日本社会の中でどのように受け止め受け入れられたか、興味深いものがある。また京都看病婦学校に着任したリンダ・リチャーズの指導を受け、1892(明治25)年には地域の貧困者への巡回訪問看護活動が開始されたが、これは世界初のイギリス・リバプール市での巡回看護(1859〈安政6〉年)から20年を経ていた。

　こうして、草創期の卒業生らは、数は決して多くはなかったが、それぞれが派出看護婦として当時の上流階級の家庭に住み込み、あるいは新設の病院の指導者として迎えられて活動している。しかし、キリスト教を背景にしたリベラルな教育は、やがて時代の流れとともに進む国策に必ずしもマッチせず、国や皇室、財閥等の背景を持たない養成校は次第に衰退していくことになる。一方、帝国大学病院では、アグネス・ヴェッチ(エジンバラ王立病院看護学校卒業生)や、実習生として受け入れた櫻井女学校の1回生らの指導により付き添い看病婦としての訓練が行われる。また、日本赤十字社では、その前身の博愛社創立25年記念事業としての病院新築を機に救護看護婦の養成を計画したが、これに先立って始まった高貴な出自の篤志看護婦人会を発足させ(1887〈明治20〉年)、戦時軍人患者の看護にあたらせた。実際の救護看護婦養成は、明治23年から始まるが、そのイメージアップのためであったらしい。救護看護婦養成の主旨は、卒業後、戦時において患者を看護させることを目指していた。

12-2 有志共立東京病院看護婦教育所

1) 日本の看護教育のはじまり

　わが国で最初に組織的な看護教育を開始した時期は、1885(明治18)年10月である。場所は東京都港区愛宕下にあった施療病院の有志共立東京病院内で、名称は有志共立東京病院看護婦教育所である[1]。

　学祖・高木兼寛(1849〈嘉永2〉年～1920〈大正9〉年)は、イギリスのセント・トーマス病院医学校に留学し、1880(明治13)年に32歳で帰国した。高木は日本の威風を改良すべく、翌年には成医会をつくり、成医会講習所を立ち上げ医学教育を開始した。そして、1882(明治15)年、有志共立東京病院を開設した。病院は皇室の御眷護の下、1887(明治20)年に東京慈恵医院と改められた。

　高木は留学中にセント・トーマス病院医学校の校内にあった1860年に創立されたナイチンゲール看護婦訓練学校を視察し、病院では看護婦学校の卒業生の看護実践を目の当たりにし、看護教育に対する考えがあったのであろうか、『ハンドブック オブ ナーシング』という本を買い求めて帰国している。

　高木はナイチンゲール看護婦訓練学校の「看護婦による教育」を志向し、来日中のアメリカ長老派教会宣教師・看護婦のリード(Mary E. Reade)を招聘し、1885(明治18)年1月、2年間の雇用契約を結んだ。また、婦人慈善会は「看護婦教育所設立の大旨」を会員に示し、義援金を集めて高木に寄贈した。

2) 教育システム

　教育所の教育目的は、「ひろく内外患者の需めに応じること」であり、院内のみならず、病者のいる家庭での看護ができる看護婦の養成を目指していた。教育所では、新聞広告により生徒を募集し、1885(明治18)年10月から、「17歳以上25歳以下、身元引受人があること」を条件に入学試験を行い、見習生を採用した。病室での2～3カ月の見習い期間を経て、適性を認められた者が試験を受け、生徒として採用され、その後、2年間教育を受けた。最初の見習生は13名、その中から生徒に採用されたのは5名であった。

　教育は大半が病院における実習であり、数時間が教育所での講義にあてられた。1回生の履修科目は解剖学大意、生理学大意、衛生学大意、看護法であり、評価は臨時に行う小試験と卒業前に行う卒業試験により行われた。また、見習生として採用されたときから寄宿舎で生活し、生活の場での指導も行われた。看護婦に必要な要素としては、知識と技術を持ち、患者の身になって看護ができ、正しい作法を身につけ、患者の看護にあたっては謙遜・辞譲・温和であるよう教育された。

3) 卒業生の活動

　1886(明治19)年1月に生徒として採用された5名は、1888(明治21)年2月1日に卒業を迎えた。卒業生名簿には成績順に、鈴木キク、大石テル、近藤カツ、吉岡ヨウ、板谷コトと記載されている。

　卒業生は、教育所に所属し院内での看護に従事するのみならず、1888年2月3日には初めての派出の依頼があり、愛知病院に入院中の海軍大尉他11名の派出看護に鈴木キク、吉岡ヨウ、竹内テウが派出された。また、1891(明治24)年の濃尾地震の折には医師、看護婦、薬剤師がチームを組み、救護活動にあたった。

　このように教育を受けた看護婦の活動は、病院内の看護と派出看護、救護活動を通して社会の人々に看護婦の存在を示していったと言えよう。

1 開学時の入退簿・卒業生名簿・戸籍謄本写
（慈恵看護専門学校所蔵）

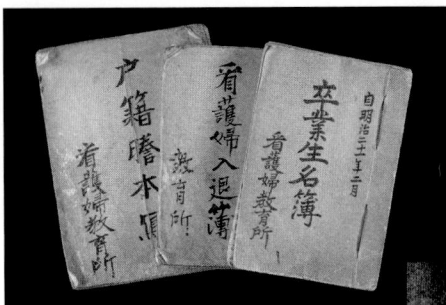

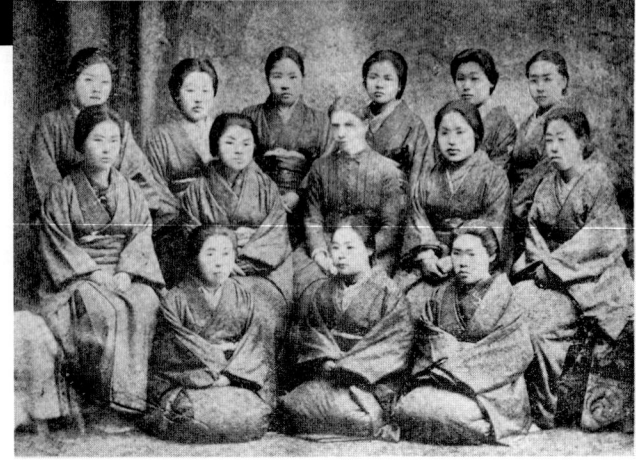

2 看護指導者のリード（Mary E. Reade）を囲んで
（写真の裏に「明治20年2月3日写す」とある）

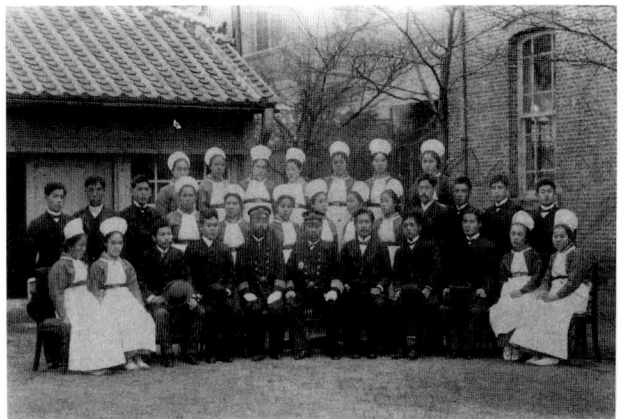

3 濃尾地震の救護班、帰京時に撮影、前列中央が高木兼寛

看護婦教育所創設之地　碑文

明治十七年十月東京慈恵會醫科大學學祖高木兼寛米人リード女史ヲ聘シ有志共立東京病院構内ニ看護婦育成ノ業ヲ興ス。是レ本邦斯界ノ嚆矢タル曉雲ニ赫耀ノ配セルヲ観ルニ庶シ。
創始ノ百歳ヲ記念シ此碑ヲ建ツ。

昭和五十九年十月
東京慈恵會會長　名取禮二

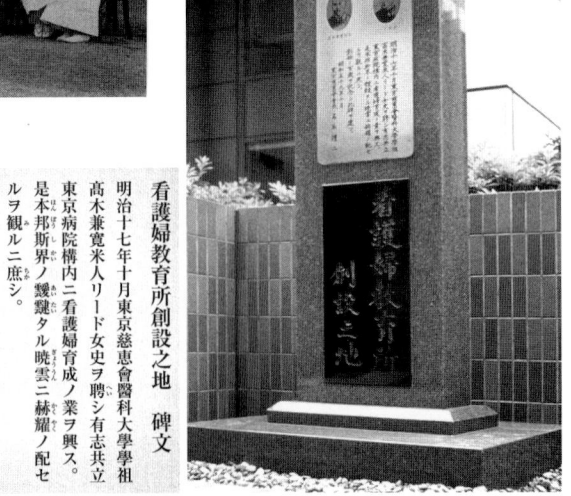

4 看護婦教育所創設の地記念碑と碑文（1999〈平成11〉年に港区の文化財に指定）

212　看護の草創期

12-3 京都看病婦学校と仏教系看護婦養成所

1) キリスト教を礎とする看護－京都看病婦学校[2]

1886(明治19)年9月、アメリカン・ボードの宣教師として帰国した同志社英学校校長の新島襄と医師ベリー(John C. Berry)が同ボードからの資金提供と日本人509名からの寄付を得て、京都看病婦学校を開設し看護婦の養成を開始した。同時に開院された同志社病院は入院ならびに外来患者を受け入れ、実習施設となった。京都看病婦学校の初代看護監督には、ナイチンゲール看護婦訓練学校の教育を実地に見学研修してきたリチャーズ(Melinda A. J. Richards)が就任。以後、スミス(Ida V. Smith)、フレーザー(Helen Fraser)と3代にわたる外国人婦長による看護の専門的教育が実施された。

初期の規則では、京都看病婦学校の入学資格は年齢30～40歳、就学期間は2年間であり、最初の1カ月間は仮入学し、適否を見る期間であった。生徒は修学中、校舎内に居住して、看病婦助手として勤務した。キリスト教精神を礎に、聖書の講義や礼拝も行われた。看護はキリスト教の慈愛を具現化する間接的な伝道行為でもあり、近代医学・看護による活動は文明化の意味を持っていた。

2) 派出看護と巡回看護

1888(明治21)年6月には第1回生4名が卒業。うち2名は学校に残り助手と婦長を兼任した。翌1889(明治22)年には7名が卒業し、1名は京都帝国大学医科大学附属病院の初代看護婦長となった。1887(明治20)年春より院外看護活動を行い、1892(明治25)年以降、家庭に出向いての派出看護や貧民に対する無料の巡回看護等を本格化させ、高い評価を得ていた。1893(明治26)年には3回生の富永春、5回生佐藤三枝らが京都看病婦会を組織し、3年後の1896(明治29)年に同会に付設の私立京都看病婦学校を設置した。1890(明治23)年より産科医師・佐伯理一郎による講義も行われ、産婆の免許取得もできるようになり、無料妊産婦収容施設も設置された。また、卒業生は1891(明治24)年の濃尾地震でも災害救護に参加、また日清・日露戦争では日本赤十字社京都支部や広島支部の救護員として活動した。

3) 財政困難による閉校とその後

京都看病婦学校は、1890年の新島襄の死亡で、アメリカン・ボードからの援助が途絶え、次第に財政困難に陥った。1897(明治30)年には病院・学校の管理は佐伯理一郎に委任され、1906(明治39)年、同志社理事会は廃校を決定した。佐伯理一郎の医院内に看護婦学校は移管されたが、1941(昭和26)年の閉校まで京都看病婦学校の名前は受け継がれた。

4) 仏教精神に基づく看護

京都では明治の初年に多くの寺院の建物が療病院、癲狂病院、梅毒病院、避病院などに提供されるなど仏教関係者の施療への関心は高く、1891年の濃尾地震以降、看護婦養成が活発に行われた[3]。1893年に大日本仏教訪話会による京華看病婦学校、1898(明治31)年に浄土真宗本願寺派の本願寺看護婦養成所、1903(明治36)年に真宗大谷派桜花義会の桜花義会看病婦学校が設立された。

京華看病婦学校の修業年限は2年で、生徒は通学もしくは寄宿し、授業科目に仏教の教えも含まれた。実習は京都府立医学専門学校や京都帝国大学医科大学附属病院などの近代的な病院で行われた。いずれも仏教の教え、患者の求めに応じて病人を看病慰撫することを重視した。

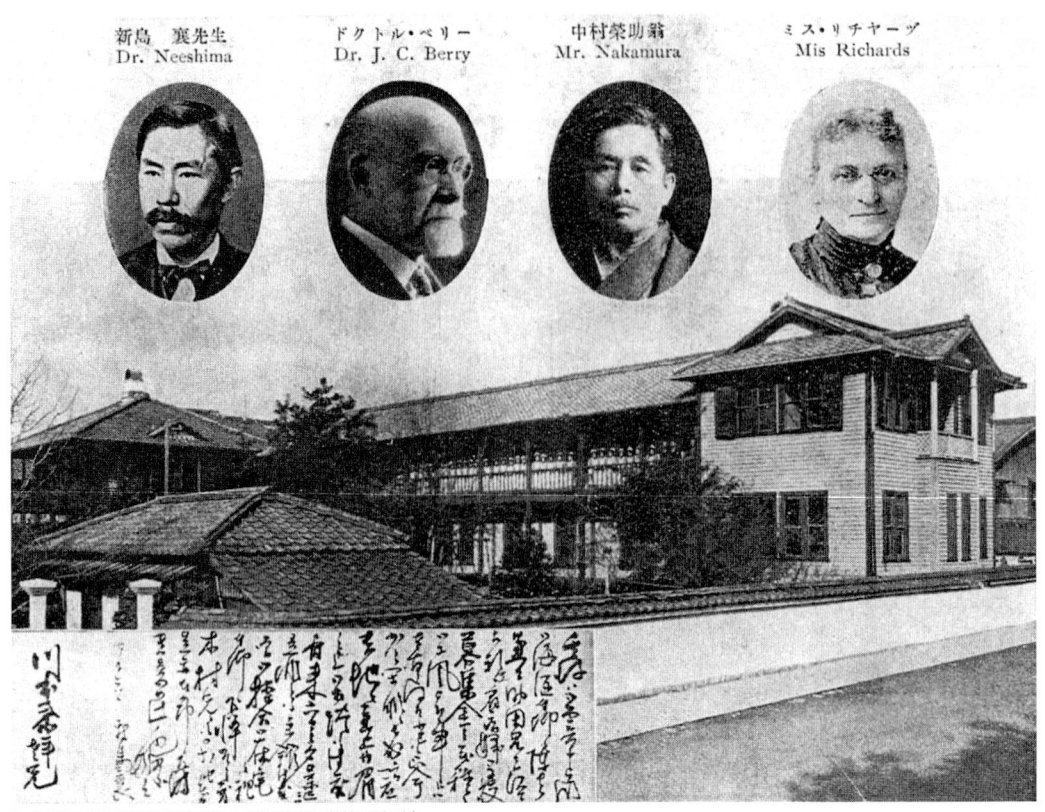

5 京都看病婦学校開設（出典：京都看病婦学校50年史）

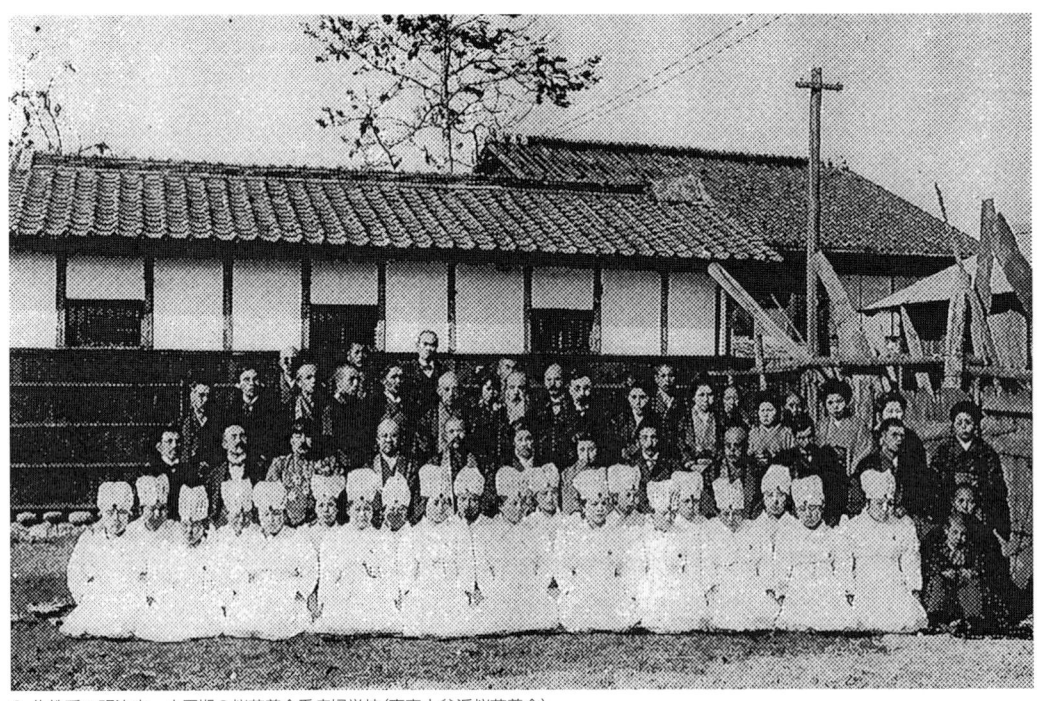

6 仏教系：明治末～大正期の桜花義会看病婦学校（真宗大谷派桜花義会）
（出典：大谷和雄，風雪に耐えて 大渓専先生の生涯，学校法人桜花学園出版部，1997）

12-4 櫻井女学校付属看護婦養成所と(東京)帝国大学医科大学附属第一医院看病法講習科

1) 櫻井女学校付属看護婦養成所[4]

櫻井女学校は、現在の女子学院の前身で、1876(明治9)年、櫻井ちかが創設した学校である。櫻井の後は矢島楫子が校長となった。看護婦養成に尽力した宣教師マリア・T.ツルー(Maria T. True)は矢島が校長であった1880(明治13)年、櫻井女学校に着任した。

ツルーが看護婦養成を志したのは、当時来日中の宣教師ジョン・バラの夫人が日本で病気になり、信頼できる看護婦がいないことを知って、自身でトレインド・ナース養成事業に着手しようと決意したが、アメリカで募金活動中に急逝してしまったことがきっかけであった。その時、帰米中(1883年～1884年)であったツルーは、バラ夫人の遺志を継ぐ決意をし、看護婦養成に尽力したのである。

1886(明治19)年11月、櫻井女学校の分校に看護婦養成所が付設された。看護の指導はエジンバラ王立病院看護学校の卒業生であるイギリス人、アグネス・ヴェッチ(Agnes Vetch：在日1887年～1888年)があたった。

修業年限は2年、1回生は8名(うち6名が卒業)であった。養成所は看護の実習をする病院がなかったので、2年次の臨床実習は帝国大学医科大学附属第一医院に委託生として受け入れてもらい、同医院のお雇となったヴェッチの指導を受けた。

1888(明治21)年10月28日に修業証書を第一医院から受けた1回生6名のうち大関和は、同医院の外科看護婦取締として他の同級生2名とともに採用されている。1回生は優秀な者が多く、看護界への貢献が大きい。後に、東京看護婦会会頭になる鈴木雅子や、派出看護婦会を設立し『実地看護法』(明治41年刊)を著した先述の大関和らがいる。

その後、養成所は東京淀橋町角筈の衛生園内に移転したが、1906(明治39)年、財政難のために閉鎖された。この間の卒業生は20余名であった。

2) (東京)帝国大学医科大学附属第一医院看病法講習科

帝大病院の最初は、戊申戦争時に横浜に設けられた軍陣病院が東京下谷の藤堂邸に移り、その後、1876年に本郷の旧前田邸に新築して移ったことに始まる。医学生らの臨床講義のために必要な患者を収容するため、必要に迫られて何の訓練も受けていないあまり教養のない女性を看病婦として採用するようになった。したがって、他の職種に比べてその地位が低かったことは、当時の給与からも明らかである。

同医院に看病法講習科が設置されたのは、1889(明治22)年ということになっているが、実際には、その前に講習修了生を2回送り出している。そのうちの1回は、櫻井女学校付属看護婦養成所の第1回生6名(大関和ら)が、病院実習のために委託生として入り、アグネス・ヴェッチの指導を受けて、通算2年間の看護法、実地練習課程を経てTrained Nurseとなって第1回の修了証書を手にしている。しかし、2回生22名は、大関らとはかなりレベルが違って、看病法練習証明書を授与されたという。

当時の女性の社会的地位の低さとともに、本来、病床での看病であったのが、官立の大学病院組織の中では医師に隷属せざるを得ず、戦後に至るまで医局の支配下に置かれた。1892(明治25)年には1年の講習科卒業後、満2年を看護婦として勤務した者に限り正式の看病婦の証明書を与えた。だが、帝国大学という大日本帝国直轄の官立病院という名門であるにもかかわらず、看護婦養成に関しては一

歩出遅れていた。

そのために、1897（明治30）年には高等看病婦養成所を開設したが、試験問題が難しすぎて合格者は1名だったという。翌年は18名が合格したが、従来は1年だった養成期間を2年に延長した。この高等看病法講習生らは、普通科とは違って午前中は自習時間の自由を与えられ、"高等さん"と呼ばれて下足番からも大切にされたという。

講師は病院の教授たちであり、卒業時には「高等科の目的は看護婦の品性を高め、社会的地位を向上せしむるよう指導を努むること、及び大学病院を模範的病院とするよう心がけること」との訓示を受けて指導者（管理者）の道を歩むことになる。1908（明治41）年の入学生から3年コースとなり、地方の大学病院看護婦養成所のモデルとなるような改革を行った。

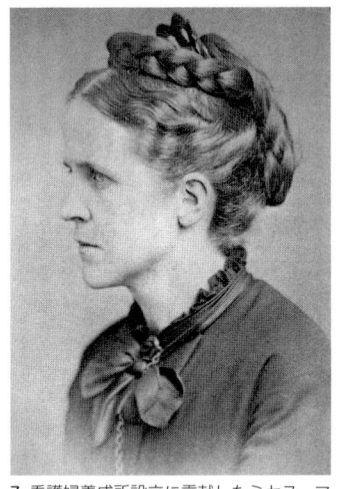

7 看護婦養成所設立に貢献したミセス・マリア・T.ツルー（1840〜96）
一致外国伝道協会から派遣され1874（明治7）年に来日。後、米国長老派教会所属となり櫻井女学校（現女子学院）の中に看護婦養成所をつくった

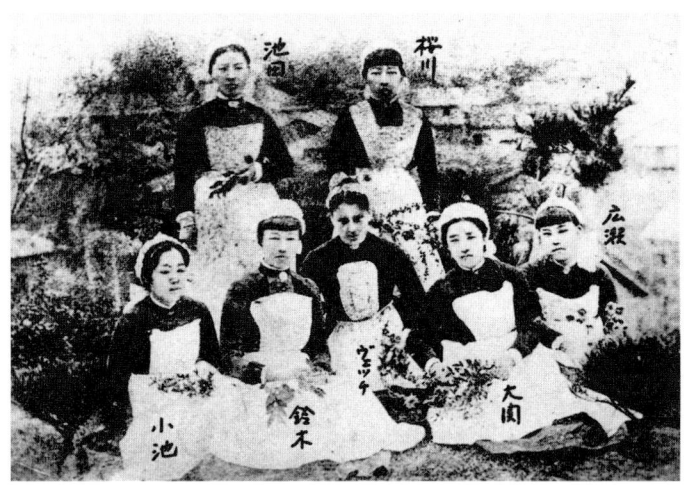

8 看護教師アグネス・ヴェッチと櫻井女学校付属看護婦養成1回生の生徒たち。帝国大学医科大学で看護実習を行った際の実習服を着用している

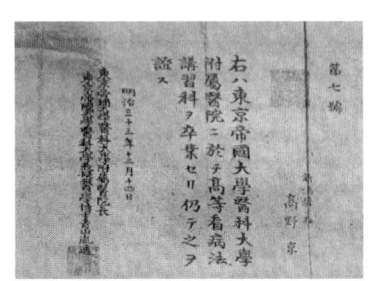

9 高野京（1879-1970）の高等看病法講習科第1期生の修了証

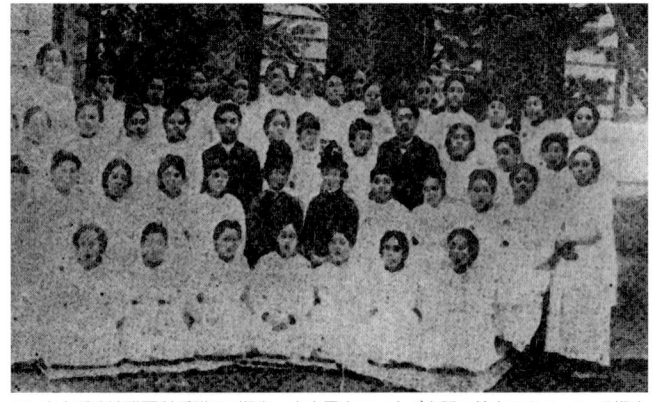

10 帝大看病法講習科受講の1期生。中央黒衣の二人が大関と鈴木であり、1，2期生も入っているようである

5 日本赤十字社病院における看護婦養成

1) 赤十字活動の担い手を育てるために

日本赤十字社の創立者である佐野常民は、かつて渡欧の際に見聞した国際赤十字事業にならい、1877(明治10)年の西南戦争の最中、日赤の前身となる博愛社を設立した。1886(明治19)年日本政府のジュネーブ条約加盟の翌年に日本赤十字社(以下、日赤)と改称、赤十字に基づく戦時救護活動の担い手となる看護婦を養成すべく、看護婦養成規則を定めて、1890(明治23)年4月より日赤病院で看護婦の養成を開始した。

2) 全国規模で看護婦を養成

第1回生は10名、半年後の10月に第2回生が9名入学した。第2回生には支部での看護婦養成を念頭に置き、支部から選出された看護婦生徒4名が加わった。日赤病院での看護婦養成は当初、学業1年半、実務練習2年の計3年半の課程であり、主に帝国大学医科大学別科の卒業生である医員が教員となった。初代看護監督は高山盈、以降、卒業生の佐藤梢、加藤まさ、萩原タケ、稲田ユキ、山本ヤヲが歴代看護監督を務めた。

支部の卒業生は、府県立病院等で行われた支部の看護婦養成に携わり、地方における看護婦養成や講習所設立のきっかけをつくった。当初は必ずしも高い水準ではなかった支部の看護婦養成も、1896(明治29)年に改めて本社で支部の模範看護婦を養成する制度を定め、養成期間を3年に統一したこと、1899(明治32)年以降、実習のみを東京の日赤病院で行う実務練習生制度を設けたこと、また大正期にかけて全国で支部の赤十字病院が設置されたことなどにより、水準が高められていった。

3) 戦時、災害救護から地域医療へ－活動の広がり

戦時救護を目的として始まった看護婦養成ではあったが、第1回生が1891(明治24)年の濃尾地震で災害救護に携わるなどして活動の場を広げていった。このため、1892(明治25)年には日赤の事業に天災救護が加わった。卒業生は、引き続き実習を行った病院で勤務する場合もあったが、派出看護婦会や支部の監督下に設けられた外勤部に所属するなどして、平時は地域医療に貢献し、戦争や災害に際して召集を受け、救護活動に携わった。また1907(明治40)年からは看護婦長候補生の養成が、1928(昭和3)年には公衆衛生活動を行うための社会看護婦の養成が開始された。

4) 第二次世界大戦と被占領下における看護婦養成

1937(昭和12)年に勃発した日中戦争以降には救護看護婦の需要が増加し、日赤は入学試験科目を減らす、卒業を繰り上げる等の他、従来の高等女学校卒業以上の年齢17歳以上の者を甲種救護看護婦、高等小学校卒業または高等女学校2年以上の課程を修了した年齢14歳以上の者を乙種救護看護婦として養成する、また看護婦免許を有するものに3カ月の講習を受けさせ臨時救護看護婦として採用するなどして対応した。内地の日赤病院における看護の主力は看護婦養成所の生徒となった。この戦争で赤十字社救護班として国内外に派遣された看護婦は延べ2万9,562名、看護婦長は延べ1,888名、うち殉職看護婦は1,187名である。

日本赤十字社中央病院(1941〈昭和16〉年改称)看護婦養成所は、一連の看護改革により、戦後は日本

赤十字女子専門学校となって、GHQ公衆衛生福祉部の指導の下、看護教育モデル校として、聖路加女子専門学校と共同教育を行った。日赤の看護婦養成はその質もさることながら、全国規模で展開された点に特徴があり、日本の看護および看護婦養成の歴史に大きな影響を及ぼしたと言えるだろう。

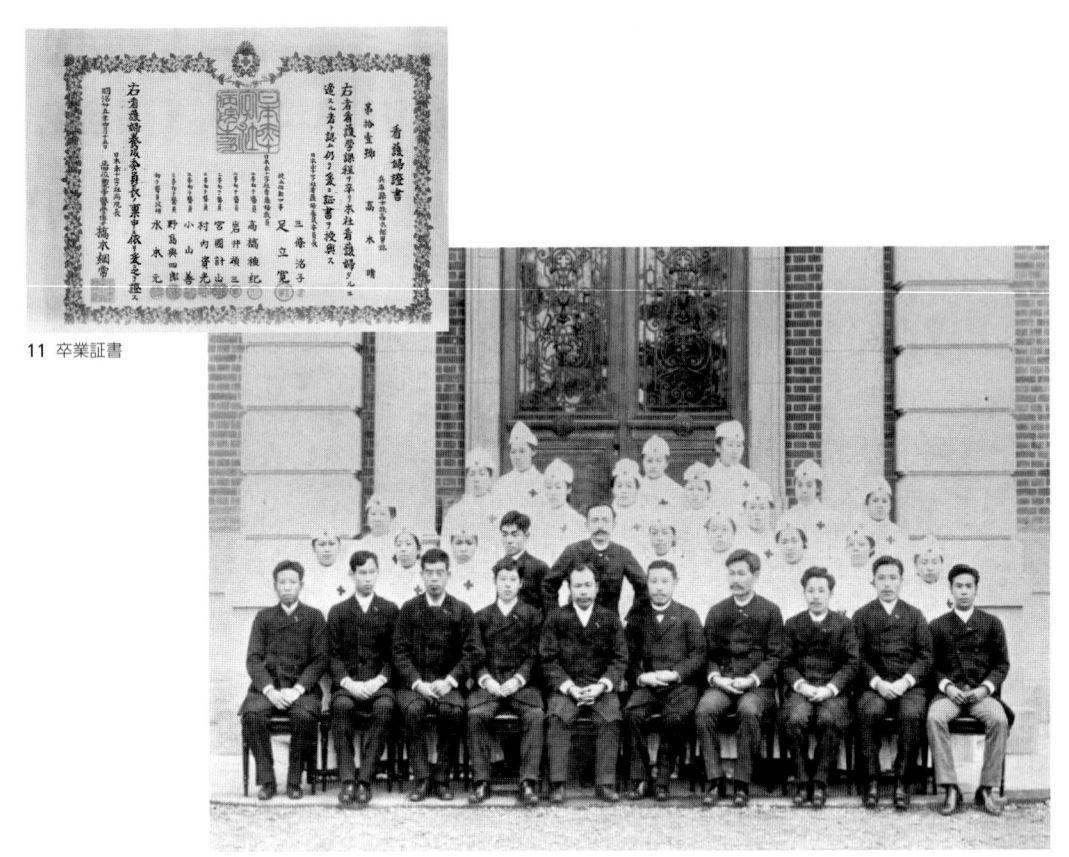

11 卒業証書

12 第1、2回生卒業式

表1　本社看護婦・支部選出看護婦・京都支部看護婦養成所における教育課程

		本社看護婦 3年半課程	支部選出看護婦 (模範看護婦)2年課程	京都支部看護婦養成所 1年課程
学業		1年半	1年半	半年
		教科：解剖生理、消毒法、看護法、治療介補、 包帯法、救急法、傷者運搬法、実地練習	解剖生理、伝染病、眼科等、病者看侍、 薬物治療他、創傷・止血等	
		教科書：①陸軍省『看護卒教科書』 ②足立寛『看護婦教程』6冊綴	参考書を授け、 聴講もしくは口述筆記	
		学費として月額5円支給 (本社支弁)	学費として月額5円支給 (支部支弁)	修業費として月額2円40銭支給 (支部支弁)
実務練習		2年 希望すれば本社病院で勤務可能	半年 卒業後、地方で実地業務に携わり研鑽を積むこと	実習： 医学校学用患者および療病院入院患者を受け持ち看護を学ぶ他、病院各科診察室手術室など順次配置
		給与として看護婦一般給料の上級額を支給 地方における看護婦の需要と本人の勤務状況により上下して差し支えない		

6 東京府病院産婆教授所

1) 日本の産婆職と産婆教育の始まり

産婆は江戸時代初期に職業として確立し、後期にはシーボルトの娘イネのように高度の教育を受け開業した例もある[5]が、産婆の資格・教育、業務・罰則に関する公的規定は皆無であった。1868(明治元)年、太政官から「産婆ノ売薬世話及堕胎等ノ取締方」が布達され、初めて公的に「産婆は生命にかかわる重要な職業である」ことが示された。

1874(明治7)年に「医制」が文部省より東京・京都・大阪に布達され、初めて産婆に関する条文が設けられた。1876(明治9)年7月、東京府の諮問に対し、東京府病院病院長・長谷川泰は「産婆試験方法見込之儀ニ付上申」(同年9月11日)により、教育体制は、①従来営業者の再教育、②新規開業者の教育、と2種類の資格教育とし、教育方法はドイツのシュルチェ(Bernhard S. Schultze)博士の産婆学を採用し、教育者はドイツ留学者を採用するよう答申した。この方針に従って東京府病院産婆教授所が設立され、1876年11月から従来営業者の教育・試験と東京府仮免状下付を実施した[6-10]。第1回生は30名募集して15名入学、1877(明治10)年5月15日に開講した。出身地は東京10名、神奈川県・静岡県・茨城県・和歌山県・高知県各1名であった。第2回生は25名募集して18名入学、1878(明治11)年1月8日に開講した。産婆教授所の生徒の記録によれば1878(明治11)年現在の産婆生徒数は37名、1879(明治12)年現在の生徒数は51名、1880(明治13)年の入学者は49名と、応募者が急増していた。

2) 東京府病院産婆教授所の教育

教育目的は産婆の指導者養成であり、入学・卒業の要件は以下のとおりであった。①年齢20歳以上30歳以下の婦人で普通の文書を読み書きできる人を試験し毎年定期に入学させる、②学業の期限は4期、半年を1期として2年とし、初めの3期(1年半)は理論を主とし、終わり1期(半年)は模像(ハントーム)ならびに妊婦につき実地の処置を教える、③授業時間は理論・実地ともに毎日2~3時間と定める。④毎期の終わりに試験を行い、落第する者は再び前期の学科を修めさせる、⑤4期間の教授が終わった後、試験を行い、合格者には卒業証書を与える。産婆教授方法は、『ドイツエーナ大学産婦人科教授枢密医官博士ベルンハルト・ジグムント・シュルチェの産婆学　第3版』の翻訳書である山崎元脩訳・小林義直閲『朱氏産婆論　全9巻』に基づいた。教育課程は、1期は予備論、平常の妊娠の論、順産の論。2期は産褥および哺乳期中の常法、妊娠中異常の経過。3期は分娩経過間の破格、産褥及哺乳期中の障害、薬物用法、不良の症候発生時の産婆の処置、産婆の果たすべき義務官府に対する関係、実地演習。4期は諸侯の復習と実地演習、実地演習生徒は当番で産婆教授所付属産室に24時間留まり妊婦を看護し、おおよそ常症患者10名、異変患者2名を介助することであり、指導者による実践教育が行われた[11,12]。同所の教育が、1899(明治32)年制定「産婆規則」の基となっている。

3) 卒業生の免許取得と活動

1882(明治15年)年当時、産婆の資格は従来営業者認定、各府県免許、内務省産婆営業免許と3種に大別されていた。同年の内務省産婆営業免許取得者は、「内務省免許全国医師薬舗産婆一覧(1882〈明治15〉年6月)」によると106名で(産婆教授所の卒業生数は不明)、出身地は東京43名、神奈川23名、静岡11名、京都6名、千葉4名、宮城3名、群馬・埼玉・岐阜・愛媛各2名等で、極めて小人数であり、

しかも限定された土地にしかいなかった[13]。

卒業生の活動例を見ると、宮城県石巻の山崎富子氏は1880(明治13)年、29歳で産婆生徒となり、1881(明治14)年11月に内務省産婆営業免許(第79号)を取得し、石巻で開業した。1885(明治18)年に私立産婆講習所および産院を開設し、産婆生3名を教育して内務省産婆営業免許を取得させた。1890(明治23)年に牡鹿郡産婆組合の産婆総代となり、自著の『牡鹿産婆組合講話』を教科書として毎月、郡内各町村を巡回して講習会を開き、受講者に修業証書を発行した[14,15]。

山形県の佐藤千萬氏は1880年、山形県濟生館の「山形県濟生館産婆教授掛職制」として採用され、産婆活動および全県で教育活動を行った。東北各県では卒業生を招聘し産婆教育を開始した[16]。母子保健・看護・教育の変革の大きな担い手になったと言えよう。

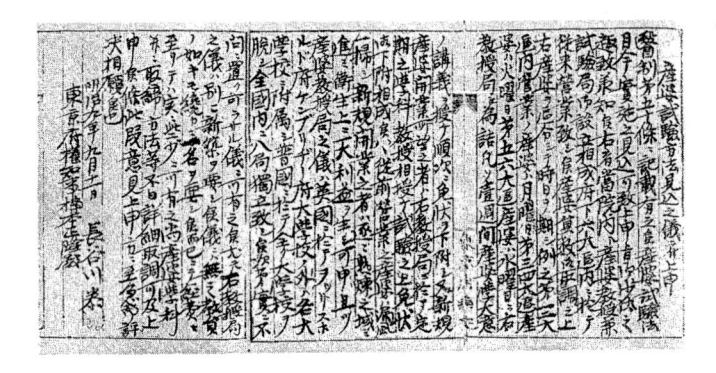

13 東京府病院産婆教授所・長谷川泰「設立と教育活動」に関する上申(明治10年回議録第三類産婆 衛生課)

14 東京府病院産婆教授所開設の新聞広告「産婆教授開始と産婆教授規則・教授課目」
(出典：東京日日新聞, 明治9年12月21日)

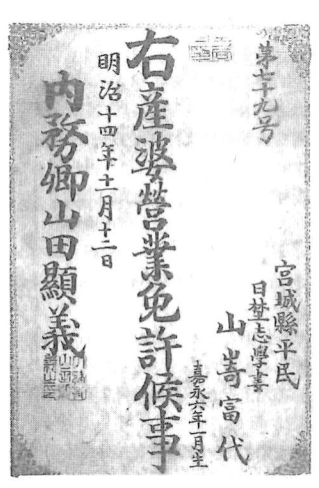

15 山崎富子氏の内務省産婆営業免許状(日野家所蔵)

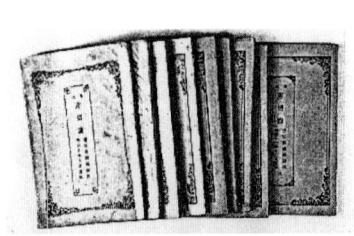

16 『朱氏産婆論　全9巻』(東京府病院刊)

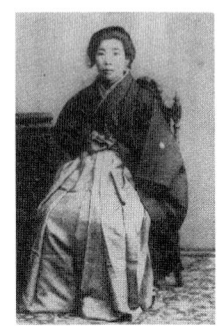

17 山崎富子氏

12-7 精神医療の歴史と看護

1) 日本における精神医療の道のり

　日本では古くから、精神病患者は家族・地域による世話や水療法などが一般的であり、京都の岩倉大雲寺(京都)のように茶屋(保養所)等で精神病者を預かる宿泊施設も存在した。明治期には私立の精神病院も開設されたが、日本初の公立精神病院は、1875(明治8)年に設置された京都癲狂院であった。ドイツ人医師ヨンケル(Ferdinand A. Junker von Langegg)の下、モラル・トリートメント(精神病患者を人間として尊重し、鉄鎖や足枷から解放し、自由を与えて作業に就かせ、精神療法の必要を説く)を加味した医療が開始された。しかし、財政難により1882(明治15)年閉院した。

　一方、東京府は1875(明治8)年、養育院の中に精神病室を設置し、1879(明治12)年には正式に東京府癲狂院を設立した。これにより、律令制の開始から江戸時代まで、地域で保護の対象とされていた精神障害者が社会的な隔離対象へと変化した。

　1872(明治5)年の東京番人規則により精神病者は衛生警察による取締対象とされ、外出が制限された。1900(明治33)年には精神病者監護法が制定され、私宅監置が合法化された。呉秀三による私宅監置に関する調査を踏まえ、1919(大正8)年に精神病院法により道府県に精神病院の設立が規定されたが設置は進まず、病床数は相変わらず不足した。第二次世界大戦中、東京府立松澤病院では食糧難による多くの餓死者を出した。

2) 看護人による精神科看護と看護人(婦)養成の始まり

　東京府癲狂院の開設当初の入院患者数は約60名、救助人と呼ばれる男子看護人7～8名が雇用され、1880(明治13)年より女性看護者が雇用された。明治10年代には30～50名の看護人(男女比は約3対2)が存在した。1889(明治22)年には東京府巣鴨病院と改称、1895(明治28)年、看護人心得が制定され、1901(明治34)年、呉秀三院長により患者に対する拘禁具の使用禁止、1902(明治35)年、作業療法の開始などの改革が始まった。

　1908(明治41)年に出版された清水耕一の『新撰看護学』は初めての看護人による一般看護書で、精神看護学の内容として精神病者の人権の尊重、信頼関係を重視した関わり、症状の理解に基づく対処、医師への報告、安全の確保、保清、食事、環境整備などが含まれた。

　1903(明治36)年、巣鴨病院普通看護法講習会の規則が制定され、1906(明治39)年、看護人(婦)養成所が設置され、1919(大正8)年、松澤病院附属看護婦養成所に改称した。開設時の入学資格は高等小学校以上の学力を持つ満17～40歳までの者で、男女の別はなかった。修業年限は3年(学業1年、実習2年)であり、講師は医師が中心であったが、包帯法や実地演習は看護長が担当し、高いレベルの教育が行われた。養成された看護婦は374名、看護人は268名に上り、1951(昭和26)年に廃校となった。

　京都府癲狂院の開設当初の入院患者数は30～40名程度、看護人として強力6名が雇用され、以降、看護人が看護に当たった。閉院後、1884(明治17)年に岩倉癲狂院が設立され、1911(明治44)年には付設の看護学校が設置されたが、1945(昭和20)年、陸軍病院として接収され、閉院した。

3) 男性看護人の待遇と教育

　陸軍では1873(明治6)年から男性看病人・看病卒を養成、日赤では1896(明治29)年から看護人養

成を開始したが、男性看護人の養成機関はそれ以外になく、平時の看護人の就職の受け皿が精神病院であった。彼らの男性看護人としての資格も、1915(大正4)年、看護婦規則の附則で初めて明記された。精神病者のみならず看護人の待遇の歴史も、今日の精神医療に深い影を落としている。

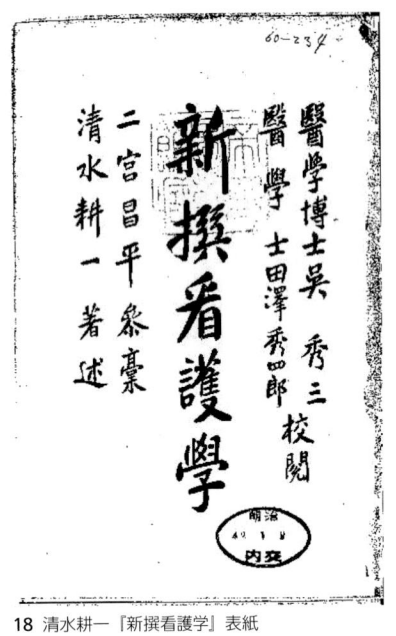

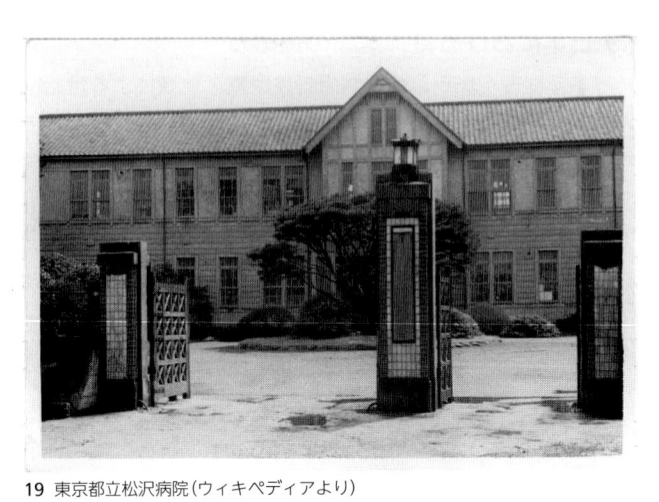

19 東京都立松沢病院(ウィキペディアより)

18 清水耕一『新撰看護学』表紙

20 東京府巣鴨病院病室。出典：近代日本精神医療史研究会ブログ(http://kenkyukaiblog.jugem.jp/?eid=151)，2011(原典：東京府立松澤病院医局同人，東京府立松澤病院ノ歴史，1928)

12-8 「草創期の看護師たち」の後世へのメッセージ

　近代教育を受けたとはいえ、看護に対する社会一般の理解不足の下では、さまざまな偏見や労苦があったことは想像に難くない。だが、草創期の彼女らは、実践面でも数々の足跡を残した他、著作を通じて看護に関する見解や方法を書き残している(**表1**)。

　例えば、1891(明治24)年、有志共立東京病院看護婦教育所を卒業して派出看護婦として働いた平野鐙(本名藤)は、1896(明治29)年5月『看病の心得』と題する著書を著した。これは、6章150頁からなる看護婦による最初の著書である。

　家庭看護の向上を目指して書かれたものであることは、緒言「看病は最も博愛慈善の業にして、殊に婦女子においては天職として…世の婦人が家庭教育の一として必ず脩めおくべき一業務たることを深く悟れり」からも明らかである。

　また、櫻井女学校卒業生の中で最も華々しく活躍した1回生の大関和の足跡は、今日に至っても種々語られているが、中でも『実地看護法』は、派出看護婦としての彼女の実践を基に記述されている名著である。

　同書は1907(明治40)年、「不慮の病にかかりて九死に一生を得た際」(同書序より)、病後の静養期を那須温泉で過ごした折りに、長年の宿望として書かれた、いわば「再生の記録」である。疾患別看護法は、現在では疾患自体が過去のものとなっている急性伝染病等が多く記載されているが、現代看護に通用する部分があることも見落とすことはできない。

　例えば、腎臓炎看護法に記載された内容は、卒業して間もなく受け持った重症腎炎の13歳の少女に対して、文字どおり不眠不休の看護を行った体験がリアルに述べられている。おそらく日本の看護師による最古の看護実践事例記録と言えよう。牛乳と全身の洗拭法によって尿量を増やし、浮腫の軽減に通じた実践は、患者の自然治癒力に働きかける看護の力を示したものとして現代の看護にも普遍できるものである。

　しかも、生命の危機に及ぶような重篤な症状の少女が回復した後の生活にまで触れている点は、退院後に種々困難を抱えて過ごさざるを得ない現代の患者の存在に関心を向ける必要を示唆しているとは言えないだろうか。

　このような、著作によって伝えられた看護の心や方法のみではなく、近代看護教育の潮流が、その後の日本の看護教育や職業としての看護にどのような影響をもたらしたかは、明治維新後の国の動きとは決して無関係ではなく、歴史の真実を通して考察する意味の大きさは図り知れないものがある。優れて看護歴史学的研究の課題でもある。

　看護の草創期から125年を経た現在、看護の高等教育化が進み、看護理論を根拠にした実践への期待は、ますます大きい。より厳しい環境の下で、少数ではあっても、草創期の看護の先達たちの献身とチャレンジングな行動に関して、現代を生きる看護師たちが、真摯に学ぶ必要があるのではないだろうか。

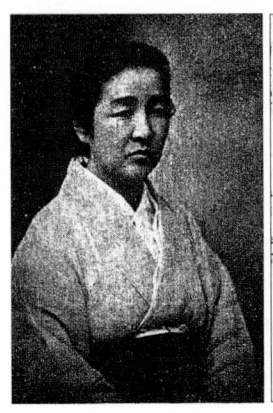

21 大関和『看護婦派出心得』の広告
『婦人新報』29号の広告欄に掲載された吐鳳堂書店の初版広告。再版以降は『派出看護婦心得』と改題された。大関は学習者の姿勢に三徳が必要であると述べ、今日の表現で態度・知識・技術に相当する「精神・言行・学技」を説いた

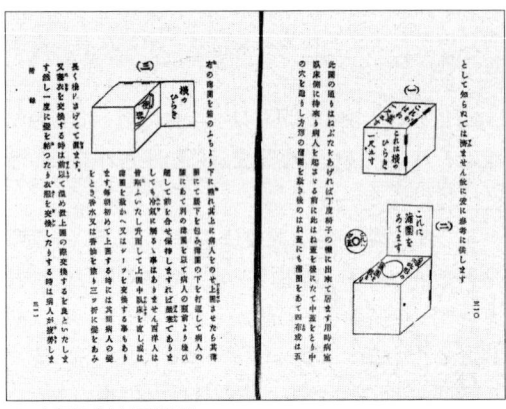

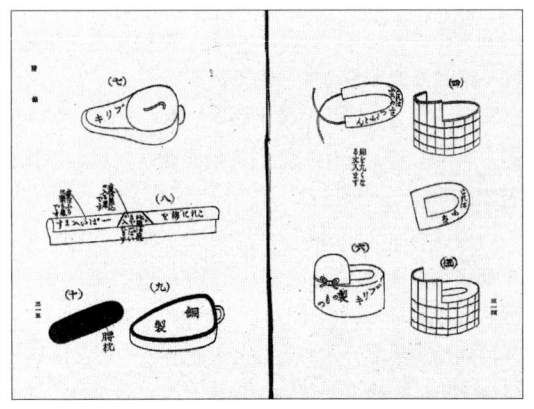

22 大関和『実地看護法』
排泄の際の便器の種類、収納方法、安楽（箱型の腰掛け式や保温）の工夫を紹介している。この頃の看護書にはイラストがないので、大変興味深い

表1　産婆・看護婦により著された看護書等（現時点で確認されている書籍：国立国会図書館等検索）

発刊年	書籍名	著者名（教育背景）
1892（明治25年11月）注1)	産婆十三戒	笹川ミス（新潟医学校付属産婆教場卒）
1895（明28）	赤痢虎列刺病看護法	田中定（京都看病婦学校7回生）
1896（明29）	看病の心得	平野鐙（東京慈恵医院看護婦教育所7回生）
1897（明30）	八種伝染病看護法	田中定（京都看病婦学校7回生）
1899（明32）	看護婦派出心得	大関和（桜井女学校付属看護婦養成所1回生）（写真21）
1901（明34）	八種伝染病看護法	油川太嘉（日本赤十字社病院卒と本人述）
1907（明40）	誤解矯正安産手引	小林春（産婆：教育背景不明）
1907（明40）	看護日誌摘要字引（初版）	山上歌子（教育背景不明：博愛看護会所属）
1908（明41）	実地看護法（初版）	大関和（櫻井女学校付属看護婦養成所1回生）（写真22）
1908（明41）	新撰看護学	清水耕一（日本赤十字社看護人養成所1回生1897卒）
1910（明43）	実地看護法（3版）	大関和（3版は初版より26頁増）
1911（明44）	看護日誌摘要字引（4版）	山上ウタ（用語は初版の2100余から3400余に増）

注1)　『産婆十三戒』は蒲原宏氏（前日本医史学会理事長）により報告された（1893）。笹川による冊子形態の私家版であり笹川が創設した「新潟私立産婆養成所」でテキストとして使用された

資料

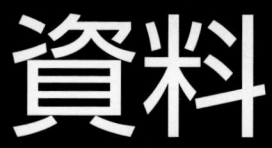

看護史年表

執筆担当：吉川龍子／日下修一

1868（明治元）　　　　　　　　　　　　　　　　　閏：旧暦の閏月。1873（明治6）年から現在の新暦を使用

看護のあゆみ	制度と看護管理	看護教育と学術	看護職の社会活動・社会の動き
〈1868（明治元）年〉			
4.24 壬生城（現栃木県）内養生局で女性看護人を採用 閏4.17 横浜軍陣病院で女性看護人を採用（戊辰戦争） 7.20 横浜軍陣病院を下谷藤堂邸に移し、医学所を含めて大病院と改称 9.— 東京の大病院で女性看護人を採用（戊辰戦争）	12.24 産婆取締に関する布告	12.7 太政官、医業取締及び医学奨励に関し布告	4.24 壬生城（現栃木県）内養生局で女性看護人が銃創看護 閏4.17 横浜軍陣病院、その他、戊辰戦争の前線で女性看護人が戦傷者救護
〈1869（明治2）年〉			
2.— 医学校兼病院（のち大学東校）で女性看護人を採用	2.12 ドイツ医学採用を決定		
〈1870（明治3）年〉			
—.— 大学東校校則に看病人の規程あり	4.24 太政官、府県藩に種痘の普及を布達		
〈1874（明治7）年〉			
9.4 東京府病院開設（看病人の規定あり） —.— 岡田宗訳『看病心得草』刊行	8.18 医制を三府（東京・京都・大阪）に布達（産婆免許制度の規定あり）		
〈1875（明治8）年〉			
	5.14 医制改正、各県に医制準拠の規則作成を通達 6.28 衛生行政事務を文部省から内務省に移管	6.— 海軍軍医・高木兼寛がイギリスのロンドン大学セント・トーマス病院医学校に留学 —.— 京都産婆会で近代的産婆教育開始	
〈1876（明治9）年〉			
	1.12 医制に基づき医術開業試験法を制定	3.— 大阪府病院で産婆教育開始 11.— 東京府病院で産婆従来営業者の教育開始	
〈1877（明治10）年〉			
5.12 太田雄寧訳『看護心得』刊行 10.6 山崎玄脩訳『朱氏産婆論』刊行		5.15 東京府病院産婆教授所開設	5.3 西南戦争で博愛社の設立が許可され、男性看護人が救護に従事
〈1879（明治12）年〉			
11.— ウイリアム・アンデルソン著『看病要法』海軍医務局より刊行	10.— 内務省に中央衛生会を設置 12.27 内務省、各府県に衛生課設置を布達	5.12 函館病院が産婆教育開始 11.22「東京医事新誌」に「看護人教育ノ切要」とアメリカの看護学校紹介の記事掲載	
〈1880（明治13）年〉			
4.— 東京府癲（てん）狂院が女性看護人を雇用	7.9 伝染病予防規則布告	4.14 桜井郁二郎が紅杏塾を開設、民間初の産婆教育開始	5.24 博愛社社員総会で外国女性の戦時救護活動紹介
〈1881（明治14）年〉			
—.— 小嶋元三郎『看病心得』刊行			
〈1882（明治15）年〉			
		7.— アメリカ留学中の山川捨松がコネチカット看護婦養成学校に短期入学	8.11 高木兼寛、有志共立東京病院開設
〈1883（明治16）年〉			
		—.— 博愛社社員柴田承桂、ウィーンの看護婦養成所を見学	

1894（明治27）

看護のあゆみ	制度と看護管理	看護教育と学術	看護職の社会活動・社会の動き
〈1884（明治17）年〉		10.17 アメリカ人宣教師リードが有志共立東京病院で看護法教授開始	6.12 婦人慈善会が有志共立東京病院のためバザー開催
〈1885（明治18）年〉 7.31 婦人慈善会が有志共立東京病院看護婦教育所設立の資金募集		10.— 有志共立東京病院看護婦教育所開設	
〈1886（明治19）年〉 7.— 笹川純一『看病の心得』刊行		9.— 京都看病婦学校開設 11.— 櫻井女学校付属看護婦養成所開設	9.— 新島襄が同志社病院仮診療所を開設 11.17 博愛社病院開設（1887年に日本赤十字社病院と改称）
〈1887（明治20）年〉 6.2 日本赤十字社篤志看護婦人会発足 11.— 大日本婦人衛生会発足		10.— 帝国大学医科大学附属第一医院で看病法講習開始	4.1 有志共立東京病院、東京慈恵医院と改称
〈1888（明治21）年〉 2.— 大日本婦人衛生会「婦人衛生会雑誌」発刊		—. 最初のトレインドナース（専門教育修了看護婦）誕生（慈恵・京都・櫻井・帝大）	2.3 東京慈恵医院看護婦最初の派出看護 7.15 磐梯山噴火、最初の災害救護に福島県立病院の看護婦参加
〈1889（明治22）年〉 —. 足立寛編『日本赤十字社篤志看護婦人会教程』刊行		6.14 日本赤十字社看護婦養成規則制定 11.— 帝国大学医科大学附属第一医院看病法講習科開設	
〈1890（明治23）年〉	4.1 第1回日本医学会開催	4.1 日本赤十字社病院看護婦養成所開設 4.1 帝国大学医科大学産婆養成所開設	9.16 紀州沖でトルコ軍艦沈没、日本赤十字社病院看護婦が救護に参加
〈1891（明治24）年〉 —. 佐伯理一郎が京都に最初の産院開設		6.30 東京府巣鴨病院で船岡英之助医院、精神病者の看護講義開始	10.28 濃尾地震、日赤・慈恵・京都看病婦学校などで教育を受けた看護婦が救護に参加 11.— 鈴木まさ、慈善看護婦会開設（最初の派出看護婦会）
〈1892（明治25）年〉		6.— 緒方正清、大阪に緒方助産婦教育所開設	11.30 軍艦千島の沈没事故、看護婦が救護に参加 —. 京都看病婦学校で訪問看護開始
〈1893（明治26）年〉 11.2 竹中スエ「赤痢病の看護法」（看病談）が「婦人矯風会雑誌」に掲載	10.31 地方官庁の衛生事務、警察部の所管となる	2.— 日本赤十字社広島支部で看護婦養成開始（支部での養成の最初） 5.1 京華看病婦学校開設（仏教系の養成施設の最初）	—. 京都看病婦会開設
〈1894（明治27）年〉 —. 足立寛『通俗救急処置』刊行	8.3 日清戦争の戦時救護に看護婦取締、看護婦長の任命	12.— 『日本赤十字社看護婦教程』刊行	8.1 日清戦争開戦、看護婦が内地で戦時救護に従事 9.— 「婦人従軍歌」の発表

1895（明治28）

看護のあゆみ	制度と看護管理	看護教育と学術	看護職の社会活動・社会の動き
〈1895（明治28）年〉 8.— 佐伯理一郎訳『普通看病学』（ビルロート著）刊行 9.— 田中定『赤痢虎列刺病看護法』（看護婦初の著作）			—．慈善看護婦会、東京看護婦会と改称
〈1896（明治29）年〉 5.1 平野鐙『看病の心得』刊行 6.— ヘレン・E．フレーザー『実用看護法』（成瀬四寿訳）刊行 —．緒方助産婦学会「助産之栞」創刊		6.7 『日本赤十字社看護学教程』刊行 9.25 『日本赤十字社看護人教科書』刊行 11.— 日本赤十字社病院で男性看護人の養成開始	6.15 明治三陸大津波、災害救護活動 12.25 日清戦争の救護に従事の看護婦に叙勲（民間女性初）
〈1897（明治30）年〉 10.— 田中定『八種伝染病看護法』刊行	4.1 伝染病予防法公布		
〈1898（明治31）年〉 —．三川鋭男訳『助産学』刊行	9.28 文部省、学校伝染病予防及び消毒方法公布	11.7 東京帝国大学医科大学医院で高等看病法講習科開設（1回のみで中止）	11.10 日本赤十字社病院に外勤部開設
〈1899（明治32）年〉 6.28 大関和『看護婦派出心得』刊行 7.2 国際看護婦協会（ICN）設立 11.— 大日本看護婦人矯風会設立	7.19 産婆規則公布 9.6 産婆試験規則公布	12.22 東京市養育院で看病法講習開始	
〈1900（明治33）年〉 —．富士川游『知学的看護法』刊行 —．日本産婆協会「産婆学雑誌」創刊	4.4 文部省、学校衛生課設置 7.1 東京府看護婦規則制定（府県看護婦規則の始まり）		7.1 北清事変、戦時救護で看護婦の病院船勤務開始
〈1901（明治34）年〉 5.24 油川太嘉『八種伝染病看護法』刊行 8.— 榊保三郎『癲狂院に於ける精神病看護学』刊行		1.— 伝染病研究所看護婦養成所開設	
〈1902（明治35）年〉 2.— 門脇真枝『精神病看護学』刊行 11.— 東京府に看護婦協会発足（派出看護業者団体）		2.— 聖路加病院で看護婦養成開始	2.— アメリカ人宣教医トイスラーが聖路加病院開設（1917〈大正6〉年、聖路加国際病院と改称）
〈1903（明治36）年〉 —．看護婦協会、大日本看護婦協会と改称	12.22 日本赤十字社救護員採用規則に看護婦長採用条件明記	—．東京府巣鴨病院、普通看護法講習規則制定	
〈1904（明治37）年〉 —．福岡県、岐阜県で学校看護婦を採用	2.4 肺結核予防法公布	2.— 聖路加看護婦学校開設	2.10 日露戦争開戦、戦時救護活動、アメリカのマギー夫人一行が救護援助に来日
〈1905（明治38）年〉			9.5 日露講和条約、戦時救護終了
〈1906（明治39）年〉 —．大日本看護婦協会会誌「看護婦」発刊	5.2 医師法公布	—．東京府巣鴨病院、看護人（婦）養成所開設	

1919(大正8)

看護のあゆみ	制度と看護管理	看護教育と学術	看護職の社会活動・社会の動き
〈1907(明治40)年〉	3.19 癩予防法公布	10.1 日本赤十字社病院で看護婦長候補生教育開始	
〈1908(明治41)年〉 4.20 大関和『実地看護法』刊行 12.29 清水耕一『新撰看護学』刊行(男性看護人の著作)		11.— 大関看護婦会が夜学実地看護法の講義開始 —. 富士川游、看護学会創立	
〈1909(明治42)年〉 7.19 第2回ICN大会(ロンドン)に日本赤十字社病院の萩原タケが初参加	4.14 種痘法公布	1.19 日本赤十字社救護員養成規則制定(救護看護婦の名称の開始)	8.14 江濃地震(滋賀県)、災害救護活動
〈1910(明治43)年〉 8.13 F.ナイチンゲール永眠 9.27 ナイチンゲール・石黒記念牌制定	5.5 産婆規則改正	4.1 日本赤十字社『甲種看護教程上巻』刊行(看護婦生徒用) 5.2 『甲種看護教程下巻』刊行 9.4 日本赤十字社『乙種看護教程』刊行(看護人生徒用)	
1911(明治44)年		—. 岩倉癲(てん)狂院に看護学校開設	5.30 恩賜財団済生会設立
1912(明治45・大正元)年 8.— 第3回ICN大会(ケルン)に萩原タケ・山本ヤヲが参加		6.18 私立産婆学校産婆講習所指定規則制定	
〈1913(大正2)年〉 5.25 岩井禎三訳『看護の栞』刊行(ナイチンゲール著書の訳本)	9.19 文部省、医師試験規則公布		
〈1914(大正3)年〉	3.21 売薬法公布 12.26 東京府令看護婦規則改正		1.12 桜島大正噴火、災害救護活動 7.28 第一次世界大戦開戦、10月よりイギリス・フランス・ロシアへ日本赤十字社看護婦派遣
〈1915(大正4)年〉	6.30 内務省、看護婦規則制定	8.28 私立看護婦学校看護講習所指定標準ノ件制定	12.— 東京府芝赤羽に済生会芝病院(現東京都済生会中央病院)開設
〈1916(大正5)年〉	6.15 文部省に学校衛生官を置く 6.28 内務省、保健衛生調査会設置	—. 日本赤十字社大阪支部病院が看護教育担当婦長を任命	5.30 済生会病院開院式 6.11 魚津市の列車事故に救護活動
〈1917(大正6)年〉		12.19 日本赤十字社救護員養成規則改正、地方病院養成委託中止	9.30 東京府下・大阪府下の水害で災害救護活動
〈1918(大正7)年〉		4.— 慶応義塾大学医学科付属看護婦養成所開設	7.26 東部シベリアへ看護婦主体の救護班派遣開始
〈1919(大正8)年〉 7.8 陸軍病院が看護婦採用開始(日本赤十字社看護婦優先)	3.25 精神病院法公布 3.27 結核予防法・トラホーム予防法公布		—. スペイン風邪(インフルエンザ)流行、看護活動

1920(大正9)

看護のあゆみ	制度と看護管理	看護教育と学術	看護職の社会活動・社会の動き
〈1920(大正9)年〉 5.12 第1回ナイチンゲール記章受章(日本人3名)	4.7 東京府、府令看護婦会の取締	9.― 聖路加国際病院付属高等看護婦学校発足 9.― 北海道帝国大学医学部附属病院に看護法講習科開設	7.5 ポーランド孤児救済事業開始
〈1921(大正10)年〉 10.7 国際公衆衛生看護講習会(ロンドン)に田淵まさ代(日本赤十字社病院)が参加 11.19 東京府看護婦会組合連合会結成	6.23 文部省、学校衛生課設置		
〈1922(大正11)年〉 6.― 日本赤十字社が学校看護婦派遣開始 ―. 国際助産婦会議設立(1928年国際助産婦連合、1954年国際助産婦連盟と改称)	4.22 健康保険法公布(施行は1926年)	5.9 日本赤十字社産院に産婆養成所開設	
〈1923(大正12)年〉 12.― 陸軍看護婦長を判任文官と認める			9.1 関東大震災、大規模の災害救護活動開始 9.― 済生会が大震災被災者のための巡回看護開始 9.― 聖路加国際病院、母子保健指導の訪問事業開始
〈1924(大正13)年〉		―. 文部省、短期の学校看護婦講習会開始	
〈1925(大正14)年〉 10.― 聖路加国際病院、スクール・クリニック開設	4.14 薬剤師法公布	5.25 日本赤十字社看護婦外国語学生規則制定	
〈1926(大正15・昭和元)年〉 12.― 東京府産婆会設立	7.1 健康保険法施行	4.1 日本赤十字社看護婦外国語学生の教育開始	―. 日本赤十字家庭看護法・救急法の講習開始
〈1927(昭和2)年〉 5.12 日本産婆会設立		4.1 聖路加女子専門学校開設	3.7 北丹後地震、災害救護活動 10.― 聖路加国際病院、訪問看護事業開始
〈1928(昭和3)年〉 4.5 日本赤十字社看護婦同方会発足 10.― 国際公衆衛生看護講習会(ロンドン)に井上なつゑが参加	5.4 文部省、学校衛生課を体育課と改称	10.1 日本赤十字社病院で社会看護婦の養成開始 10.― アメリカ人指導者による東京衛生病院看護婦学校開設	6.5 中国山東地方動乱に臨時救護班派遣
〈1929(昭和4)年〉 3.16 東京の主要病院の代表看護婦が集まり日本看護婦協会設立	10.29 文部省、学校看護婦に関する件制定		―. 聖路加国際病院に医療社会事業部開設
〈1930(昭和5)年〉 8.― 大阪朝日新聞社社会事業団、公衆衛生訪問婦協会設立 ―. 農村方面乳児相談事業団設立		4.1 聖路加女子専門学校に研究科(公衆衛生看護学科)設置	11.26 北伊豆地震、災害救護活動

1940（昭和15）

看護のあゆみ	制度と看護管理	看護教育と学術	看護職の社会活動・社会の動き
〈1931（昭和6）年〉 5.13 日本公衆衛生看護協会設立 7.25 保良せき、雑誌「看護婦」創刊			9.18 満州事変、戦時救護開始 —． 日本赤十字社大阪支部病院に社会事業部開設 12.21 国際聖母病院開設
〈1932（昭和7）年〉 10.— 日本看護婦協会を日本帝国看護婦協会と改称		11.15 日本赤十字社看護教育用『世界看護史』刊行	1.28 上海事変、戦時救護開始
〈1933（昭和8）年〉 6.30 赤十字社連盟看護諮問委員会（パリ）に井上なつゑが出席 7.9 第7回ICN大会で日本帝国看護婦協会の加入承認			3.3 昭和三陸大津波、災害救護活動
〈1934（昭和9）年〉			3.21 函館大火、救護活動 3.13 恩賜財団愛育会設立（現社会福祉法人恩賜財団母子愛育会） 9.21 室戸台風、災害救護活動
〈1935（昭和10）年〉		4.1 聖路加女子専門学校、研究科を廃止し本科4年制採用	1.1 東京市が京橋区に保健館設置、聖路加国際病院公衆衛生看護部の事業移管（公設保健所の開始）
〈1936（昭和11）年〉			2.26 2.26事件、救護に従事 —． 東北更新会発足、保健婦中心に農民のための衛生事業実施 —． 愛育会、指定村で衛生事業開始
〈1937（昭和12）年〉 7.19 第8回ICN大会（ロンドン）で井上なつゑ・湯槇ますが英語で報告発表	3.31 母子保健法公布 4.5 保健所法公布（保健婦の名称を明文化）	3.31 大阪府立社会衛生院開設、保健婦養成開始	6.— 賛育会、訪問看護事業開始 7.7 日中戦争勃発、戦時救護開始
〈1938（昭和13）年〉	1.11 厚生省設置 3.28 国立公衆衛生院開設 4.1 国民健康保険法公布	9.— 聖路加女子専門学校、公衆衛生看護講習会開催 —． 厚生省、傷痍軍人療養所の看護婦養成を日本赤十字社病院に委託	
〈1939（昭和14）年〉	4.1 厚生省予防局に結核課設置	8.20 山形県で農村保健婦の講習開始 9.— 日本赤十字社病院で臨時救護看護婦の養成開始（免許取得者を対象）	5.11 ノモンハン事件、戦時救護実施 11.10 松尾鉱山の事故、救護活動
〈1940（昭和15）年〉 2.20 大阪で全国社会保健婦大会開催 4.— 東京保健婦協会設立	5.1 国民優生法公布	9.— 結核予防会、結核予防指導看護婦の養成開始 12.— 国立公衆衛生院で保健婦教育開始	

1941（昭和16）

看護のあゆみ	制度と看護管理	看護教育と学術	看護職の社会活動・社会の動き
〈1941（昭和16）年〉 3.1 国民学校令により養護訓導設置 11.29 日本保健婦協会設立（初代会長：井上なつゑ）	7.10 保健婦規則公布 7.16 私立保健婦学校保健婦講習所指定規則公布 10.3 看護婦規則改正公布（資格年齢17歳に引き下げ）	1.― 産業組合保健婦養成講習会開始 4.1 日本赤十字社、乙種看護婦生徒の教育開始	12.8 太平洋戦争開戦、戦時救護従事者の増大
〈1942（昭和17）年〉 2.20 日本保健婦協会主催、保健婦大会研究発表会開催	2.25 国民医療法公布（保健婦・助産婦・看護婦を医療関係者と規定）		
〈1943（昭和18）年〉	12.18 女子中等学校卒業者に対する看護婦免許に関する件通達	4.1 東京慈恵会看護婦教育所に専攻科設置、保健婦養成開始	9.1 鳥取地震、災害救護活動
〈1944（昭和19）年〉 3.14 保健所網整備要領決定	3.14 看護婦規則改正（資格年齢16歳以上に）	4.1 東京女子厚生専門学校開設 11.20 陸軍が看護婦養成開始	12.7 東南海地震、災害救護活動
〈1945（昭和20）年〉 5.― 日本保健婦協会、日本保健会に改組 8.15 太平洋戦争終結、戦後の看護改革に向かう	5.31 国民医療法に基づく保健婦規則制定 10.2 GHQ公衆衛生福祉部に看護課設置（初代課長オルト）	6.27 保健婦養成所指定規程制定 8.31 日本赤十字社看護婦長候補生教育中止	1.13 三河地震、災害救護活動 3.10 東京大空襲、救護活動 4.1 沖縄戦開始、女子学徒隊が救護に従事 8.6 広島の原爆被災者救護活動 8.9 長崎の原爆被災者救護活動 9.17 枕崎台風、災害救護活動 9.26 外地からの引揚者救護事業開始 12.1 軍病院を厚生省に移管、国立病院となる
〈1946（昭和21）年〉 10.― 「看護学雑誌」創刊 11.23 日本産婆看護婦保健婦協会設立（初代理事長：井上なつゑ）	3.25 看護制度審議会発足 5.― GHQ医学教育審議会が看護職の教育制度、免許制度の改善発表 11.20 厚生省に医務局設置	5.2 GHQ看護課による看護婦の再教育開始 6.1 東京看護教育模範学院開校（日本赤十字女子専門学校と聖路加女子専門学校の合同教育）	3.9 厚生省、各国立病院に巡回健康相談実施を指示
〈1947（昭和22）年〉 3.1 日本産婆看護婦保健婦協会「協会ニュース」創刊 6.5 日本助産婦看護婦保健婦協会、社団法人認可 7.15 男性のみを会員とする全日本看護人協会設立	5.1 産婆規則を助産婦規則と改正 7.3 保健婦助産婦看護婦令公布 9.6 開拓保健婦開始 10.20 災害救助法公布	4.25 東京看護教育模範学院編『看護実習教本』刊行 11.4 保健婦助産婦看護婦養成所指定規則公布 ―.― 日本助産婦看護婦保健婦協会、助産婦・保健婦の再教育と看護教育指導者講習会開始	1.8 赤十字家庭看護法の講習再開 9.15 キャサリン台風、災害救護活動
〈1948（昭和23）年〉 7.23 湯槙ます・金子光・高橋シュン・中道千鶴子が戦後初のアメリカ留学	7.15 厚生省医務局に看護課設置（初代課長：高田浩運医事課長兼務、同月31日2代目課長：保良せき、実質的に初代課長） 7.30 保健婦助産婦看護婦法公布（看護婦を甲種・乙種に分ける） 7.30 医療法・医師法公布	3.1 甲種看護婦学校専任教員養成講習会開始 4.― 国立病院看護婦養成所を高等看護学院と改称 5.15 国立東京第一病院附属高等看護学院がGHQ指定の看護モデルスクールになる 9.― 厚生省、幹部看護婦講習会開始	6.28 福井地震、災害救護活動 9.16 アイオン台風、災害救護活動

1956（昭和31）

看護のあゆみ	制度と看護管理	看護教育と学術	看護職の社会活動・社会の動き
〈1949（昭和24）年〉 6.8 ICN、日本助産婦看護婦保健婦協会の再加入承認 7.1 日本助産婦看護婦保健婦協会機関誌「看護」創刊 8.1 厚生省看護課編『看護の原理と実際』刊行	5.20 保健婦助産婦看護婦学校養成所指定規則公布 10.25 メリー・M.ウェーランド他『病院婦長学』邦訳刊行 12.— 国立病院の看護組織制定、総婦長制度の採用を決定		8.31 キティ台風、災害救護活動
〈1950（昭和25）年〉 10.14 第1回甲種看護婦国家試験実施	3.31 保健婦助産婦看護婦審議会令公布 9.1 厚生省、完全看護実施 9.21 総婦長制度の発足 11.— 厚生省、看護婦の週48時間勤務制発表	4.1 最初の看護短期大学発足（天使女子短期大学・聖母女子短期大学） 10.22 国立岡山病院附属高等看護学院がGHQ指定の看護モデルスクールになる	9.3 ジェーン台風、災害救護活動
〈1951（昭和26）年〉 7.10 日本助産婦看護婦保健婦協会、日本看護協会と改称 12.8 第1回保健婦国家試験 12.9 第1回助産婦国家試験	4.14 改正保健婦助産婦看護婦法公布（甲種・乙種の別廃止、准看護婦制度新設） 8.10 保健婦助産婦看護婦学校養成所指定規則改正（文部省・厚生省所管の教育機関として制定）	4.— 新制度の保健婦学校・養成所発足 9.1 准看護婦学校・養成所発足	1.— 沖縄に公衆衛生看護婦駐在制度発足 4.24 桜木町駅電車事故、救護活動 9.8 対日平和条約（サンフランシスコ平和条約）調印 9.8 日米安全保障条約調印
〈1952（昭和27）年〉 6.— 警察予備隊に看護婦採用		4.1 高知女子大学家政学部看護学科新設（4年制看護教育開始） 4.— 新制度の助産婦学校・養成所発足 10.26 日本看護協会看護婦部会看護研究学会発足 12.1 日本赤十字社幹部看護婦教育部開設（幹部養成の再開）	4.28 対日平和条約（サンフランシスコ平和条約）・日米安全保障条約各発効、GHQ撤退
〈1953（昭和28）年〉 5.— 完全看護・完全給食完全寝具の実施 7.9 第10回ICN4年毎大会（ペトロポリス）で看護道徳国際律採択	5.29 人事院、看護婦の勤務条件について制定 8.15 らい予防法公布	4.1 東京大学医学部に衛生看護学科開設 7.22 看護教育模範学院解散	
〈1954（昭和29）年〉 9.— 戦後初のICM大会（ロンドン）に日本看護協会からオブザーバー参加		4.1 公立・私立の看護短期大学増加（京都市立・聖路加・日本赤十字など） 6.— 国立公衆衛生院に看護婦学校養成所専任教員のための教育課程発足	9.26 洞爺丸沈没事故
〈1955（昭和30）年〉 5.27 日本助産婦会設立（助産婦多数が日本看護協会離脱） 11.1 日本看護協会がICMに加入		6.29 WHO西太平洋地域看護ゼミナールに前田アヤら出席	10.1 新潟大火、災害救護活動
〈1956（昭和31）年〉	3.1 自衛隊中央病院に看護部長職発足 3.31 厚生省看護課廃止、医事課に統合 4.1 保健婦助産婦看護婦学校養成所指定規則改正（2年制看護教育課程設置）	4.1 厚生省・文部省共催の第1回看護婦養成所専任教師講習会開始	

看護史年表　233

1957(昭和32)

看護のあゆみ	制度と看護管理	看護教育と学術	看護職の社会活動・社会の動き
〈1957(昭和32)年〉 6.― ICN看護倫理委員に湯槙ます、PR委員に金子光が任命される		3.― WHO看護教育課程に関する研究会議(東京)開催 4.1 4年制看護大学に保健婦教育課程導入	
〈1958(昭和33)年〉 5.31 全日本看護人協会を男女会員からなる日本精神科看護協会と改称	4.1 学校保健法公布 9.17 予防接種実施規則公布 10.1 完全看護廃止、基準看護制度実施 12.27 国民健康保険法公布	4.1 聖路加短期大学に専攻科設置 10.1 日本母性衛生学会発足	9.27 狩野川台風、災害救護活動
〈1959(昭和34)年〉 10.15 日本看護連盟設立(初代会長:林塩)		9.11 日本看護協会全国公衆衛生看護学会発足	9.26 伊勢湾台風、大規模の災害救護活動
〈1960(昭和35)年〉 4.18 日本看護協会、看護人(男性)の入会を認める	1.― 厚生省主催看護管理者講習会・文部省主催国公私立大学病院看護管理者講習会開催	3.26 日本看護協会、看護教育制度ゼミナール開催	10.― 病院スト、全国拡大
〈1961(昭和36)年〉 8.― 国立医療機関の看護婦・助産婦の勤務44時間制確立	10.16 WHO西太平洋地域看護管理ゼミナール(東京)開催 ― 病院管理研究所が研究所となり看護管理の研究職新設	7.― 日本看護協会看護婦、看護教育制度特別委員会発足	6.17 日本赤十字社の東南アジア巡回診療班開始、看護婦参加 11.15 災害対策基本法公布
〈1962(昭和37)年〉 2.10 日本病院協会・日本看護協会共催の病院看護対策会議開催	1.24 看護婦不足対策のため、厚生省・日本医師会・日本看護協会が看護制度調査会開催 10.― 日本看護協会、看護管理者講習会開始		1.1 国立がんセンター開設
〈1963(昭和38)年〉 6.― 看護の必要度研究班が看護の必要度に関する調査結果をまとめる ―.― 国立中野療養所でチームナーシング初採用	4.1 厚生省看護課復活 7.11 老人福祉法公布	9.― 文部省大学学術局に看護学校等教育課程改善に関する会議設置 11.1 日本赤十字社幹部看護婦教育部を研修所と改称	11.9 国鉄鶴見事故、救護活動
〈1964(昭和39)年〉 4.― 日本看護協会、社会経済福祉委員会設置、社会経済福祉に関するゼミナール開催	4.18 厚生省、学識経験者による看護制度に対する意見を聞く会設置	2.29 日本看護協会助産婦研究会発足 4.1 聖路加看護大学開学 4.1 高等学校衛生看護科発足 4.1 東京大学大学院生物系研究科衛生看護学専門課程修士課程設置	6.16 新潟地震、災害救護活動
〈1965(昭和40)年〉 11.― 日本看護協会、看護職員実態調査実施	5.24 人事院、看護婦の夜勤月8日以内、1人夜勤禁止の判定(二八体制) 6.29 理学療法士及び作業療法士法公布 8.18 母子保健法公布	4.1 東京大学大学院が改組され、医学系研究科に保健学専攻と改称	
〈1966(昭和41)年〉 9.― 事業所保健婦連絡協議会設立		4.1 熊本大学教育学部に特別教科(看護)教員養成課程開設 8.25 日本看護協会第1回看護教員養成講習会開始 ―.― 厚生省、看護教員養成講習会開始	

1975(昭和50)

看護のあゆみ	制度と看護管理	看護教育と学術	看護職の社会活動・社会の動き
〈1967(昭和42)年〉 4.20 『日本看護協会史』第1巻刊行 ―. 潜在看護婦の講習会開始		3.― 4年制大学に助産婦教育課程導入 4.― 国立大学に医療技術短期大学部発足 11.18 日本看護学会発足 11.30 保健婦助産婦看護婦学校養成所指定規則改正(翌年度から新カリキュラム実施)	
〈1968(昭和43)年〉 3.― ニッパチ闘争全国波及 4.25 小玉香津子訳『看護覚え書』刊行	6.1 保健婦助産婦看護婦法の一部改正(看護人を看護士と改称)	―. 雑誌「看護研究」創刊 4.― 琉球大学保健学部開設	5.16 十勝沖地震、災害救護活動
〈1969(昭和44)年〉 4.27 千葉大学医学部附属病院採血ミス事件、看護婦を起訴 6.10 参議院社労委員会が看護職員の不足対策に関する決議採択	5.― 厚生省、老人家庭奉仕員派遣事業運営要綱を通知	6.― 厚生省、保健婦教育課程改善に関する研究会設置	
〈1970(昭和45)年〉	5.21 心身障害者対策基本法公布 10.― 厚生省保健所問題懇談会発足	8.2 日本看護協会第2回看護教育制度ゼミナール開催 ―. 大学研究協議会発足	3.18 ナイジェリア・ビアフラ紛争難民救護に看護婦参加 ―. 医療訴訟増加し始める
〈1971(昭和46)年〉 6.― 日本看護協会『看護白書』創刊 ―. 国際看護交流協会発足	7.1 環境庁設置 9.1 日本看護協会、第1回看護管理者研修会開催	2.25 保健婦助産婦学校養成所のカリキュラム改正 ―. 第1回看護研究セミナー開催	7.30 岩手県雫石町の全日空機墜落事故、救護活動
〈1972(昭和47)年〉 2.― 基準看護に特類看護(3:1)を新設 5.12 ICNが国際看護の日を設定	7.1 勤労婦人福祉法公布(看護婦等に育児休暇認める)	4.13 日本看護協会看護研修学校開設 ―. 国際看護交流協会、看護婦指導者養成開始	2.6 バングラデシュ難民の救護班派遣に看護婦参加
〈1973(昭和48)年〉 5.13 第15回ICN 4年毎大会(メキシコシティ)開催、「看護婦の規律」採択 11.― ILOとWHOが看護職員の労働条件と生活につき合同会議	10.25 厚生省の看護制度改善検討会が報告書を提出		6.4 ラオス難民の救護活動開始
〈1974(昭和49)年〉 4.― ナースバンク制度創設 5.10 薄井坦子『科学的看護論』刊行 8.― WHO地域看護専門家委員会が報告書『地域保健看護』発表、プライマリーヘルスケアを提唱	1.28 厚生省、第1次看護婦需給5カ年計画策定	4.― 看護婦養成3年課程に定時制導入を決める(翌年から実施) ―. 日本看護系大学協議会発足	5.9 伊豆半島沖地震、災害救護活動
〈1975(昭和50)年〉 5.12 日本看護協会、看護制度に関する基本姿勢決定(准看護婦養成廃止など) 10.― 日本看護協会、病院等看護職の労働実態調査実施		4.1 千葉大学看護学部開設 4.1 神奈川県立看護教育大学校開設 ―. 厚生省、幹部看護教員指導者研修開始 9.― 四大学看護学研究会発足 ―. 『日本看護関係文献集』刊行 ―. 看護史研究会発足	

1976（昭和51）

看護のあゆみ	制度と看護管理	看護教育と学術	看護職の社会活動・社会の動き
〈1976（昭和51）年〉 3.24 日本看護協会、准看護婦制度廃止総決起大会開催 ―. 筑波大学附属病院で初のPPC方式導入 5.15 法人認可により、日本精神科看護協会を日本精神科看護技術協会と改称	5.10 国立病院、総婦長を看護部長と改称	1.10 専修学校設置基準公布（各種学校から看護専門学校への移行開始） 4.― 聖路加看護大学に編入コース開設	
〈1977（昭和52）年〉 5.30 第16回ICN 4年毎大会、東京で開催、プライマリーヘルスケアの推進を決議 6.22 ILO、看護職員の雇用、労働条件及び生活状態に関する条約・勧告（149、157条約）採択		5.8 厚生省看護研修研究センター開設 ―. 全国ホームケア研究会発足	
〈1978（昭和53）年〉		―. 日本看護研究学会発足	6.12 宮城県沖地震、救護活動 9.6 プライマリーヘルスケア国際会議（アルマ・アタ）開催、アルマ・アタ宣言採択
〈1979（昭和54）年〉 9.― ICNが会員協会代表者会議で「看護婦の定義」採択	10.― 厚生省、看護体制検討会開催	4.― 千葉大学大学院看護学研究科修士課程開設 ―. 看護史研究会、第1回看護歴史教育セミナー開催	11.30 カンボジア難民の救護活動開始
〈1980（昭和55）年〉 3.― ICN、人工的生命維持に関する指針作成、日本看護協会はこれを受けてプロジェクト設置		3.― 看護継続教育検討会報告書提出 4.1 聖路加看護大学大学院看護学研究科修士課程開設 ―. ナイチンゲール研究会発足	
〈1981（昭和56）年〉 4.― 聖隷三方原病院にホスピス開設 11.― 日本看護協会、全国市町村のねたきり老人訪問看護事業を調査		4.1 厚生省看護研修研究センターに保健婦教員課程開設 7.25 日本看護科学学会発足 8.― 日本赤十字社、国際救援看護要員の語学研修開始	
〈1982（昭和57）年〉 11.4 来日したヘンダーソンの講演会開催	8.17 老人保健法公布 10.― 文部省、国公私立大学病院看護管理者講習会を千葉大学に移す	4.1 千葉大学看護学部附属看護実践研究指導センター、全国共同利用施設として開設 4.1 厚生省看護研修研究センターに助産婦教員課程開設	2.9 羽田沖日航機墜落事故、救護活動
〈1983（昭和58）年〉 4.13 生命と倫理に関する懇談会発足 6.25 日本看護協会、看護制度ゼミナール開催		4.1 日本看護協会看護研修学校看護研修学科開設	5.26 日本海中部地震、災害救護活動
〈1984（昭和59）年〉	7.14 厚生省の看護体制検討会「看護体制の改善に関する報告」発表	4.1 国立看護学校に副学長就任	11.30 エチオピア干ばつ被災者救護に派遣
〈1985（昭和60）年〉 5.15 日本看護協会、看護教育100周年記念式典挙行	3.22 厚生省の看護制度検討会発足		8.12 群馬県御巣鷹山日航機墜落事故、救護活動

1993（平成5）

看護のあゆみ	制度と看護管理	看護教育と学術	看護職の社会活動・社会の動き
〈1986（昭和61）年〉 　4.7　WHO世界看護指導者会議開催（東京） 　5.21　日本看護協会通常総会、看護基礎教育を4年制大学に、准看護婦制度廃止を決議	12.17　厚生省、エイズ対策専門家会議設置	4.1　日本赤十字看護大学・北里大学看護学部開設 　4.1　琉球大学大学院保健学研究科修士課程開設	11.21　三原山噴火、全島民避難者の救護活動
〈1987（昭和62）年〉 　8.5　日本看護協会、病院看護機能評価マニュアルを発表 　12.—　日本看護協会、看護の海外援助プログラムに協力、パキスタンに会員派遣	4.9　厚生省、病院機能評価表を発表 　4.28　厚生省の看護制度検討会報告書「21世紀に向かって期待される看護職者」の提言 　5.—　社会福祉士及び介護福祉士法公布 　—.　初の看護職副院長の誕生（東札幌病院） 　—.　専門看護婦制度委員会発足	2.7　日本がん看護学会発足 　3.15　日本助産学会発足 　4.11　日本看護協会看護研修センター開設 　4.18　日本手術室看護研究会発足 　7.1　ホスピスケア研究会発足 　8.26　日本看護歴史学会発足 　9.1　日本看護科学学会、日本学術会議に登録学術研究団体として登録 　—.　ナイチンゲール看護研究所設立	
〈1988（昭和63）年〉 　4.1　基準看護に特3類新設 　8.29　日本看護協会、「看護職員の心身健康に関する研究報告」発表	6.20　厚生省、看護婦等学校養成所教育課程改善に関する検討会設置 　10.1　厚生省、訪問看護等在宅ケア総合推進モデル事業開始	4.1　聖路加看護大学大学院看護学研究科博士課程開設	
〈1989（昭和64・平成元）年〉 　9.25　日本看護協会看護研修センターでICN看護制度に関する西太平洋および東南アジア地域第1回ワークショップ開催	5.19　厚生省、看護職員需給見通し発表 　6.18　厚生省の末期医療に関するケアのあり方検討会、最終報告書提出	—.　日本看護科学学会第1回国際看護学術セミナー開催	12.22　ルーマニア紛争被災者救護に派遣
〈1990（平成2）年〉 　10.7　第22回ICM学術大会、神戸で開催 　12.3　厚生省が5月12日を看護の日に制定 　12.11　WHOプライマリーヘルスケア看護開発協力センターを聖路加看護大学に開設	3.31　日本看護協会専門看護婦制度検討委員会答申提出 　—.　厚生省に看護職員生涯教育検討会発足	3.14　北里大学大学院看護学研究科修士課程開設 　4.1　保健婦助産婦看護婦学校養成所指定規則改正（カリキュラム改正）	
〈1991（平成3）年〉 　1.1　日本看護協会、看護職員実態調査『職場への定着をめぐる意識と実態』報告書発表 　5.12　厚生省、初の看護の日、看護週間制定記念イベント開催	8.15　救急救命士制度施行	5.18　国際看護理論家会議、日本で開催 　8.18　第1回日中看護学術シンポジウム開催 　8.21　日本看護教育学会発足 　—.　日本看護学教育学会発足	4.23　イラク・クルド難民救護に派遣 　6.4　雲仙普賢岳噴火、災害救護活動
〈1992（平成4）年〉 　4.1　老人訪問看護制度発足 　5.22　救急救命士の初の国家試験合格者のうち看護婦（士）は2,800人	11.1　看護婦等の人材確保の促進に関する法律施行	10.2　日本看護科学学会第1回国際看護学術集会（東京）開催 　10.28　第2回日中看護学術シンポジウム（北京）開催	2.20　カンボジア保健衛生支援に派遣 　—.　国境なき医師団日本の設立
〈1993（平成5）年〉 　5.16　総理府、看護に関する世論調査公表 　10.—　東京都ナースプラザ開設 　12.27　日本看護協会中央ナースセンター開設	1.20　厚生省、MRSA感染管理専門看護婦設置の方針決定 　6.1　厚生省の看護業務検討会報告書提出（変則三交替制・二交替制等提言） 　11.12　保健婦助産婦看護婦法	4.1　日本看護協会、認定看護管理者ファーストレベル教育開始 　4.1　千葉大学大学院看護学研究科博士後期課程設置 　4.1　日本赤十字看護大学大	7.12　北海道南西沖地震、災害救護活動

1994(平成6)

看護のあゆみ	制度と看護管理	看護教育と学術	看護職の社会活動・社会の動き
	改正(男性に保健婦資格の門戸開放、保健士を承認)	学院看護学研究科修士課程開設 ―．日本で初の看護学博士誕生 ―．日本看護研究学会、日本学術会議に登録	
〈1994(平成6)年〉 2.1 日本看護協会、地域保健フォーラム開催 4.21 保健士(男性)の誕生 6.6 老人訪問看護事業協会設立 12.8 日本訪問看護振興財団設立	5.25 日本看護協会、専門看護師制度発足 7.1 保健所法を地域保健法に改正 12.16 厚生省の少子・高齢社会看護問題検討会が報告書提出	10.1 日本家族看護学会発足 ―．日本看護診断学会発足	8.9 ルワンダ難民救護に派遣 12.28 三陸はるか沖地震、災害救護活動
〈1995(平成7)年〉 5.12 国際看護婦の日30周年記念行事 8.1 日本看護協会看護研修センターに専門看護師・認定看護師認定室開設	4.28 厚生省医療関係職種の教育課程等の改善に関する検討会意見書 10.4 厚生省准看護婦問題調査検討会発足	4.1 日本赤十字看護大学大学院博士課程開設 4.1 長野県立看護大学など10校の看護系大学開設 11.23 日本老年看護学会発足 12.― 日本看護科学学会で災害看護の特別シンポジウム開催 ―．日本手術看護学会発足	1.17 阪神・淡路大震災、大規模の災害救護活動 3.20 地下鉄サリン事件、救護活動
〈1996(平成8)年〉 6.13 第1回日本看護サミット開催 11.16 日本看護協会創立50周年記念式典	11.― 日本看護職副院長連絡協議会第1回会議開催	5.9 日本看護協会第1回専門看護師認定 10.1 日本看護協会認定看護師講習開始 ―．日本看護管理学会発足 ―．日本糖尿病教育・看護学会発足	12.17 在ペルー日本大使館公邸人質事件、救護派遣
〈1997(平成9)年〉 5.8 日本助産婦会創立70周年記念式典	4.15 日本医療機能評価機構が正式稼働(医療の質評価)	4.1 保健婦助産婦看護婦学校養成所指定規則改正(カリキュラム改正) 5.9 第1回認定看護師認定	
〈1998(平成10)年〉 7.25 日本看護協会神戸研修センター開設		10.― 日本看護協会看護教育・研究センターで認定看護管理者サードレベル教育開始 11.14 日本救急看護学会発足 12.13 日本災害看護学会発足	
〈1999(平成11)年〉 1.11 横浜市立大学医学部附属病院で手術患者取り違え事故発生 7.― 看護婦個人を対象とした看護職賠償責任保険制度開始		4.1 看護専門学校卒業生の大学編入学制度実施 ―．日本母性看護学会発足	1.25 コロンビア地震、救護派遣 8.1 島根県立中央病院で初の電子カルテ導入 8.17 トルコ地震、救護派遣 8.30 東ティモール紛争、救護派遣
〈2000(平成12)年〉 2.22 日本看護協会、第1回介護支援専門員交流会開催	4.1 介護保険法施行	2.19 認定看護師のためのフォローアップ研修開始	6.26 三宅島噴火、災害救護活動 ―．介護保険法に基づく訪問看護開始
〈2001(平成13)年〉	1.6 厚生省と労働省統合、厚生労働省発足 4.1 厚生労働省、医療安全推進室設置	―．日本看護協会神戸研修センターで認定看護管理者サードレベル教育開始 9.― 日本看護系学会協議会	1.26 インド南西部地震、救護派遣 3.24 広島県芸予地震、災害救護活動

2010（平成22）

看護のあゆみ	制度と看護管理	看護教育と学術	看護職の社会活動・社会の動き
	5.18 厚生労働省、医療安全対策検討会議設置	設置 ―． 日本看護技術学会発足 ―． 日本生殖看護学会発足	
〈2002（平成14）年〉			
9.30 看護師による静脈注射を認める変更通知	3.1 改正保健師助産師看護師法施行、保健師・助産師・看護師と名称変更 4.17 厚生労働省、医療安全推進総合対策報告書発表	4.1 日本アディクション看護学会発足	3.25 アフガニスタン北部地震、救護派遣
〈2003（平成15）年〉			
11.5 日本看護協会、中央社会保険医療協議会診療報酬基本問題小委員会の看護専門委員として初参画	3.17 厚生労働省、看護基礎教育における技術教育のあり方に関する検討会報告書発表 7.11 日本看護協会、初の医療・看護安全対策に関する連絡会議開催	4.1 日本赤十字社幹部看護師研修センター発足	12.26 イラン南東部地震、救護派遣
〈2004（平成16）年〉			
	3.10 新人看護職員の臨床実践能力の向上に関する検討会報告書発表	―． 厚生労働省、新人看護職員研修教育責任者講習会、新人看護職員研修教育担当者講習会実施 ―． 日本循環器看護学会発足 ―． 日本クリティカルケア看護学会発足	10.23 新潟県中越地震、災害救護活動 12.26 スマトラ島沖地震・津波、救護派遣
〈2005（平成17）年〉			
2.25 日本看護協会、新卒看護職員の早期離職等実態調査結果公表 5.20 第23回ICN大会で南裕子が会長に選出	4.1 厚生労働省、災害拠点病院および災害医療派遣チーム（DMAT）を整備	1.31 日本赤十字社幹部看護師研修センター、日本看護協会認定看護管理者サードレベル教育機関として認定される 10.1 日本学術会議に初の看護職会員誕生	3.20 福岡県西方沖地震、災害救護活動 10.8 パキスタン北部地震、救護派遣
〈2006（平成18）年〉			
	6.21 医療制度改革関連法案成立 10.― 高齢者医療制度改革		5.27 ジャワ島中部地震、救護派遣 12.8 ケニア洪水災害、救護派遣
〈2007（平成19）年〉			
8.1 認定看護師と専門看護師26分野が広告可能となる		5.27 CNR・ICN学術大会（横浜）開催 ―． 日本母子看護学会発足	3.25 能登半島地震、災害救護活動 7.16 新潟県中越沖地震、災害救護活動 11.15 バングラデシュのサイクロン災害、救護派遣
〈2008（平成20）年〉			
5.16 看護師・介護福祉士の受け入れを含むインドネシアとの経済連携協定（EPA）、国会承認	4.1 後期高齢者医療制度発足	―． 世界災害看護学会発足 7.― 厚生労働省、看護基礎教育のあり方に関する懇談会開催	5.12 中国四川大地震、救護派遣 6.14 岩手・宮城内陸地震、災害救護活動 7.24 岩手県沿岸北部地震、災害救護活動
〈2009（平成21）年〉			
		10.1 日本NP協議会発足	9.30 スマトラ島沖地震、救護派遣
〈2010（平成22）年〉			
	3.23 チーム医療の推進に関する検討会「チーム医療の推進について」取りまとめ報告	4.5「専任教員養成講習会及び教務主任養成講習会ガイドライン」（医政看0405第3号）通知	1.12 ハイチ大地震、救護派遣 2.27 チリ大地震、救護派遣

看護史年表

2011（平成23）

看護のあゆみ	制度と看護管理	看護教育と学術	看護職の社会活動・社会の動き
〈2011（平成23）年〉	3.24「看護職員確保対策事業等の実施について」通知（医政発0324第21号） 5.12 チーム医療推進会議発足 12.7 チーム医療推進会議「看護師特定能力認証制度骨子（案）」検討開始	7.16 日本在宅看護学会発足	3.11 東日本大震災・福島第一原子力発電所事故発生。東日本大震災の災害救護活動・募金活動開始（日本看護協会、日本災害看護学会、日本看護科学学会等）
〈2012（平成24）年〉	5.30「経済連携協定に基づき受け入れたインドネシア人看護師候補者及びフィリピン人看護師候補者の准看護師試験の受験及び准看護師として業務に従事しようとする場合の取扱いについて」通知（医政看発0530第4号／職派外発0530第1号）	5.17 日本放射線看護学会発足 12.4 日本産業看護学会発足	
〈2013（平成25）年〉	1.30 チーム医療推進会議「特定行為に係る看護師の研修制度（案）」検討開始 3.29 チーム医療推進会議「特定行為に係る看護師の研修制度（案）について」報告		

〈引用・参考文献一覧〉

1章〈戦後看護の夜明け〉の引用文献

1) 看護二十年史編集委員会編：看護二十年史，連合軍総司令部看護課から見たわが国の看護事情(終戦当時のGHQオルト看護課長の資料から)，メヂカルフレンド社，p.2，1967
2) 金子光：保健婦・助産婦・看護婦に関する新制度の解説，看護学雑誌，2(3)，p.9-13，1947
3) 砂原茂一：病院の中の看護婦—ひとつの偏見に満ちた考察，病院，34(4)，p.22，1975
4) 前掲書1)，モーリス・B.ジョンストン：日本の看護界の一人歩きめざして，p.23
5) 川島みどり：歩き続けて看護，医学書院，2000
6) 大森文子：私が見聞した看護の歴史(連載第22回)，看護，48(9)，p.115，1996
7) 伊藤雅治：訪問看護の活性化に向けたアクションプラン(社会保障審議会介護給付分科会)，週刊医学界新聞，No.2794，2008

2章〈看護師の生活と労働〉の引用文献

1) 坪井良子監修：現代日本看護名著集成6「病院診療所の看護婦」，派出看護婦の実情，大空出版，1993
2) 前掲書1)，p.5
3) 前掲書1)，p.16-25
4) 菅谷章：看護労働の諸問題，医学書院，p.50，1965
5) 前掲書4)，坪井良子監修，p.2-5
6) 川島みどり：歩き続けて看護，医学書院，p.24-25，2000
7) 前掲書6)，p.26.
8) 芝田進午・三宅正博：医療労働運動の現状と課題(現代の精神的労働4　医療労働の理論，p.344，1976)．(戦後の医療労働運動については[富岡次郎：日本医療労働運動史，勁草書房，p.1ff，1970]が詳しい)
9) 全日本赤十字従業員組合編：『全日本赤十字従業員組合関係資料』「昭和20年日赤中央病院従業員組合の成立過程10年史」，1976(東京大学社会科学研究所マイクロフイルム所蔵)
10) 全日本赤十字労働組合連合会編：全日赤創立前後の闘い，いぶき　全日赤結成30周年記念誌，全日本赤十字労働組合連合会，p.34，1976
11) 前掲書9)
12) GHQ/SCAP RECORDS 5 June 1946，国会図書館(1947年9月16日の日赤の組合政策に関するメモランダム、1947年3月29日の公衆衛生福祉局から労働課へのチェック・シートではこの文書を「Joint Policy statement by Col, C・F・Sams and Mr. Theodore Cohen」と表している)
13) 前掲書6)，p.92
14) 看護学雑誌編集部編：病院運営への希望(下)—ナースの現状への不満は解決しているのか—，看護学雑誌，24(9)，p.52-53，1960
15) 東京看護セミナー現代日本の看護婦研究班編：いま看護婦は‥その職業観と生活像，看護の科学社，1985
16) 全日本国立医療労働組合編：全医労30年のあゆみ，全日本国立医療労働組合，p.54-55，1978
17) 前掲書15)，p.83-84
18) 前掲書15)，p.85-86
19) 前掲書15)，p.89-90
20) 田中幸子：占領期における保健婦助産婦看護婦法の改正過程〜法律第147号と法律第258号の立法過程〜，日本看護歴史学会，No.13・14合併号，p.76，2001
21) 林千冬：「戦後看護教育の検証」の証言—准看護婦制度から，日本看護歴史学会，No.13・14合併号，p.62-63，2001
22) 日本看護協会編：日本看護協会史4，日本看護協会出版会，p.19-20，1989
23) 清水嘉与子他編：保健師助産師看護師法60年史　看護行政のあゆみと看護の発展，日本看護協会出版会，p.277，2009
24) 第63回国会衆議院社会労働委員会第18号，1970年5月7日，国会会議検索システム：http://kokkai.ndl.go.jp/

SENTAKU/syugiin/063/0200/main.html（2013年2月11日確認）
25）第63回国会衆議院社会労働委員会第19号，1970年5月8日国会会議検索システム：http://kokkai.ndl.go.jp/SENTAKU/syugiin/063/0200/main.html（2013年2月11日確認）
26）金子光：初期の看護行政　看護の灯たかくかかげて，日本看護協会出版会，p.239，1992
27）第63回国会参議院社会労働委員会：http://kokkai.ndl.go.jp/SENTAKU/sangiin/063/1200/main.html（2013年2月20日確認）
28）清水嘉与子氏へのインタビュー：2013年1月31日，東京
29）日本医療労働組合連合会：医療労働，1989年度大会議案特集号，7月号外，p.9，1989
30）日本医療労働組合連合会：医療労働，1991年大会議案特集号，7月号外，p.10-12，1991
31）読売新聞：東京版朝刊，p.25，1990年4月18日
32）朝日新聞：東京版夕刊，p.23，1990年11月9日
33）齋藤訓子他：看護に関する政策決定の検証，日本看護協会　平成14年度　看護政策立案のための基盤整備推進事業報告書，日本看護協会，p.306，2003
34）日本医労連結成50周年記念誌編纂委員会編：日本医労連たたかいの50年1957-2007，日本医療労働組合連合会，p.127，2007
35）前掲書34），p.140
36）谷本美彦他：社会科中学生の公民　日本の社会のしくみと世界，帝国書院（文部省検定済），p.25，1997
37）日本看護協会：2004年新卒看護職員の早期離職等実態調査，2004
38）日本看護協会：SAGASU SUPPORT BOOK　職場探しサポートブック，2007
39）日本看護協会：2008 SHOKUBA SUPPORT BOOK　職場づくりサポートブック，2008
40）OECD編：世界の高齢化と雇用政策エイジ・フレンドリーな政策による就業機会の拡大に向けて，明石書店，p.19，2006
41）日本看護協会政策企画部編：介護保険施設における看護実態調査，日本看護協会出版会，p.12，p.124，2008
42）［日本看護協会専門職支援・中央ナースセンター事業部：平成23年中央ナースセンター報告書，p.3，2011］を参考に筆者が分析．詳しくは，［田中幸子・鈴木聡美：介護保険関連施設における看護職者の雇用マッチングに関する研究─就労看護師の調査より─，人材育成学会第10回年次大会論文集，p.91-96，2012］を参照

3章〈保健・医療制度と看護〉の引用文献

1）C.F.サムス：DDT革命─占領期の医療福祉政策を回想する，竹前栄治編訳，岩波書店，p.214，1986
2）前掲書1），p.274
3）坂本玄子：保良せきにみる公衆衛生看護の原像，看護教育，41(8)，2000
4）保良せき：半年を見つめて，看護学雑誌，4(1)，1949
5）保健師助産師看護師法60年史編纂委員会編纂：保健師助産師看護師法60年史，p.325，2009
6）金子光：ちかごろ思うこと，看護，11(6)，p.8-11，1959
7）大森文子：国立病院・国立療養所の発足（草刈淳子・見藤隆子・小玉香津子編：2000年に，看護を語る　急いでしかし着実に責務を果たす時が来た，p.33，日本看護協会出版会，2000）
8）草刈淳子：看護管理の今日的課題と展望─システム化の推進と看護専門職のあり方，ナースステーション，15(1)，p.13，1985
9）草刈淳子：日本における「看護師の役割」への期待の変遷，インターナショナル ナーシング レビュー，33(1)，p.53-63，2010（特集：看護におけるケアとキュア，そして看護の役割　裁量権拡大の本質論）
10）郡明宏：病院の施設基準，病院建築基礎講座テキスト，日本医療福祉建築協会，2008

4章〈看護教育の変遷〉の引用文献

1）緒方正清：日本産科学史，丸善，p.1035，1919
2）日本赤十字中央女子短期大学：日本赤十字中央女子短期大学90年史，1980
3）高知女子大学家政学部看護学科看護学科三十年史編集委員会：看護学科三十年史，高知女子大学家政学部看護学科，1984

4) 見藤隆子：看護教育の苦闘－東大保健学科での体験, 見藤隆子(私家版), 2013
5) 創立70周年記念誌編集企画委員会：聖路加看護大学の70年, 聖路加看護大学, 1990
6) 文部科学大臣指定医療関係技術者養成学校一覧(平成25年5月1日現在), http://www.mext.go.jp/a_menu/koutou/kango/
7) 文部科学省看護教育専門官講演資料, 日本看護系大学協議会社員総会, 大学における看護学教育の動向, 2012
8) 日本看護系大学協議会：専門看護師教育機関一覧　http://nintei.nurse.or.jp/nursing/wp-content/uploads/2013/04/cnskyouikukatei20130423.pdf
9) 日本看護協会出版会編：平成3年 看護関係統計資料集, 日本看護協会出版会, 1991
10) 日本看護協会出版会編：平成24年 看護関係統計資料集, 日本看護協会出版会, 2013
11) 前掲7)

5章〈男性看護職の近現代史〉の引用文献

1) 石黒忠悳：懐旧九十年, 岩波書店, p.279, 1983
2) 準備看護人三学生：(寄書)各支部長閣下に望む, 日本赤十字, 84, p.56, 1900
3) 岡田靖雄：私説松沢病院史 1879-1980, 岩崎学術出版社, p.50, 1981
4) 浦野シマ編著：写真と年表に見る東京都立松沢病院100年史　わが国精神医療史の原点, 牧野出版, 1995
5) 古賀鹿吉：精神病に対する世人の無理解と看護人協会設立の提唱, 救治会々報, 53, 1933
6) 河野和子・外口玉子編：らい看護から, 日本看護協会出版会, p.203, 1980
7) 谺雄二・福岡安則・黒坂愛衣編：栗生楽泉園入所者証言集・上, 創土社, p.262, 2009
8) 金子光・山崎裕二：金子光氏に聞く、戦後初期の看護行政と男性看護職, Quality Nursing, 10(12), p.97, 2004
9) 前掲8), p.98
10) 日本赤十字社：東京便り, 日本赤十字, 302, p.1, 1912
11) 厚生省医務局：医制百年史　資料編, ぎょうせい, 1976
12) 静思庵一径：男の受験した看護婦国家試験, 看護学雑誌, 10(3), p.57-58, 1951
13) 岡本郁子：男子看護学生を迎えて, 看護学雑誌, 21(9), p.60-61, 1957
14) 大森文子・山崎裕二：大森文子氏に聞く、「私が見聞した看護の歴史」の中の男性看護職, Quality Nursing, 10(11), p.75, 2004
15) 上原健司・北村喜一郎・杉本洋・森田桂：男性保健師座談会 同性からみた男性へのアプローチ — 性差を越えた保健師活動を目指して, 保健師ジャーナル, 63(11), p.986, 2007
16) 宝田保光：助産師の資格男性に開放を, 朝日新聞, 4月29日朝刊, 2002
17) 日本精神科看護協会：協会史, 日本精神科看護協会, 1974
18) 坂尾藤江：時代を先取りした男子学生の母性看護実習, こうのだいの想い出(閉校記念誌), 国立精神神経センター国府台病院附属看護学校, p.125, 1991
19) 日本看護協会出版会編：平成24年　看護関係統計資料集, 日本看護協会出版会, 2013
20) 井澤ひとみ：看護士は婦人科的処置に就けないか　看護の専門的態度と性差, 助産婦雑誌, 53(2), p.90, 1999

6章〈疾患とテクノロジーの変化と看護〉の引用文献

1) 川上武：21世紀への社会保障改革　医療と福祉をどうするか, 勁草書房, 1997
2) 川島みどり：看護の時代2　看護技術の現在, 勁草書房, 1994
3) 川島みどり：被覆・包帯法の基礎(ドレッシングと包帯法, JJNスペシャル, No.39, p.8-13, 1994)
4) ローラ・L.ボルトン：近代的創傷ドレッシングの過去、現在、未来, エキスパートナース, 21(15), p.116-119, 2005
5) 吉山直樹：大量皮下注からIVHまで　注射の変遷(河合千恵子・藤田久美子編集企画：注射と看護, 看護Mook, No.38, p.11-21, 1991)
6) 山田義智他：鉄の肺呼吸器械の看護, 附録「鉄の肺」, 看護学雑誌, 11(5), 1952

7章〈地域・在宅看護〉の引用文献

1) 山口謙二郎：衛生警察学，明治大学出版部，1911．
2) 福山道義：戦前の保健所について，Research, 15(1), p.1, 2010 (一部改変の上、抜粋)
3) 大国美智子：保健婦の歴史，医学書院，1973．

8章〈外国看護の移入〉の引用文献

1) グレイス・L.デロウリイ：専門職看護の歩み，千野静香他訳，日本看護協会出版会，p.212-222，1979
2) 前掲1)，p.260-263．
3) エスター・L.ブラウン：ブラウンレポート＝これからの看護，小林冨美栄訳，日本看護協会出版会，1993
4) ライダー島崎玲子，大石杉乃：戦後日本の看護改革－封印を解かれたGHQ文書と証言による検証，日本看護協会出版会，p.30-31，2003
5) 大石杉乃：バージニアオルソン物語－日本の看護のために生きたアメリカ人女性，原書房，2004
6) 大森文子：大森文子が見聞した看護の歴史，日本看護協会出版会，p.226-232，2003
7) 日野原重明：POSの基礎と実践，医学書院，p.1-2，1980
8) 笹鹿美帆子・菅野由貴子編：チームで取り組むクリティカルパス，日本看護協会出版会，p.9-16，2000
9) 慈恵看護教育百年史編集委員会：慈恵看護教育百年史，東京慈恵会，p.59，1984
10) 大石杉乃：ナースキャップの古今東西，クリニカルスタディ，23(8), p.62-66，2002
11) 前掲10)．
12) 滝内隆子：戴帽式の歴史，クリニカルスタディ，23(8), p.74，2002
13) 東京模範看護教育学院編：看護實習教本，メヂカルフレンド社，1947
14) 滝内隆子他：占領期の看護技術教育―占領期に使用されたテキストの分析を通して―，日本看護歴史学会誌，25(25), p.40-57，2012
15) フロレンス・ナイチンゲール：看護覚え書　改訂第3版，湯槇ます他訳，現代社，1975
16) 小玉香津子："看護の基本となるもの" 15年，看護，27(10), p.23-29，1975
17) フェイ・G.アブデラ他：患者中心の看護，千野静香訳，医学書院，1989
18) ヒルデガード・E.ペプロウ：ペプロウ人間関係の看護論，稲田八重子他訳，医学書院，p.15-16，1973
19) ドロセア・E.オレム：オレム看護論－看護実践における基本概念　第2版，小野寺杜紀訳，医学書院，p.70，1988
20) シスター・カリスタ・ロイ：ザ・ロイ適応看護モデル　第2版，松木光子監訳，医学書院，2010
21) 松木光子他：座談会～ロイ看護理論をどう読むか～，看護展望，6(8), p.82-92, 1981
22) 柏木哲夫：Ⅰ．わが国におけるホスピス・緩和ケアの歴史，ターミナルケア，8(S), p.1-5，1998
23) 日本看護協会編：日本看護協会史1，日本看護協会出版会，p.8-14，1967

10章〈災害と看護〉の引用文献

1) 竹中京子・依田和美・岡山寧子：濃尾地震医療救護活動における京都看病婦学校卒業生及び生徒の活躍，日本看護歴史学会誌，No.24, p.55-69，2012
2) 川原由佳里：1896(明治29)年明治三陸海嘯における日本赤十字社の救護活動―岩手県における医療救護に焦点を当てて―，日本看護歴史学会誌，No.24, p.37-54，2012
3) 内田奈津美・高橋智子：関東大震災における産婆・看護婦の活動一報―『産婆・看護婦関東震災殉難記』にみる活動の開始と組織化―，第26回日本看護歴史学会学術集会抄録集，p.25-26，2012
4) 日本赤十字社愛知支部編：百年史：日本赤十字社愛知県支部，日本赤十字社愛知県支部，1988
5) 日本赤十字社看護師同方会：日赤看護師同方会会報　財団法人設立50周年記念特集号，日本赤十字社看護師同方会，2007

11章〈戦争と看護〉の引用文献

1) 厚生省医務局：医制百年史，ぎょうせい，p.298-307，1976
2) 菅谷章：日本の病院－その歩みと問題点，中央公論新社，p.134，1981
3) 倉沢愛子他編：岩波講座　アジア・太平洋戦争3　動員・抵抗・翼賛，岩波書店，p.166-168，2006

4) 佐藤香代：日本助産婦史研究－その意義と課題，東銀座出版社，p.30-31, 1997
5) 木村哲也：駐在保健婦の時代1942-1997，医学書院，p.21-22, 2012
6) 吉川龍子：日赤の創始者－佐野常民，吉川弘文館，p.160-161, 2001
7) 山崎裕二：丹野代吉氏が語る「神奈川県立芹香院の看護人と全日本看護人協会の歴史」－「男性看護者の戦後史」への証言(2)，日本赤十字武蔵野短期大学紀要，No.15, p.97-107, 2002
8) 尾立貴志：日本陸軍の戦場医療－人道主義から戦術優先への退行，歴史群像，19(6), p.86-94, 2010
9) 石川博：陸軍衛生兵物語，七つ森書館，2008
10) 日本看護歴史学会：検証－戦後看護の50年，メヂカルフレンド社，p.20-24, 1998
11) 防衛衛生協会編：自衛隊衛生50年誌，防衛衛生協会，2007

12章〈看護の草創期〉の引用文献

1) 慈恵看護教育百年史編纂委員会：慈恵看護教育百年史，東京慈恵会，1984
2) 佐伯理一郎：京都看病婦学校五十年史，京都看病婦学校同窓会，1936
3) 中西直樹：仏教と医療・福祉の近代史，法蔵館，2004
4) 女子学院史編纂委員会：女子学院の歴史，学校法人女子学院，1985
5) Miyako Takahashi : Midwifery of Ine Kusumoto, Philipp Frannz Von Siebold's daughter.proceedings of the Ineternational Confederation of Midwives 22nd International Congress, 145-149, 1990
6) 髙橋みや子：東京府病院産婆教授所の設立とその特質　第一報東京府病院産婆教授所の設立企画の初期の段階，第13回日本看護学会集録看護教育分科会，p.117-120, 1983
7) 髙橋みや子：東京府病院産婆教授所の設立とその特質　第二報従来営業者の教育・試験，第14回日本看護学会集録看護教育分科会，p.244-247, 1984
8) 髙橋みや子：東京府病院産婆教授所の設立とその特質　第四報新規開業者の試験と免状下付，第19回日本看護学会集録看護教育分科会，p.150-158, 1989
9) 髙橋みや子：東京府病院産婆教授所の設立とその特質　第五報長谷川泰の「上申」にみる本免状産婆教育の構想と布達の際の修正，第20回日本看護学会集録看護教育分科会，p.69-72, 1990
10) 髙橋みや子：東京府病院産婆教授所の本免状産婆教員に関する研究―明治9年～11年，新聞の産婆志願者募集広告および長谷川泰と東京府間の往復文書より―，看護教育学研究，2(1), p.1-11, 1993
11) 前掲10)
12) 髙橋みや子：朱氏産婆論の翻訳と府県への寄贈，千葉大学看護学部紀要，Vol.12, p.39-51, 1990
13) 内務省免許全国医師薬舗産婆一覧，1882
14) 髙橋みや子：宮城県の明治期における助産婦教育制度確立の過程　第1報：明治初期における山崎富子の業績，東海大学短期大学紀要，vol.13, p.27-35, 1979
15) 髙橋みや子：宮城県の明治期における助産婦教育制度確立の過程　第2報：産婆組合の意義，vol.14, p.49-61, 1979
16) 髙橋みや子：山形県における近代産婆制度成立過程に関する研究―明治32年の「産婆規則」制定までを中心に―，日本医史学雑誌，47(4), p.697-755, 2001

索 引

英数字　A to Z

7対1 ……………………… 2, 49, 56
Centralized Management ……… 57
Certified Expert Nurse：CEN …… 53
Certified Nurse：CN ……………… 53
Certified Nurse Specialist：CNS
　……………………………………… 53
Clinical Nurse Specialist：CNS
　……………………………………… 26
CNR・ICN学術集会 …………… 156
CNS(Clinical Nurse Specialist)
　……………………………………… 26
Comprehensive Medicine &
　Nursing ………………………… 50
DMAT(Disaster Medical
　Assistance Team) …………… 183
DPC(Diagnosis Procedure
　Combination；
　診断群分類別包括評価) ……… 153
DRG／PPS ……………………… 153
EPA(Economic Partnership
　Agreement) ………………… 40, 72
FTA(Free Trade Agreement) … 72
functional nursing system …… 61
GHQ …… 4, 8, 30, 44, 74, 86, 134,
　140, 158, 192, 206
GHQ看護課 …………… 9, 140, 142
HFA(Health For All in the 21st
　Century) ………………… 64, 70
ICM(International Confederation
　of Midwives：国際助産師連盟)
　………………………………… 70, 155
ICM学術大会 ………………… 71, 155
ICN(International Council of
　Nurses：国際看護師協会)
　………………………………… 70, 155
ICN東京大会 …………… 66, 71, 155
ILO問題プロジェクトチーム ……… 36
IT化 ………………………………… 2
LPN(Licensed Practical Nurse)
　……………………………………… 46
NP(Nurse Practitioner) ……… 26
POS …………………………… 144
PPC(Progressive Patient Care)
　看護方式 …………………… 62, 153
PTSD(外傷後ストレス障害) …… 181
SPD：Supply Processing and
　Distribution …………………… 57

Tokyo Demonstration School of
　Nursing(東京看護教育模範学院)
　……………………………………… 86
WHO協力センター(WHO
　Collaborating Centers for
　Nursing & Midwifery) ……… 70
WHO主催の「世界看護指導者会議」
　………………………………… 66, 70
WLB(ワーク・ライフ・バランス)・63

あ 行

【あ】
アクシデント・インシデントレポート
　……………………………………… 24
アブデラ ………………………… 150
油川太嘉 ………………………… 224
アルマ・アタ宣言 ……………… 70, 71
【い】
移行措置 ………………………… 13
医師不足 …………………………… 2
石本茂 …………………………… 15
医制 ……………………………… 74
伊勢湾台風 …………………… 178
一県一医科大学構想 …………… 64
医務局看護課 …………………… 44
医療事故 ………………………… 24
医療人 …………………………… 64
医療制度調査会 ………………… 46
医療制度調査会答申 …………… 94
医療統一闘争(病院スト) … 4, 32, 45
医療の概念 ……………………… 46
医療法の変遷 …………………… 58
医療労働運動 …………………… 30
岩手県雫石町全日空機墜落事故 … 178
岩手・宮城内陸地震 …………… 183
院内助産所 ……………………… 66
インフォームド・コンセント(IC)
　……………………………………… 3, 62
【う】
ウィンスロー …………………… 140
ヴェッチ(Agnes Vetch) ……… 215
受け持ち制 ……………………… 62
【お】
桜花義会看病婦学校 ……… 213, 214
大阪府立社会衛生院 …………… 83
大関和 ……………… 130, 223, 224
大嶽康子 ………………………… 197
オーダリングシステム ………… 126

大森文子 ………… 13, 59, 71, 144
乙種看護婦 …………… 12, 46, 88
オルソン ………………… 11, 142
オルト(グレース・エリザベス)
　看護課長 …………… 8, 44, 142
お礼奉公 ………………………… 39
オレム …………………………… 150
オレム看護論―看護実践における基本
　概念 ………………………… 150

か 行

【か】
カーデックス ……………………… 146
外傷後ストレス障害(PTSD) …… 181
駆け込み増床 ………………… 5, 37
過重労働 ………………………… 32
学校教育法 ……………………… 90
金子光 ………………………… 11, 141
亀山美知子 ……………… 163, 164
がん看護専門看護師 …………… 60
看護 ……………………………… 44
看護覚え書 ……………………… 149
看護改革 ……………………… 8, 29
看護学雑誌 ………………… 50, 158
看護学総論 …………………… 94, 95
看護学博士課程 ……………… 163
看護科長 ………………………… 53
看護管理ゼミナール ………… 51
看護管理の定義 ………………… 70
看護基礎教育課程カリキュラム … 168
看護行政 ………………………… 45
看護系大学 ……………………… 3
看護研究 ……………………… 160
看護研究の手引き …………… 160
看護サービス提供方式 ………… 61
看護サミット …………………… 54
看護師等人材確保法 …………… 39
看護師2年課程 ………………… 90
看護事故 ………………………… 24
看護実習教本 …………………… 14
看護実践研究指導センター …… 53
看護師不足 …………………… 35, 48
看護職員 ………………………… 32
看護職確保定着推進事業 ……… 39
看護職者の国家間移動 ………… 72
看護診断 ……………………… 144
看護制度検討会報告書 ……… 46, 66
看護制度審議会 ………………… 9

246　索 引

看護日誌摘要字引 …………… 224
看護の概念 …………………… 46
看護の基本となるもの ……… 150
看護の栞 ……………………… 149
看護の専門性 ………………… 60
看護の草創期 ………………… 3
看護の日 ……………………… 48
看護の夜明け ………………… 3
看護ヒューマンパワー
　　　　　　 ……… 5, 12, 14, 16
看護部 ………………………… 53
看護婦確保対策 ……………… 38
看護婦課程 ………………… 90, 95
看護婦監督 ………………… 50, 53
看護婦規則 …………………… 9, 78
看護婦規則の改正 …………… 80
看護部長 ……………………… 53
看護婦詰所 …………………… 58
看護婦等貸費生貸与補助金 … 29
看護婦等の人材確保の促進に関する
　　法律（人確法） …………… 39
看護婦取締 …………………… 53
看護婦派出心得 ……………… 224
看護婦不足 …………………… 12
看護婦養成制度 ……………… 12
看護モデルスクール ………… 86
看護労働 ……………………… 28
患者中心の看護 ……………… 150
がん診療提携拠点病院 ……… 64
完全看護 ……………………… 10
完全看護の条件 ……………… 10
感染管理 ……………………… 116
がん対策基本法 …………… 64, 114
関東大震災 …………………… 172
看病の心得 …………………… 224
カンファレンス ……………… 146
管理の三本柱 ……………… 50, 59
【き】
機関誌「看護」 ……………… 44
基準看護 ………………… 11, 51, 55
基礎看護学 …………………… 95
機能別看護方式（functional nursing
　　system） ………………… 61
キャサリン台風 ……………… 176
キャリア開発 ……………… 49, 63
教育休暇 ……………………… 63
京華看病婦学校 ……………… 213
筋肉注射 ……………………… 118
【く】
クリティカルパス …………… 145
群馬県御巣鷹山日航機墜落事故
　　　　　　　　　…… 178, 180
【け】
経済連携協定（EPA） ……… 40, 72
結核 ……………………… 4, 112

検定試験 ………………… 76, 80, 88
【こ】
公害 …………………………… 112
高カロリー輸液 ……………… 118
後期高齢者医療制度 ………… 114
公衆衛生看護学 ……………… 97
公衆衛生看護婦 …………… 83, 206
公衆衛生福祉部 ……………… 8
甲種看護婦 ………………… 46, 88
甲種看護婦養成所 …………… 88
厚生省看護課の設置 ……… 10, 44
厚生省准看護婦問題調査研究会 … 13
厚生女学部 …………………… 80
高知女子大学家政学部看護学科 … 92
高度経済成長 ………………… 112
効率化（看護の） …………… 16
高齢化 ……………………… 64, 114
高齢者の介護事情 …………… 2
ゴードン ……………………… 144
ゴールドマーク・レポート … 140
誤解矯正安産手引 …………… 224
国際看護学会 ………………… 162
国際看護師協会（ICN）
　　　　　　　 … 70, 71, 142, 155
国際看護師協会（ICN）学術集会 … 189
国際助産師連盟（ICM） …… 70, 71
国保保健婦 …………………… 65
国民医療総合対策本部 ……… 64
国民医療法 ………………… 44, 85
国民皆保険 …………………… 51
国立がん（研究）センター … 64
国立国際医療（研究）センター … 64
国立循環器病（研究）センター … 64
国立成育医療（研究）センター … 64
国立精神・神経（医療研究）センター … 64
国立長寿医療（研究）センター … 64
国立保健医療科学院 ………… 64
こころのケア …………… 168, 183
小玉香津子 ……………… 149, 150
国公私立大学病院看護管理者講習会
　　　　　　　　　…………… 53
固定チームナーシング ……… 61
小林冨美栄 ……………… 22, 140, 155
コロンビア大学教育学部看護教育科
　　　　　　　　　…………… 146
コンピュータ ………………… 114

さ 行

【さ】
災害医療センター …………… 184
災害救助法 …………………… 177
災害拠点病院 ………………… 183
災害時こころのケア ………… 190
災害時の国際救援 …………… 188
災害対策基本法 ……………… 178

災害派遣医療チームDMAT（ディーマット）……………………… 183
在宅看護 …………………… 22, 95
桜木町電車事故 ……………… 177
笹川ミス ……………………… 224
サムス、クロフォード・F … 9, 30
サリン事件 …………………… 181
3年課程 ……………………… 90
産婆 …………………………… 74
産婆規則 …………………… 9, 74
産婆講習所 …………………… 76
産婆資格取得 ………………… 76
産婆十三戒 …………………… 224
産婆免許規則 ………………… 74
サンフランシスコ平和条約（対日平和
　　条約） ………… 12, 45, 176, 206
【し】
仕事と家庭の両立 …………… 32
慈善看護婦会 ………………… 130
失禁の場合 …………………… 18
実地看護法 …………………… 224
シベリア出兵 ………………… 194
清水耕一 ……………… 106, 221, 224
社会看護婦 …………………… 83
社会看護婦養成規則 ………… 83
社会福祉士及び介護福祉士法 … 114
上海事変 ……………………… 196
従軍看護婦 ……………… 192, 196
自由貿易協定（FTA） ……… 72
授業時間 ……………………… 95
宿舎 …………………………… 32
出産制限 ……………………… 32
守秘義務の規定 ……………… 46
准看護師問題 ………………… 5
准看護婦 ………………… 12, 34, 88
准看護婦問題調査検討会 …… 46
准看護婦課程 ……………… 90, 94
准看護婦制度 ……………… 34, 46
少子・高齢社会看護問題検討会 … 46
使用者 ………………………… 28
消毒法 ………………………… 120
小児看護学 …………………… 94
静脈注射 ……………………… 118
昭和三陸大津波 ……………… 174
食事の看護 …………………… 18
褥瘡 …………………………… 116
助産学 ………………………… 95
助産師外来 …………………… 66
助産乃栞 ……………………… 76
助産婦 ………………………… 76
助産婦課程 ………………… 90, 94
女子学院 ……………………… 215
私立看護婦学校看護婦講習所指定
　　標準ノ件 ………………… 78
私立産婆学校産婆講習所指定規則 … 76

私立保健婦学校保健婦講習所指定規則
　　　……………………………… 84
新看護体系 ……………………… 55
人材不足 ………………………… 32
人事院判定 ……………………… 63
新制度教育 ……………………… 88
新撰看護学 ………………… 221, 224
新卒看護職員の早期離職 ……… 39
診断治療技術 ………………… 122
診療圏調査 ……………………… 64
診療の補助 …………………… 3, 20
診療報酬 …………………… 55, 58

【す】
鈴木まさ（雅子）…………… 130, 215
スチュアート、イザベル ……… 44
ストライキ（スト）…… 4, 30, 32, 45

【せ】
清潔ケア ………………………… 16
精神看護学 ……………………… 95
成人看護学 ……………………… 94
制度改革 ………………………… 4
聖隷ホスピス ………………… 154
聖路加看護大学 ………………… 92
聖路加国際病院 …………… 86, 194
聖路加国際病院付属高等看護婦学校
　　　……………………………… 80
聖路加女子専門学校 …………… 80
世界看護指導者会議 …………… 66
世界災害看護学会 …………… 189
セカンドキャリア ……………… 40
赤痢虎列刺病人看護法 ……… 224
遷延性意識障害（植物状態）…… 5
全国市町村国保組合 …………… 65
戦時体制 ………………………… 80
戦時下における看護 …………… 4
セント・トーマス病院 ……… 211
全日本看護人協会 …………… 109
専門看護師（Certified Nurse
　　Specialist：CNS）
　　　……………… 26, 66, 67, 101
全寮制 ……………………… 4, 32
占領政策 ………………………… 31

【そ】
総婦長 …………………………… 50
臓器移植指導官 ………………… 52
早期離職 ………………………… 39
総合保健（包括）医療・看護 …… 50
創傷ケア ……………………… 116
相対的欠格条項 ………………… 46
総婦長制度 ……………………… 50
速成看護婦 …………………… 131

【た行】

【た】
第16回国際看護婦協会（ICN）東京大会
　　　………………… 66, 71, 155
第一次医療技術革新 ……… 20, 112
第一次世界大戦 ……………… 194
第三次医療技術革新 ………… 114
大腿四頭筋短縮症 ……………… 21
第二次医療技術革新 ……… 21, 114
第二次世界大戦 ……………… 196
対日平和条約（サンフランシスコ平和
　　条約）……… 12, 45, 176, 206
太平洋戦争 …………………… 196
戴帽式 ………………………… 146
大量皮下注射 ………………… 118
高木兼寛 ……………………… 211
高橋シュン …………………… 141
武見太郎 ………………………… 15
田中定 ………………………… 224
段階的患者ケア（PPC）……… 62, 153
男女共同参画社会基本法 ……… 46

【ち】
地域看護学 ……………………… 95
地域支援型病院 ………………… 64
地域保健指導官 ………………… 52
地域保健法 ……………………… 65
チームナーシング …… 62, 144, 146
治験指導官 ……………………… 52
千葉大学看護学部 ………… 53, 99
千葉大学看護学部附属看護実践研究
　　指導センター ………… 53, 99
地方厚生局 ……………………… 52
中央化（理論）：Centralized
　　Management ………… 51, 57
中央管理（SPD：Supply Processing
　　and Distribution）………… 57
注射法 ………………………… 118
中道千鶴子 …………………… 141

【つ】
ツルー（Maria T. True）……… 215

【て】
帝国大学医科大学附属第一医院
　　看病法講習科 …………… 215
ディスポーザブル化 ………… 120

【と】
東京看護教育模範学院（Tokyo
　　Demonstration School of
　　Nursing）………………… 29, 86
東京看護婦会の講習所 ……… 130
東京大学医学部衛生看護学科 …… 92
東京府看護婦規則 …………… 131
統合カリキュラム ………… 95, 101
同志社病院 …………………… 213
特定機能病院 ……………… 56, 64
特別教科（看護教員）養成課程 …… 92

【な行】

【な】
ナースウエーブ ………………… 38
ナースキャップ ……………… 146
ナースコール ………………… 124
ナースステーション …………… 58
ナースセンター ………………… 40
ナイチンゲール、フローレンス
　（Nightingale, Florence）
　　　…………………… 149, 210
ナイチンゲール看護婦訓練学校 … 211
内務省看護婦規則 …………… 131

【に】
新潟県中越沖地震 …………… 183
新潟県中越地震 ……………… 183
新潟地震 ……………………… 178
新島襄 ………………………… 213
二次医療圏 ……………………… 64
西太平洋地域事務局（WPRO）… 70
二大看護業務 ………………… 3, 14, 20
日露戦争 ……………………… 194
日華事変 ……………………… 196
日清戦争 ……………………… 194
日赤看護人 …………………… 104
日中戦争 ……………………… 196
ニッパチ闘争 …………… 4, 35, 63
2年課程 ………………………… 90
日本医療・病院管理学会 ……… 64
日本学術会議 …………… 165, 166
日本看護科学学会 …………… 162
日本看護学教育学会 ………… 163
日本看護関係文献集 ………… 160
日本看護協会 …………… 10, 12, 186
日本看護系学会協議会 …… 165, 166
日本看護系大学協議会 …… 101, 162
日本看護研究学会 …………… 161
日本看護職副院長連絡協議会 …… 54
日本看護診断学会 …………… 144
日本看護歴史学会 ………… 163, 164
日本災害看護学会 …………… 182
日本産婆看護婦保健婦協会 …… 10
日本赤十字社 ……… 168, 183, 194
日本赤十字社中央病院看護婦養成所
　　　…………………………… 217
入院環境料 ……………………… 56
入院時医学管理料 ……………… 56
人間関係の看護論 …………… 150
妊娠制限事件 …………………… 32
認定看護管理者 ………… 26, 53, 100
認定看護師（Certified Expert Nurse：
　　CEN）………… 26, 53, 67, 100

【ね】
年次有給休暇 …………………… 28

【の】
濃尾地震 ………………… 170, 213

は行

【は】
- 排泄ケア … 18
- 派出看護婦会 … 130
- 派出看護婦心得 … 224
- 八種伝染病看護法 … 224
- 林塩 … 15
- 阪神・淡路大震災 … 181

【ひ】
- ピースハウス病院 … 154
- 皮下注射 … 118
- 日替わり受け持ち方式 … 61
- 日野原重明 … 48, 144
- ヒューマンエラー … 126
- 病院管理研究所 … 64
- 病院管理研修所 … 50, 64
- 病院経営管理改善懇談会 … 52
- 病院経営管理改善指標 … 52
- 病院施設基準の変遷 … 58
- 病院スト（医療統一闘争） … 4, 30, 32, 45
- 病院船 … 197
- 病院婦長学 … 50
- 平野鐙 … 223, 224

【ふ】
- フィジカル・アセスメント … 145
- 福井地震 … 177
- 副院長 … 54
- 福岡県西方沖地震 … 183
- 二人夜勤、月8日以内 … 63
- 婦長必携 … 59
- 仏教系看護婦養成所 … 213
- プライマリーナーシング方式 … 62
- ブラウン・レポート … 140
- フレーザー（Helen E. Fraser） … 213

【へ】
- ペプロウ … 150
- ヘンダーソン、V … 16, 150

【ほ】
- 保育所 … 32
- 包帯法 … 116
- 訪問看護 … 22, 137
- 訪問看護サービス … 66
- 訪問看護婦 … 83
- 北清事変 … 194
- 北米看護診断協会 … 144
- 保健医療・福祉マンパワー対策本部 … 39
- 保健師法案 … 44
- 保健婦 … 83
- 保健婦学校保健婦講習所規則 … 85
- 保健婦課程 … 90, 94
- 保健婦規則 … 9
- 保健婦助産婦看護婦学校養成所指定規則 … 94
- 保健婦助産婦看護婦法（保助看法） … 44
- 保健婦助産婦看護婦養成所指定規則 … 88
- 保健婦助産婦看護婦令 … 86, 88
- 保健婦助産婦看護婦（甲種・乙種）令 … 9
- ホスピス … 153
- 母性看護学 … 94
- 保良せき … 10, 44, 132

ま行

【ま】
- 枕崎台風 … 175
- 満洲事変 … 196

【み】
- 南裕子 … 156, 165

【む】
- 村上登美 … 144
- 室戸台風 … 174

【め】
- 明治三陸大津波 … 170

【も】
- 申し送り … 146
- モーニングケア … 16, 17
- 文部省改善案 … 94

や行

【や】
- 夜勤専従看護師制度 … 63
- 薬害 … 4
- 薬原病 … 112
- 野戦病院 … 194
- 山上歌子 … 224

【ゆ】
- 有志共立東京病院看護婦教育所 … 211
- 雪永政枝 … 89
- 湯槙ます … 141, 150

【よ】
- 横浜市立大学病院手術患者取り違え事件 … 25
- 吉武香代子 … 59, 144
- 吉田浪子 … 53
- 淀川キリスト教病院 … 154

ら行

【ら】
- ランバーセン … 146

【り】
- リード（M. E. Reade） … 212
- リスクマネジメント … 3, 24
- リチャーズ（Melinda Richards） … 213
- 療養型病床群 … 56
- 療養上の世話 … 3, 16

【れ】
- 連合国軍最高司令官総司令部（GHQ） … 4, 8, 30, 44, 74, 86, 134, 140, 158, 192, 206

【ろ】
- ロイ … 152
- ロイ看護論―適応モデル序説 … 152
- 老人看護学 … 95
- 老人保健法 … 114
- 労働運動 … 30
- 労働基準法 … 28
- 労働組合 … 30
- 労働時間 … 28
- 労働条件 … 30, 35
- 労働力 … 29
- ロジャーズ … 152
- ロス、キューブラー … 153

わ行

【わ】
- ワークサンプリング … 61
- ワークステーション … 58
- ワーク・ライフ・バランス … 3, 39, 40, 63

日本の看護のあゆみ─歴史をつくるあなたへ

2008年11月15日　第1版第1刷発行	〈検印省略〉
2014年4月30日　第2版改題版第1刷発行	

編　　集　　日本看護歴史学会

発　　行　　株式会社　日本看護協会出版会
　　　　　　〒150-0001　東京都渋谷区神宮前5-8-2　日本看護協会ビル4階
　　　　　　〈編集〉〒112-0014　東京都文京区関口2-3-1　TEL/03-5319-7171
　　　　　　〈コールセンター：注文〉TEL/0436-23-3271　FAX/0436-23-3272
　　　　　　http://www.jnapc.co.jp

装　　丁　　齋藤久美子
表紙イラスト　4khz / Getty Images
本文デザイン　paper stone
印　　刷　　株式会社フクイン

本書の一部または全部を許可なく複写・複製することは著作権・出版権の侵害となりますのでご注意ください。

©2014　Printed in Japan　　　　　　　　　　　　　　　　　　ISBN 978-4-8180-1842-6